*Insegnamenti
di agopuntura*

LUCIANO ROCCIA

Professore Incaricato di Semiotica Chirurgica
alla Scuola di Specializzazione in Chirurgia Generale
Università di Torino

INSEGNAMENTI DI AGOPUNTURA

Le riflesso-terapie
Agopuntura cinese - Auricoloterapia
Semeiologia viscero-cutanea
Agopuntura cranica

Con la collaborazione di

JEAN BOSSY - HENRI JARRICOT

Disegnatore: E. ROSA

Collaboratori:

J. BOSSY
Professore di Anatomia all'Università di Montpellier (sezione di Nimes)

H. JARRICOT
già Docente alla Clinica Medica dell'Università di Lione

P. NOGIER
Presidente dell'Associazione Scientifica Internazionale di Auricoloterapia

G. ARBORE
J. CHAN
A. GAITO
G. IERFINO
dell'Istituto Italiano di Agopuntura di Torino

Luciano Roccia
1^ edizione 1975 - 2^ edizione 1977 - 3^ edizione 2018

PREFAZIONE 2018

Dell'autore Prof. Luciano Roccia

In questi ultimi anni ho avuto molte richieste da parte di medici che mi richiedono in continuazione la ristampa del mio libro "Insegnamenti di Agopuntura" scritto nel lontano 1975 per gli studenti di medicina per il "Corso Libero di Riflessoterapia.. Agopuntura" approvato dalla Facoltà di Medicina di Torino nell'ambito del mio corso ufficiale di Semeiotica Chirurgica, corso in seguito condotto anche da me presso la Facoltà di Medicina di Cagliari e di Catania.

Il corso tenuto era stato impostato sul manuale pratico che ogni medico cinese aveva studiato per poter affrontare la maggior parte delle patologie dove l'Agopuntura poteva giocare un ruolo terapeutico importante. Manuale di semplice consultazione dove accanto all'Agopuntura pratica, insieme a colleghi di provenienza Universitaria, avevamo dato una interpretazione anatomica e neurofisiologica sulle basi terapeutiche di questa tecnica .

Libro allora molto apprezzato per la sua semplicità di consultazione nella pratica medica di ogni giorno. Le basi anatomiche e neurofisiologiche allora presentate si sono arricchite negli ultimi anni di migliaia di ricerche scientifiche che tirano in ballo il sistema immunitario, la psicoimmunoterapia e molti altri ruoli del sistema neurologico ed endocrino.

Nel 1973 l'Agopuntura, in seguito al grande clamore suscitato dalla presentazione in quasi tutte le televisioni europee ed internazionali, del film di un intervento di parto cesareo da me eseguito per la prima volta nel mondo occidentale con la sola Analgesia per Agopuntura presso L'istituto Universitario di Ginecologia dell'Università di Marsiglia, fece il suo primo ingresso nella prestigiosa Accademia di Medicina di Torino. Vi era grande imbarazzo da parte dei vecchi membri che essendo piuttosto scettici nei riguardi di questa tecnica terapeutica ed analgesica si preparavano ad un pesante dibattito nei miei confronti. Nessuno di loro sapeva nulla di questa tecnica ma quando esordii nella mia relazione citando la relazione sulla azione analgesica dell'Agopuntura Cinese tenuta, un secolo prima, nel 1864, nella stessa Accademia dal prof. Alessandro Riberi allora Direttore della Clinica Chirugica della Facoltà di Medicina e Fondatore della stessa Accademia non vi fu più alcun dibattito contrario ma solo grande curiosità rivolte a me ed ai vari Professori universitari stranieri da me invitati alla manifestazione, seguita e trasmessa il giorno dopo dalla Televisione Italiana (RAI)

Avevo avuto una grande fortuna nel consultare l'archivio della stessa Accademia alla ricerca di qualche relazione che poteva avere qualche riferimento in merito.

Per queste ragioni mi è sembrato doveroso integrare il testo presentando i risultati delle ultime, se non ultimissime ricerche di questi ultimi anni, che sono ormai diverse migliaia condotte in ogni parte del mondo. Risultati da me presentati in una relazione fatta qualche anno fa all'Istituto di Fisiologia della Normale di Pisa Diretto dal prof. Pompeiano.

Da quanto si evince da queste ricerche si vede come il nostro corpo pur possedendo tutte le armi possibile per combattere molte aggressioni da eventi esterni, non sempre riesce ad usarle e l'Agopuntura può, in molti casi, giocare,accanto la medicina ufficiale, un ruolo importante per stimolare l'organismo in modo positivo in questa battaglia con il male

Prof. Luciano Roccia
Già Professore di ruolo, Associato di Chirurgia Generale, Professore di Semeiotica Chirugica, Corso di Laurea in Medicina e Chirurgia, Scuola di Specializzazione in Chirurgia Generale e Chirurgia Maxillofaciale. Facoltà di Medicina Università di Torino
Fondatore della Soc. Ital. di Riflessoterapia Agopuntura (SIRA) Del Centro studi Terapie Naturali e Fisiche (CSTNF)

della Scuola Triennale di Riflessoterapia Agopuntura dl CSTNF. Fondatore dell'Istituto Italiano di Agopuntura di Torino

A mio Padre
Dino Roccia

Ai miei maestri
Achille Mario Dogliotti
Alberto Quaglia Senta

Prof. Luciano Roccia

ASPETTI MODERNI DELL'AGOPUNTURA

Alcune brevi note dedicate ai medici sugli effettiu neuromodulatori e immunomodulanti dell'agopuntura.

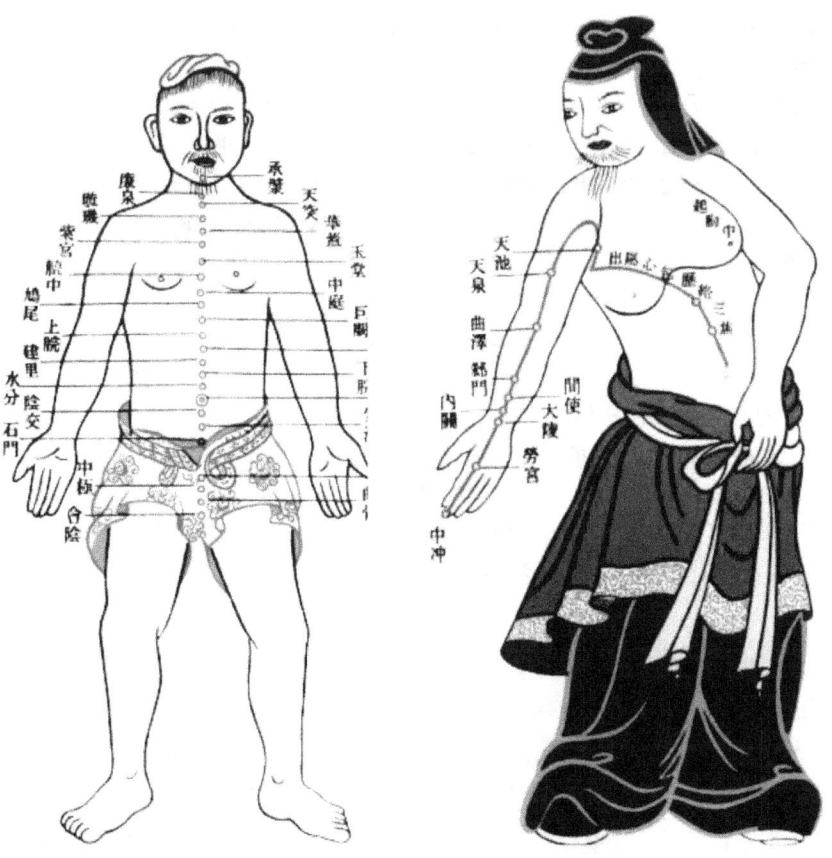

Quando gli antichi cinesi dichiaravano che la stimolazione di un punto della gamba aveva un effetto su affezioni addominali, toraciche e facciali agendo lungo il meridiano dello stomaco, situato sulla superficie cutanea laterale della gamba, sulla parete anteriore dell'addome, del torace, del collo, intervenendo sull'energia che circola nel meridiano, non facevano altro che esprimersi nel linguaggio scientifico della loro era.

Attualmente le sofisticate apparecchiature di cui dispone la ricerca scientifica ci possono permettere di tradurre in un linguaggio moderno,e cioè di porre le basi anatomiche, biochimiche e neurofisiologichea a questa antica disciplina che mantiene inalterata la sua validità terapeutica.

Da alcuni decenni sempre più numerose sono state le evidenze sperimentali degli effetti biologici esercitati dall'agopuntura.

Il numero di ricerche presenti in letteratura scientifica sull'agopunturaè tutt'altro che trascurabile: si pensi che nel solo periodo 1980-2000 sono reperibili nella base di dati Medline (divenuta ormai la principale fonte di consultazione on line della produzione letteraria scientifica in campo medico disponibile dal 1966 ad oggi) circa 6000 lavori sull'agopuntura; il 25% di questi è espressamente dedicato a ricerche diu base sulla fisiologia agopunturale.

Da un esame accurato della letteratura si evidenzia che praticamente esistono lavori di validazione clinica dell'agopuntura in tutte le branche specialistiche e si reperiscono d'altro canto ricerche di base su infiniti aspetti di questa tecnica. La maggior parte dei contributi sperimentali è però volta ad indagare alcune aree di interesse, a due sole delle quali unicamente dedicheremo questa trattazione.

I Effetti neuromodulatori dell'agopuntura

Questo gruppo di studi che prese l'avvio dalla valutazione degli effetti dell'analgesia agopunturale (AA) secondo i moderni canoni della medicina occidentale di è spinto nel tempo fino ad indagare i più intimi meccanismi neurochimici connessi alla percezione del dolore e al controllo su di essa esercitata dall'agopuntura. In particolare il filone più approfondito è stato quello dedicato alla producione di oppioidi endogeni.

Il Effetti immunomodulanti dell'agopuntura

Questa branca ha recentemente attratto in modo rilevante l'interesse dei ricercatori per due motivi: la sempre maggiore frequenza di patologie da immunodeficienza (tipo AIDS) che traggono ben poco beneficio dalle terapie convenzionali e la continua evidenza sperimentale di sempre più provate interrelazioni tra meccanismi immunitari e principali sistemi omeostatici del nostro organismo (vedi il grande sviluppo della psico-neuro-endocrino-immunologia).

I primi studi documentati sull'analgesia agopunturale furono eseguiti nel 1958 a Shangai, doce l'agopunturavenne praticata in ambito chirurgicoi per ridurre il dolore post operatorio.Inizialmente questa metodica venne utilizzata solo dopo gli interventi semplici quali le tonsillectomie, ma in seguito ne venne studiata l'efficacia anche in operazioni più complesse. I successi di queste ricerche diedero vitain tutta la Cina ad un incremento degli studi sull'AA che si concretizzò, nel '75, con la pubblicazione di un lavoro basato su 600.000 interventi eseguiti in tutto il paese. Anche se queste cifre e gli eccezionali risultati ottenuti vanno letti nell'ottica propagandistica della rivoluzione culturale cinese, bisogna riconoscere che furono proprio i primi studi scientifici orientali, condotti secondo corretti criteri metodologici, a far nascere l'agopunturamoderna, che mosse i primi passi proprio con lo studio dell'AA estendendo solo in seguito il suo campo sperimentale all'intera materia medica.

La divulgazione dell'agopuntura nel mondo occidentale, a partire dalla seconda metà di questo secolo, ricevette un grande impulso della conoscenza degli studi sull'AA condotti soprattutto tramite elettroagopuntura (EA).

La relativa semplicità d'applicazione, l'eseguità dei costi e dei materiali e la spettacolarità di una tecnica in grado di consentire importanti interventi chirurgici mantenendo vigile un paziente che non prova alcun dolore, rappresenta fattori in grado di sensibilizzare la scienza occidentale nei confronti di una pratica millenaria basata su principi assai differenti.

Il fiorire dei lavori sull'AA portò anche ad individuare quali fossero i mediatori coinvolti in questo processoe a evidenziare, man mano che si andavano affidando le metodiche sperimentali, gli aspetti modulatori dell'agopunturasulla loro sintesi. L'attenzione si focalizzò in particolare sugli oppioidi endogeni, come conseguenza di tutte le evidenze sperimentali a favore del sicuro ruolo modulatorio giocato dall'EA sul controllo di questi mediatori.

Chiang et al. dimostrarono nel 1973, tramite algometri elettrici, che la soglia del dolore misurata in adulti sani aumentava significativamente dopo l'inserzione degli aghi: questo effetto si riscontrava in tutto l'organismo, ma era maggiore nel segmento corporeo in cui erano infissi gli aghi.Gli autori evidenziarono inoltre, impedendo il flsso sanguigno nell'arto sottoposto a agopuntura, che l'analgesia non era dovuta alla produzione di sostanze chimiche rilasciate localmente nella zona di inserzione dell'ago e poi trasportare all'interno corpo per via ematica, bensì al coinvolgimento del sistema nervoso centrale.

L'anno seguente, il Research Group of Acupuncture Anaesthesia chiarì che l'analgesia agopunturale era mediata dal rischio di trasmettitori nel sistema nervoso centrale, dimostrando che la soglia del dolore poteva essere innalzata in alcuni conigli infondendo nei loro cervelli liquido celebrospinale ottenuto da altri conigli precedentemente sottoposti a agopuntura.In effetti , l'ipotesi che l'analgesia agopuntutale

(AA) potesse dipendere dal rilascio di alcuni fattori umurali nel sistema nervoso centrale era da molti ricercatori sospettata considerando il fatto che per sopprimere il dolore è necessario applicare una intensa stimolazione continua per almeno 20 minuti, motivo per cui l'elettroagopunturasi rivela ottimale; l'analgesia ottenuta inoltre permane caratteristicamente per molto tempo dopo che la stimolazione è gia cessata.

Uno straordinario impulso agli studi sui meccanismi dell'agopuntura venne indirettamente dalla quasi contemporanea scoperta nel cervello dei vertebrati di recettori per gli oppiacei e dalla lunga serie di ricerche che ne seguirono, volte ad individuare le sostanze endogene capaci di legarsi fisiologicamente a questi recettori ed influire sulla percezione del dolore.

Questi mediatori endogeni sono molteplici, ma vengono distinti essenzialmente in tre gruppi :
- *endorfine*
- *encefaline*
- *dinorfine*

Le numerose scoperte sul sistema degli oppioidi endogeni stimolarono nuove importanti ricerche volte a dimostrare che la soppressione del dolore tramite agopuntura potesse dipendere dal rilascio di queste sostanze nel cervelloe nel midollo spinale.

Il fisiologico canadese Pomeranz col suo gruppo per primo si propose di dimostrare se l'AA dipendesse dal rilascio di oppioidi endogeni nel sistema nervoso centrale. A tale scopo indusse l'analgesia in topi svegli tramite l'applicazione per 20 miuti di elettroagopuntura a bassa frequenza ed alta intensità nel punto Hegu (GI 4). L'agopuntura aumentava il tempo di latenza fra l'applicazione di calore sul naso di questi animali e la loro riposta al dolore. La successiva infusione sistematica di naloxone, uno specifico antagonista degli oppioidi, bloccò l'AA e da ciò gli autori poterono ragionevolmente dedurre che questo tipo di analgesia è oppioido-dipendente. Ancora più importante fu la diretta dimostrazione nell'uomo, da parte di

Mayer e coll., del fatto che l'effetto analgesico dell'agopuntura dul dolore causato dalla stimolazione elettrica della polpa dentaria era abolito dal naloxone.

La certezza che l'EA fosse naloxone-reversibile comportò nel tempo una serie di studi che delinearono in maniera estremamente particolareggiata il ruolo dei vari peptidi endogeni nella genesi dell'analgesia. Ciò fu ottenuto tramite numerose ricerche che valutavano l'effetto della elettroagopuntura (EA) sulla analgesia e le possibilità di revertirla in via farmacologica.

Anche per quanto riguarda il riscontro diretto di un incremento degli oppioidi endogeni in seguitoad agopuntura, il lavoro di Pomeranz sopra citato non fu naturalmente l'unico. Tali sostanze sono state più volte valutate sia a livello del liquido cefalorachidiano nell'animale sia a livello plasmatico nell'uomo; in generale anche se non c'è un accordo perfettofra i risultati ottenuti, pare comunque inequivocabile un'azione di stimolo della produzione di oppioidi da parte dell'agopuntura.

Altre evidenze indirette, ma sicuramente suggestive, del coinvolgimento degli oppioidi endogeni nei meccanismi dell'AA vengono dalle seguenti osservazioni:

a) Topi che hanno un deficit geneticamente determinato dai recettori per gli oppioidi presentano una rispostaall'AA nettamente minore rispetto a topi normali.

b) Ratti che presentano bassi livelli di endorfine celebrali sono molto poco responsivi all'AA. La loro risposta può però divenire normale quando vengono pretratti con D-aminoacidi, che sono in grado di aumentare l'effetto degli oppioidi prevenendone la degradazione da parte delle peptidasi.

c) L'ipofisectomia, eliminando uno dei principali siti di stoccaggio degli oppiodi, abolisce in gran parte le possibilità di effetto dell'AA.

Il diretto coinvolgimento dei peptidi oppioidi nell'AA fu ulteriormente dimostrato da uno studio di Cheng e Pomeranz che, utilizzando Daminoacidi, inibitori selettivi delle peptidasi responsabili della degradazione dei peptidi oppioidi, ottennero un potenziamento dell'effetto analgesico indotto dall'EA. L'analgesia ottenuta dalla combinazione di EA e somministrazione di D-aminoacidi era comunque totalmente reversibile con la somministrazione di naloxone.

É nostro parere , comunque, che alla luce della letteratura in questo lavoro esaminata, non si possa negare una plurima evidenza sperimentale, acquisita tramite multiformi approcci in varie specie animali e nell'uomo, del coinvolgimento di questi peptidi nella genesi del processo analgesico indotto dall'elettroagopuntura.

In precedenza abbiamo esaminato gli aspetti dell'EA sulla produzione degli oppioidi endogeni ed ora, ovviamente senza doverli ripetere, possiamo estenderli anche ai fenomeni di difesa dell'organismo. Il primo studio significativo inerente il sistema immunefu effettuato nel 1960, ad opera di Tykochinskaia e confermato poi nel 1975da Omura: esso evidenziò in poche ore l'incremento dei leucociti doppo l'agopuntura nei soggetti sani, preceduto generalmente da una loro transitoria diminuzione. Nel 1984 Hua dimostrò che l'EA era in grado di aumentare il numero di granulociti e dei linfociti presenti nel palsma dei ratti irradiati con raggi X rispetto ai controlli. Lo stesso autore nel 1985 confermò il medesimo effetto nei topi irradiati con raggi gamma.

Per poter meglio studiare l'azione dell'agopuntura sul sitema immune e sui fenomeni allergici è utile considerare separatamente i vari aspetti della sperimentazione a seconda dell'oggetto della ricerca:

- *Linfociti e granulociti neutrofili*
- *Fagociti e sitema reticoloendoteliale*
- *Immunità umorale*
- *Allergia*

A - Linfociti e granulociti neutrofili

Nel 1976 alcuni studi ipotizzarono che l'agopuntura praticata in un agopunto desse risposta simile a quella praticata in un punto qualsiasi della pelle: in entrambi i casi sarebbe la puntura a provocare una lieve reazione di stress e la conseguente secrezione di istamina, bradichinina, AMP ciclico, prostaglandina, serotonina ed altre sostanze in grado di evocare la risposta del sistema immune.

Nel 1983 però, Min dimostrò che un gruppo di topi sottoposti a stress non tramite falsa agopuntura, ma segregato, sviluppava una risposta immune molto minore di un altro gruppo nel quale veniva trattato Dazhui.

Questo stidio differenziava nettamente l'azione dell'agopuntura da quella di uno stress specifico. In ogni caso è verosimile che non tutti gli agopunti abbiano un'uguale azione nei confronti del sistema immune e si può quindi ipotizzare che quelli stimolati negli studi precedentemente citati non fossero idonei ad ottenere gli effetti ricercati e pertanto sovrapponibili a qualsiasi altro punto placebo; questa considerazione è in grado di spiegare la risposta simile riscontrata tra agopuntura e falsa agopuntura. Un lavoro di Chu del 1975 aveva gia evidenziato come la riposta del sistema immune alla stimolazione dei vari agopunti potesse rivelarsi assai differente. Infatti la puntura di Zusanli o di Quchi in grado di innalzare da due a otto volte il titolo di anticorpiserici nei conigli, mentre quella di Dazhuinon si dimostrava efficace a tale scopo. Altri studi evidenziarono come l'agopuntura praticata nel punto Zusanli era in grado di aumentare il numero dei linfociti circolanti, ma solamente per un periodo di alcune ore e confermarono l'importanza della propagazione della sensazione dell'agopuntura.

Il lavoro di Wu et al. evidenziò come l'agopuntura in Hegu e Zuzanli fosse in grado di aumentare il numero di linfociti T helper e T cititossici, tramite una metodica che prevedeva la colorazione di rosette E con ANAE. Un aumento della produzione linfonodale dei linfociti T nei conigli tramite l'agopuntura nel punto Sanyinjiao, venne descritto da Cao et al. nel 1987. Tramite un'osservazione eseguita con il microscopio a scansione si evidenziò anche un cambiamento della morfologia dei microprocessi cellulari che divennero più estesi e sporgenti dopo l'agopuntura.

Un'osservazione eseguita su pazienti neoplastici immunodepressi sottoposti a radioterapia descrive ritorno alla normalità dei valori delle varie popolazioni linfocitarie dopo la terapia agopunturale ed allo stesso modo viene confermato il ritorno ai valori fisiologici dell'indice di migrazione laucocitaria in pazienti che in precedenza erano stati sottoposti a corticoterapia per un periodo di tempo compreso tra i 12 e i 16 anni.

B - Fagociti e sistema reticoloendoteliale

Molti lavori effettuati da studiosi di tutto il mondo descrivono l'aumento della fagocitosi e l'attivazione del sistema reticoloendoteliale da parte dell'agopuntura. Tra questi ricordiamo quello del Collegio di Medicina Tradizionale Cinese (MTC) di Nanchino del 1976 che dimostrarono la significatività dell'incremento della fagocitosi di particelle di inchiostro e carbone inoculate in topi trattati con agopuntura rispetto ai controlli. Il picco dell'incremento si raggiungeva in decima giornata (63%), mentre già dopo 24 ore la fagocitosiera aumentata del 7,1% nei topi trattati.

Nel 1988 zhou e Huang sottoposero ad osservazione 66 pazienti, dei quali 40 operati per neoplasie maligne e 26 affetti da patologie di tipo infiammatorio, li divisero in due gruppi e ne trattarono uno con agopuntura Zusanli, Neiguian e Sanyinjiao. L'attività fagocitaria dei neutrofili aumentò in modo altamente significativo sia nei malati neoplastici che in quelli infiammatori, mentre il conteggio dei linfociti era equivalente nei due gruppi.

C - Immunità umorale

Nel 1975 Chu evidenziò che la risposta anticorporale nei confronti dell'antigene specifico aumentava significativamente nei soggetti immunizzati tramite vaccinazione quando erano sottoposti ad agopuntura. L'osservazione venne in seguito confermata da Chang che osserò come bastasse la somministrazione di 1/10 della dose di vaccino per ottenere una completa risposta anticorporale nei soggetti trattati con agopuntura.

Altrettanto interessanti sono altri studi presenti nella letteratura mondialeinerenti alla variazione del titolo anticorporale, tra i quali citiamo quello di Han che dimostra la reintegrazione dei valori alfa-, beta- e gammaglobuline in ratti irradiati immunodepressi.

Mei Po et al. svolsero invece la loro ricerca sulle variazioni dei valori di immunoiglobuline a livello serico, della saliva e del liquido del solco gengivaleindotte da EA nei punti Hegu, Xiaguan ed endocrino auricolare. I risultati evidenziarono una tendenza alla normalizzazione delle IgA salivari con un incremento medio del valore del 20% a dieci giorni. Le IgG seriche e del solco gengivale diminuirono invece nei primi trenta minuti dopo il trattamento, aumentando poi nei dieci giorni successivi in maggior misura nel solco gengivale.

D - Allergia

L'effetto antiallergico dell'agopuntura, clinicamente ben riscontrabile nelle manifestazioni inerenti alle vie respiratorie superiori ed inferiori (rinite ed asma allergiche) e meno in quelle di tipo dermatologico, è anch'esso documentato da un buon numero di sperimentazioni scientifiche. Tra queste una delle prime è quella di Bratu et. al del 1958, che dimostrò l'incremento di ACTH endogeno dopo agopuntura.

Successivamente Chu. et al descrissero invece come l'agopuntura nel punto Zhishi fosse in grado di ridurre l'incidenza e la sintomatologia dell'encefalite allergica sperimentale nelle cavie rispetto ai controlli. Altri studi condotti da Lau et al. su 22 soggetti affetti da rinite allergica, dimostrarono una diminuzione media dell IgE nel 64% della popolazione. In 19 soggetti si riscontrò anche un miglioramento della sintomatologia, accompaganto da un significativo decremento degli eosinofili a livello del sangue e della mucosa nasale.

Esce, a cura delle edizioni della Minerva Medica un testo dal titolo: « Insegnamenti di agopuntura ».

L'autore, Luciano Roccia, con una approfondita preparazione clinico-scientifica universitaria ed una particolare competenza nel campo specifico, affronta questo argomento con l'occhio del medico occidentale e lo sfronda di quel bagaglio di nozioni folcloristiche che hanno sempre fatto apparire questa forma terapeutica con una pratica magico-filosofica che ha, in passato, ed ancor oggi, impedito un dialogo con la medicina occidentale.

In questo testo l'agopuntura ed altre discipline similari, vengono inquadrate nell'ampio capitolo delle « Riflessoterapie ».

Il merito di quest'opera è di presentare l'agopuntura sotto il profilo neurofisiologico, affrontando il problema anatomico, neurologico e psicosensoriale, tanto da rendere accettabile questa metodologia, alla classe medica, nel rispetto della nostra formazione occidentale.

Con informazioni semeiologiche in parte nuove e di grande interesse (vedi il capitolo della Semeiologia viscero-cutanea) apre orizzonti nuovi nell'ambito della clinica e della ricerca neurofisiologica.

Da sottolineare in particolare l'analgesia per agopuntura, l'elettroanalgesia che, pur con molti limiti, potrebbe intervenire in varie specialità medico-chirurgiche ma soprattutto nella terapia del dolore.

L'agopuntura e le sue applicazioni, rappresentano ancora per noi occidentali un campo enorme di studio, di ricerca e di verifica e questo testo può senz'altro essere di ausilio a chi intende avvicinarsi alla riflessoterapia ed alle sue applicazioni terapeutiche.

È degno di elogio il prof. Roccia per aver saputo concentrare e presentare in modo chiaro una massa di nozioni teorico-pratiche che, sono sicuro, riceveranno largo consenso nel mondo medico.

Prof. ENRICO CIOCATTO
Direttore dell'Istituto di Anestesiologia
e Rianimazione dell'Università di Torino

Durante uno dei miei viaggi nella Repubblica Popolare Cinese tenni una conferenza all'Istituto di Ricerca dell'Accademia di Medicina Tradizionale Cinese. *Cosa, vi dico, piuttosto imbarazzante per me. Infatti il soggetto della conferenza era l'Agopuntura Cinese tenuta da un italiano, nella culla dell'Agopuntura.*

Sopravvissuto all'esperienza ricevetti dalla Dottoressa Hong-Wei-Ying, incaricata degli affari esteri dell'Accademia, una specie di attestato di stima ed un prontuario di Agopuntura, con la dichiarazione che questo era il testo più semplice per avvicinare l'Agopuntura pratica e che era stato preparato per i medici scalzi e per gli studenti di medicina che ricevevano nozioni elementari di Agopuntura prima di dedicarsi a questa o quella specialità. Questo omaggio fu dettato dal fatto che durante la mia conferenza mi ero rammaricato come in Occidente non esistessero testi semplici estremamente pratici, anche se incompleti, indirizzati a chiunque, medico, volesse iniziare lo studio dell'Agopuntura.

Esistono infatti in commercio nel mondo Occidentale decine di testi di Agopuntura in molte lingue soprattutto in francese. Anche in Italia sono state scritte molte opere sull'argomento: manuali, trattati, oltre a numerosi libri nei quali l'Agopuntura viene volgarizzata e presentata non ad un pubblico specializzato, ma al lettore in genere.

Il comune denominatore di tutte queste opere è il Nei-King, antico trattato cinese di Agopuntura, le cui origini risalgono al 2700 a.C. circa, *all'epoca dell'imperatore giallo o Huang-Ti ed al quale ogni opera pubblicata negli ultimi decenni si rifà.*

Questi testi sono in genere complessi, basati sulla concezione filosofica cinese della vita e delle sue manifestazioni. Testi che, per poter studiare, capire, mettere bene in opera, richiedono anni di studio e di pratica e che hanno, a mio avviso, una veste troppo tradizionale che può disorientare il medico moderno ed ancor più lo studente di medicina che vuole avvicinarsi a questo metodo terapeutico. Nelle Facoltà di Medicina cinesi, nelle scuole per il personale sanitario e negli Istituti di Medicina Tradizionale si inizia con l'insegnare praticamente alcune nozioni semplici e facili del trattamento terapeutico di Agopuntura.

Questo insegnamento si limita a principi essenziali di medicina tradizionale cinese ed occidentale con le indicazioni terapeutiche di pochi punti dei quali le autorità mediche cinesi sono sicure dell'utilità, oramai sperimentata in milioni di casi e provata scientificamente.

Molti allievi mi hanno invitato a scrivere un testo di Agopuntura ma ho sempre rifiutato non volendo incorrere nell'errore di molti, i quali, dopo pochi mesi di esperienze, pubblicano trattati più o meno completi trascrivendo in pratica quello che da secoli è già stato scritto.

Opera meritoria anche questa in quanto fa conoscere qui da noi ciò che è già stato presentato altrove.

Personalmente penso che soltanto dopo anni di pratica e di studio si abbia il diritto ed il dovere di comunicare agli altri il frutto di esperienze vissute, maturate, onde poterne avvantaggiare coloro che si avvicinano alla nostra disciplina.

Ciò non toglie che i giovani desiderosi di apprendere non possono aspettare decenni per imparare qualcosa. Per questa ragione ho deciso di pubblicare questo testo che comprende le lezioni teorico-pratiche di Agopuntura indirizzate agli studenti della facoltà di Medicina e Chirurgia, nel 1° corso libero sull'Agopuntura che ha avuto inizio il 14 novembre 1974 presso la Clinica Chirurgica dell'Università di Torino.

Data storica questa per l'Agopuntura che è riuscita ad entrare per la prima volta nell'insegnamento universitario con l'approvazione del Consiglio della Facoltà di Medicina e Chirurgia. Il corso è stato intitolato "Corso informativo sulle Riflesso terapie: Agopuntura ed Auricoloterapia".

Per la realizzazione di questo volume mi sono avvalso non tanto della mia esperienza quanto della collaborazione di amici e colleghi professori universitari e ricercatori italiani e stranieri, specialisti o studiosi di Agopuntura che saranno citati nella bibliografia. Mi sono inoltre avvalso della traduzione di alcune pubblicazioni cinesi edite dalle Edizioni cinesi per la Salute Pubblica, dall'Istituto di ricerca sull'Agopuntura di Shanghai e dall'Istituto di Medicina Cinese di Pechino.

Pubblicazioni queste dirette agli studenti di medicina cinesi, ed ai famosi "medici scalzi" che portano con l'Agopuntura l'assistenza sanitaria nei più sperduti angoli della Cina.

Come è implicito nel titolo, questo testo vuole avere un carattere didattico su questa tecnica terapeutica vecchia di millenni che solo ora sta passando ad un serio vaglio della medicina ufficiale, in Istituti dove medici preparati e senza paraocchi vogliono rendersi conto scientificamente, toccare con mano i risultati di oltre 5000 anni di esperienza che, seppur empiricamente, si è rivelata ricca di successi terapeutici.

Ho dedicato appositamente un solo capitolo alle antiche teorie energetiche con le quali l'Agopuntura è sempre stata presentata dedicando più spazio alle moderne teorie anatomiche e neurofisiologiche con le quali la moderna medicina cerca di spiegare l'azione terapeutica e analgesica.

Ho mantenuto invece la nomenclatura tradizionale dei punti dei meridiani, ormai entrati nell'uso comune in tutto il mondo, anche per il loro significato terapeutico e per la facilità mnemonica e di localizzazione implicite nella terminologia stessa.

Ho voluto inoltre dedicare alcuni capitoli all'Auricoloterapia di Nogier, alla tecnica delle Dermalgie riflesse di Jarricot, e all'Agopuntura Cranio-cerebrale, legate per principi neurofisiologici e terapeutici all'Agopuntura tradizionale cinese.

I punti presentati sono i più usati tra gli oltre 500 dell'Agopuntura classica e non bastano di certo al patrimonio culturale di uno specialista, ma possono essere per un medico generico, un valido aiuto in molte affezioni che deve trattare nella pratica quotidiana.

Questo volume molto succinto e semplificato può dare un'idea dell'Agopuntura allo studente di medicina che potrà, dopo la laurea, approfondire le sue nozioni nelle scuole di specializzazione che, speriamo, in un prossimo futuro, potranno sorgere nelle facoltà di medicina italiane nell'intento di acquisire nuove armi nella lotta contro le malattie che affliggono l'umanità.

Vorrei terminare questa introduzione citando alcune parole del filosofo inglese Aldous Huxley riportate quale prefazione ad un testo inglese sull'Agopuntura:

"Il fatto che un ago introdotto in un piede possa migliorare la funzionalità epatica appare assurdo, in quanto alla luce delle teorie fisiologiche comunemente accettate non ha alcun senso. Come ci comportiamo quando ci troviamo di fronte ad avvenimenti che a rigor di logica non dovrebbero verificarsi e che tuttavia si verificano? Abbiamo due possibilità: o chiudiamo gli occhi di fronte al fatto imbarazzante nella speranza che, se non lo consideriamo, esso svanisca e ci lasci in pace, oppure lo accettiamo, almeno per il momento, come un'anomalia inspiegabile". E più in là aggiunge: "I fenomeni anomali, dalla telepatia all'Agopuntura cinese, sono stati sempre ignorati proprio da coloro cui spetterebbe il compito di studiarli".

Un grazie vivissimo alla Minerva Medica ed ai collaboratori citati e non citati nel testo, tra questi le signorine Gonella e Mander, che hanno reso possibile la realizzazione di questo volume.

LUCIANO ROCCIA

TORINO — 1 Novembre 1975

Cenni storici

"L'idea di bucare o di scalfiggere la pelle con punte di pietre o di osso per ottenere un effetto terapeutico locale risale alla preistoria".

L'Agopuntura all'inizio consisteva appunto nell'introdurre una punta di silice nel corpo umano o di animali onde ottenere una azione sedativa. Le punte di pietra servivano ad incidere gli ascessi. La fuoriuscita di pus od il semplice salasso sollevava già i malati. Gli Antichi credevano che le malattie fossero provocate da spiriti maligni che si celavano nel corpo del malato e che si potevano far uscire con l'aiuto di spine di legno duro o di "punte di fuoco". Le punte primitive di pietre naturali furono poi sostituite da punte di pietre finemente intagliate, da aghi d'osso o di bambù, che sono stati scoperti durante recenti scavi archeologici.

Una prima notizia sull'uso delle punte di pietra e sul passaggio da queste ai fini aghi l'abbiamo nel Nei-King, il primo trattato di medicina che si fa risalire all'epoca dell'Imperatore giallo o Huang-Ti (2690 a.C.) testo mai ritrovato ma del quale si parla in tutti gli antichi trattati medici cinesi. Testo consultato e riprodotto nel 762 d.C. dal medico Wang-Pi. Nel Nei-King, trattato di conversazioni mediche tra l'Imperatore Huang-Ti ed il suo medico, nonchè primo ministro, Chi-Po, l'Imperatore dice: "Io, sovrano di un grande popolo, devo mantenere oltre cento famiglie. Dovrei ricevere le imposte dal mio popolo che è ammalato e non può pagarle. Desidero quindi che non usino più le medicine che avvelenano nè le pietre che feriscono. Voglio che si impieghino i fini aghi per guarire "(fig. 1).

Il Nei-King era diviso in due parti. Nella prima Su-Wen (problemi fondamentali) si discutevano i principi della medicina in genere e le cause delle malattie, mentre la seconda, Ling-Chau (cancello magico) è un vero e proprio testo d'Agopuntura.

In questi ultimi mesi (autunno 1974) è stata scoperta una tomba Han nella quale si è trovata una edizione del Nei-King risalente al VII sec. a.C.

Lo studio di questo reperto ha permesso di stabilire che si tratta di una raccolta di osservazioni cliniche e di studi condotti da molti medici e non dell'opera di un solo autore.

Il primo vero trattato dedicato esclusivamente all'Agopuntura risale al III sec. d.C.; il titolo era "Chen chin chia yi ching" (introduzione all'Agopuntura ed alla moxi-terapia) e fu scritto dal medico Huang-Pu-Mi.

Dopo secoli, forse millenni di agopuntura in forma empirica, nata cioè dall'osservazione e dalla codificazione dei punti sensibili, del loro trattamento e delle loro indicazioni terapeutiche, non è che verso la fine del III, inizio del II sec. a.C., che viene elaborata la teoria della circolazione dell'energia vitale nei canali o meridiani (King) completata in seguito dalla teoria dei polsi nel Mo-Kine (i segreti del polso, III-II sec. a.C.).

Abbiamo notizie di questo dagli scritti del medico Chouen-Yu-Yi (216-154 a.C.) uno dei primi medici che studiò l'Agopuntura in funzione dei polsi.

L'Agopuntura classica tradizionale si sviluppò in circa 10 secoli trovando il suo apogeo sotto la dinastia dei Tang (617-907). Risale al 624 l'istituzione da parte della Facoltà Imperiale di Medicina, dell'insegnamento dell'Agopuntura e la creazione di un dipartimento di Agopuntura.

Durante il VI secolo l'Agopuntura fu introdotta in Corea, nel Vietnam e nel Giappone. In quest'ultimo paese conobbe poi una fortuna eccezionale con principi e tecniche diverse.

In questi secoli di grande sviluppo dell'Agopuntura nacquero però le prime controversie, soprattutto per quanto riguardava la topografia e le indicazioni terapeutiche dei punti.

Era quindi necessaria una revisione generale delle decine e decine di opere sull'Agopuntura che erano state pubblicate. Questa impresa fu effettuata sotto la dinastia dei Song dal medico Wang-Yi (1206) che scrisse il "Tong-Jen Yu-Hine Tchen-Kiean t'On-King" (i punti di agopuntura e di moxibustione dell'uomo di bronzo con atlante) e contemporaneamente realizzò un modello umano a grandezza naturale in bronzo sul quale segnò i punti con il loro nome. Così gli studenti potevano studiare meglio su opere realizzate appunto a fini didattici. Fu data tale importanza a questi "uomini di bronzo" da essere considerati preziosi ostaggi durante trattative di pace.

L'opera di Wang-Wei-Yi e l'uomo di bronzo sono giunti sino a noi (fig. 2).

L'Agopuntura diffusissima a livello popolare conobbe poi, nei secoli seguenti, alterne fortune a livello ufficiale, dove fu ad un certo punto eclissata da tecniche straniere come durante la dinastia mongola degli Yuan, che portò con sè la medicina araba (XIII secolo) tanto che a Pechino fu fondato un Istituto Musulmano di Medicina e la farmacopea araba ebbe per un certo periodo il sopravvento sull'Agopuntura.

Comunque troviamo sempre l'Agopuntura tra le terapie più diffuse ed insegnate nella medicina cinese.

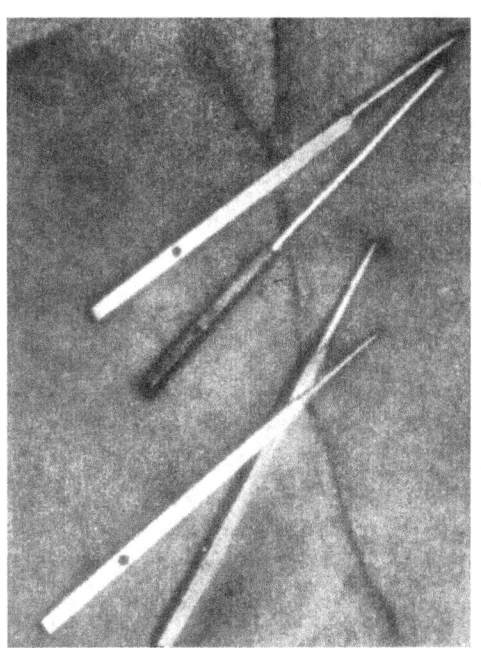

Fig. 1
Esemplari di aghi metallici
trovati in scavi
archeologici cinesi
risalenti alla dinastia Han

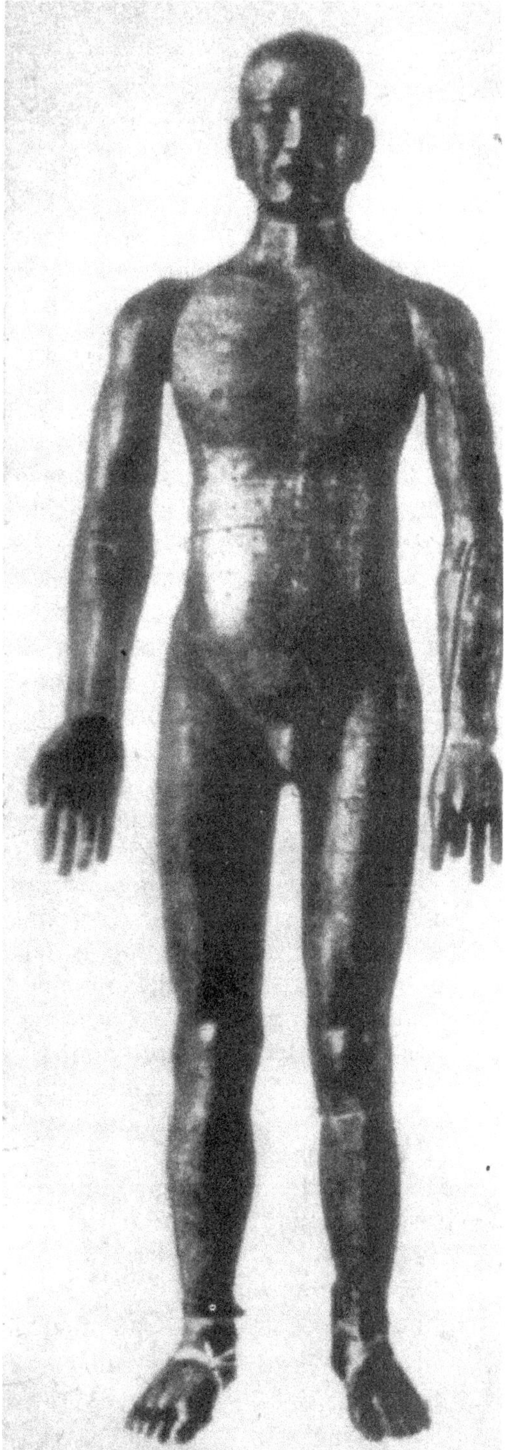

Fig. 2
Uomo di bronzo
(1000 d.C. circa)
Questa è una delle più
antiche rappresentazioni
dei punti cinesi

Con l'invasione della cultura occidentale e delle sue scienze la medicina cinese e l'Agopuntura in particolare trascorrono un periodo di incertezza non sapendosi adattare alle esigenze moderne, non sapendo e non volendo i medici cinesi conciliare le loro antiche pratiche con la moderna medicina occidentale. Avviene così un divario scientifico notevole tra medicina cinese e medicina moderna tanto da portare le autorità ufficiali a condannare l'Agopuntura nel 1822.

L'antica medicina cinese era però troppo radicata nel popolo e non poteva essere eliminata definitivamente. Osserviamo così la scissione della medicina cinese in due scuole: quella tradizionale detta cinese e quella scientifica detta occidentale.

Questa situazione permane sino al 1929, quando, dopo la rivoluzione, il governo nazionalista di Nanchino su proposta dei medici di formazione occidentale condanna la medicina cinese e proibisce l'uso di pratiche tradizionali. Questa decisione solleva la protesta di tutto il popolo cinese, ed è nel corso dei disastri naturali (siccità, inondazioni, epidemie) ed ancor più con la guerra e l'occupazione giapponese che la situazione sanitaria si fa disastrosa. Proprio in questa situazione il medico agopuntore dotato di strumenti semplici ed economici s'impone dappertutto, negli ospedali, nelle città, nelle campagne, contribuendo in grandissima parte al superamento di una delle più gravi crisi sanitarie.

Queste prove di validità di un antico metodo terapeutico spinsero il governo cinese ad una riorganizzazione sistematica della medicina tradizionale nell'ambito universitario-ospedaliero e furono attuate varie misure atte a svilupparla.

Nel 1958 cosciente dei grandi sviluppi conseguiti, il Presidente Mao-Tse-Tung lanciò un appello: "la medicina e la farmacologia del nostro paese sono un grande patrimonio e si devono accentuare gli sforzi per esplorarle a fondo ed elevarne il livello".

Fu così che la medicina cinese tradizionale integrata nella medicina occidentale, fa rapidi progressi sino a giungere ai livelli attuali, impiegata praticamente in tutti gli ospedali cinesi come forma terapeutica ed analgesica in chirurgia. È in questo periodo 1956-59, che le prime notizie dell'Auricoloterapia di Nogier giungono in Cina, dove, passata al vaglio di milioni di esperienze ha la diffusione che noi tutti conosciamo.

L'evoluzione dell'Agopuntura in Europa

*Sembra che i Gesuiti, primi missionari recatisi in Estremo O-
riente, siano i creatori della parola agopuntura (dal latino: acus-
punctura) e portatori delle prime notizie pratiche su questa tecnica terapeutica.*

La prima pubblicazione che parla dell'agopuntura risale al
1671; edita a Grenoble si intitolava: "I segreti della medicina cinese, consistenti nella perfetta conoscenza dei polsi".

Prima di allora però un medico italiano, Girolamo Cardano, di
Milano (1509-1576) parlava già nei suoi scritti, di alcuni medici
che, avendo viaggiato in Oriente avevano praticato l'agopuntura.

Il primo testo sulle applicazioni pratiche dell'agopuntura soprattutto nelle forme artritiche ed affezioni reumatiche, appare nel
1683 ad opera del Dott. Wilhelm Ten Rhine, medico della compagnia olandese delle Indie Orientali. Il titolo era: "Dissertatio de Ar-
thritide: Mantissa Schematica: de Acupuncture" (fig. 3).

Dal 1700 in poi le pubblicazioni sull'agopuntura non si contano
più. Su tutte le riviste europee di ogni nazione appaiono saggi e
rapporti clinici di singoli medici, di ospedali, di facoltà mediche u-
niversitarie.

*Nel 1840 Alessandro Riberi, direttore della Clinica Chirurgica
dell'Università di Torino ed uno dei fondatori dell'Accademia di
Medicina, pubblica sul Giornale di Scienza medica di Torino
(1840-VII,24-129): "Sei casi di malattie guarite mercè dell'agopuntura con alcune riflessioni intorno al modo di operare ed alla u-
tilità della medicina".*

Nel 1934 G. Souliè De Morant, biologo, agente commerciale
della Francia in Cina, al ritorno in patria pubblica il primo testo
completo sull'agopuntura tradizionale cinese e dà vita alla grande
scuola dell'agopuntura francese che si continua fino ai giorni nostri con i capiscuola J.E.H. Niboyet, che cerca di tradurre in chiave moderna il linguaggio mistico-filosofico delle basi teoriche del-
l'agopuntura; con Nguyen-Van-Nghi che accetta e fa sue le antiche teorie cinesi, mantenendo il linguaggio arcaico; teorie e linguaggio che non trovano neppure più in Cina una loro collocazio-
ne, se non storica. In Italia A. Quaglia-Senta nel suo trattato "L'A-
cupuncture Chinoise" pone le basi teoriche neurofisiologiche del-
l'agopuntura; in Austria Johannes Bischko fonda a Vienna il primo
Istituto di ricerca sull'agopuntura, il Ludwig Boltzmann Institut Für
Akupunktur.

Negli anni '70 l'agopuntura cinese, che già nel '60 in Russia è
entrata in molte facoltà mediche, entra anche in Europa in diverse
Università mediche e ricerche vengono condotte presso i centri di

WILHELMI TEN RHYNE

M. D. &c. Tranſiſalano-Daventrienſis

DISSERTATIO

DE

ARTHRITIDE:

MANTISSA SCHEMATICA:

DE

ACUPUNCTURA:

ET

Orationes tres I. De Chymiæ & Botaniæ antiquitate
& dignitate. II. De Phyſionomia. III. De Monſtris.

Singula ipſius Authoris notis, nec non iconibus illuſtrata.

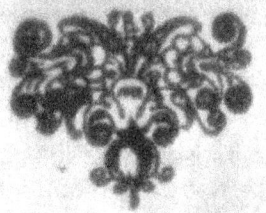

LONDINI,
Impenſis R. CHISWELL, Societatis Regalis
Typographi.

Et proſtat HAGÆ-COMITUM,
Apud ARNOLDUM LEERS, Bibliopolam.

M. DC. LXXXIII.

Fig. 3. — *Frontespizio della prima pubblicazione sull'Agopuntura stampata in Europa (1683) (da Jarricot).*

ricerca universitari francesi di Montpellier (Rabischong), Nimes (Bossy), Marsiglia (Niboyet). In Italia dopo la creazione nel 1968 della S.I.A. (Società Italiana di Agopuntura), nel 1972 viene fondata a Torino la S.I.R.A.A. (Società Italiana di Riflessoterapia: Agopuntura ed Auricoloterapia) con lo scopo di promuovere la ricerca clinica e scientifica in questo campo. Con sede presso la Clinica Chirurgica dell'Università di Torino, dove vengono condotte le prime esperienze occidentali sull'analgesia chirurgica per Agopuntura (1971), la S.I.R.A.A. inizia ricerche presso la Clinica Chirurgica Universitaria, l'Istituto di Farmacologia e la Clinica Psichiatrica di Milano, presso la Clinica Neurologica di Pisa e presso altri Istituti Universitari ed Ospedalieri di Torino ed altre città.

I risultati delle prime ricerche vengono presentati ai medici italiani che in gran numero partecipano alle prime "Giornate Austro-Franco-Italiane di informazione sull'Agopuntura ed Auricoloterapia" svoltesi a Torino presso l'Aula Magna "A.M. Dogliotti", uno dei primi medici italiani che nel dopoguerra, recatosi in Cina e impressionato dalle applicazioni dell'agopuntura alle quali aveva assistito, portò in Italia le notizie più recenti su questa tecnica.

Dal Novembre 1974 presso la Clinica Chirurgica dell'Università di Torino, per la prima volta in Italia con l'approvazione della Facoltà di Medicina, viene tenuto un Corso libero sull'Agopuntura.

Teorie tradizionali dell'Agopuntura

Nata empiricamente attraverso secoli di osservazione quotidia-na e codificata dal punto di vista terapeutico (per quanto riguarda l'azione dei singoli punti), all'agopuntura fu in seguito data una ba-se teorica che si è tramandata sino ai nostri giorni e che è ancora seguita in Cina dagli agopuntori non medici, ed in Occidente dai medici che preferiscono l'antica impostazione classica cinese alle moderne teorie neurofisiologiche.

Base dell'antica teoria è il concetto di Energia Vitale, fornita ad ogni essere vivente dai genitori ed assunta ogni giorno con la respirazione e l'alimentazione.

L'energia è formata da due forze in equilibrio tra di loro, lo Yin e lo Yang, ed il loro squilibrio è la causa intima di ogni malattia.

L'energia vitale pervade l'essere vivente in ogni suo organo e funzione; compito dell'agopuntura è mantenere l'equilibrio tra Yin e Yang. Base fondamentale è che l'energia sia in quantità sufficiente, in caso contrario l'agopuntura non potrà avere efficacia e si dovrà ricorrere ad altre cure per ridare quel tanto di energia vitale sufficiente ad intraprendere una terapia con gli aghi.

L'energia pervade quindi il corpo umano con una circolazione continua che inizia, secondo i Cinesi, dal Fegato, centro principale della vita, per passare poi agli altri organi ed a funzioni principali. Abbiamo quindi già qui una prima impostazione teorica sulla quale si deve basare l'agopuntura nel fare un programma terapeutico: "la circolazione dell'energia".

Iniziando dal Fegato l'energia vitale passa ai Polmoni, al Grosso Intestino, allo Stomaco, alla Milza-Pancreas, al Cuore, all'Intestino Tenue, alla Vescica, ai Reni, ai Vasi Sanguigni, al Triplo Riscaldatore (traduzione letterale dal cinese), alla Vescica Biliare e di qui di nuovo al Fegato (fig. 4, schema).

Questa circolazione avviene con un ritmo ben preciso; durante la giornata si osserva una abbondanza di energia in determinati organi in determinate ore; così l'energia pervade maggiormente il Fegato tra le ore 1 e le 3; i Polmoni tra le 3 e le 5, e così via sino alla Cistifellea che ha il suo "pieno" di energia tra le 23 e l'una. La moderna bioritmologia non ha fatto che confermare questa tesi di circolazione energetica enunciata migliaia di anni fa.

Come abbiamo già accennato, l'agopuntura deve mantenere l'equilibrio energetico tra Yin e Yang ed abbiamo così organi Yin e organi Yang. Gli organi cavi (Intestino, Vescica, etc.) sono considerati Yang e così pure la funzione del Triplo Riscaldatore (che potremmo tradurre in termini moderni: funzione metabolica); gli

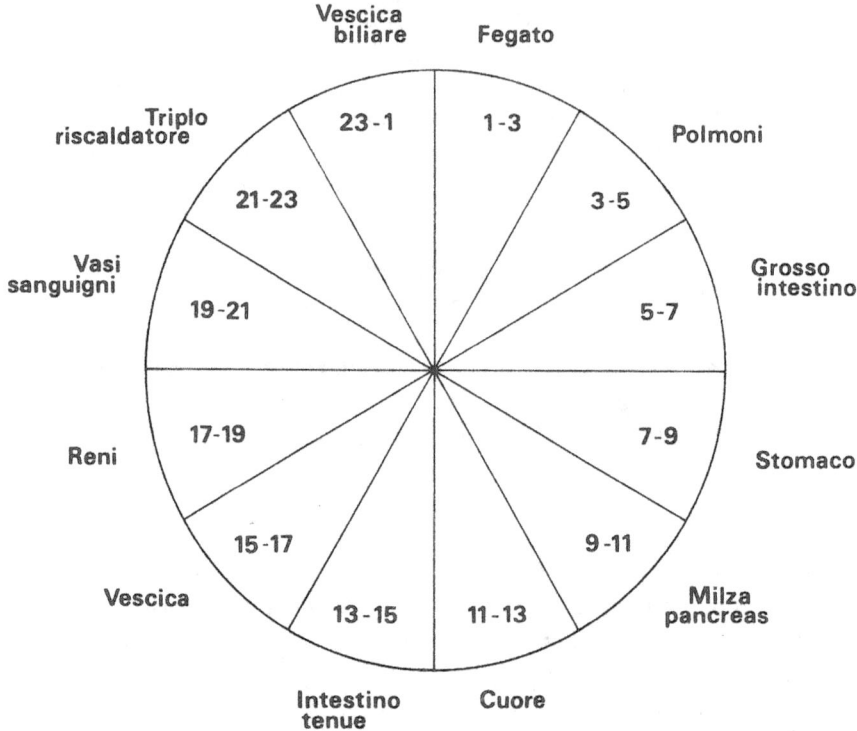

Fig. 4. — La circolazione di energia con i periodi di «pienezza» dei vari organi, che corrispondono in pratica al periodo di maggiore attività dell'organo interessato.

organi pieni (Cuore, Polmoni, etc. con i Vasi Sanguigni) sono considerati Yin.

Per noi occidentali il concetto di Yin e Yang non esiste ma per la filosofia orientale, nella quale è inquadrata la medicina cinese, è parte integrante. Il mondo è dominato da un sistema di alternanze: le stagioni si alternano, la luce si alterna alla notte, il caldo al freddo e così via.

A questa alternanza i cinesi hanno dato il nome di Yin e Yang. Per inciso diremo che lo Yin corrisponde alla notte, al freddo, al basso, al vuoto, alla femmina, mentre lo Yang corrisponde al giorno, al caldo, all'alto, al pieno, al maschio.

Questi organi devono quindi essere in perfetto equilibrio energetico tra di loro e, per rendersi conto di questo, l'agopuntura si avvale della "pulsologia", altro pilastro della teoria tradizionale cinese. Consiste in pratica nella palpazione dei due polsi radiali dove in posizioni diverse, viene trasmessa, attraverso l'onda sfigmica, la situazione energetica di ogni organo e funzione.

Pratica difficilissima che richiede anni di esperienze, la "lettura dei polsi" era il metodo diagnostico principale degli antichi agopuntori (ed ancora oggi di molti medici moderni), che attraverso lo studio dei polsi diagnosticavano uno squilibrio energetico a carico di questo o quell'organo e provvedevano a "dirigere l'energia dove mancava ed a toglierla dove era in eccesso".

La palpazione dei polsi avviene in modi diversi mentre la localizzazione è sempre la stessa: abbiamo una palpazione superficiale ed una profonda. Il polso centrale, all'altezza del processo stiloideo radiale corrisponde a destra in superficie allo stomaco, in profondità alla milza-pancreas, distalmente in superficie all'intestino crasso, in profondità ai polmoni; il polso prossimale, rispetto al centrale, corrisponde in superficie al triplo riscaldatore, in profondità ai vasi sanguigni. A sinistra il polso centrale superficiale corrisponde alla cistifellea, il profondo al fegato, il distale superficiale all'intestino tenue, il profondo al cuore, il prossimale superficiale alla vescica ed il profondo ai reni (fig. 5, schema).

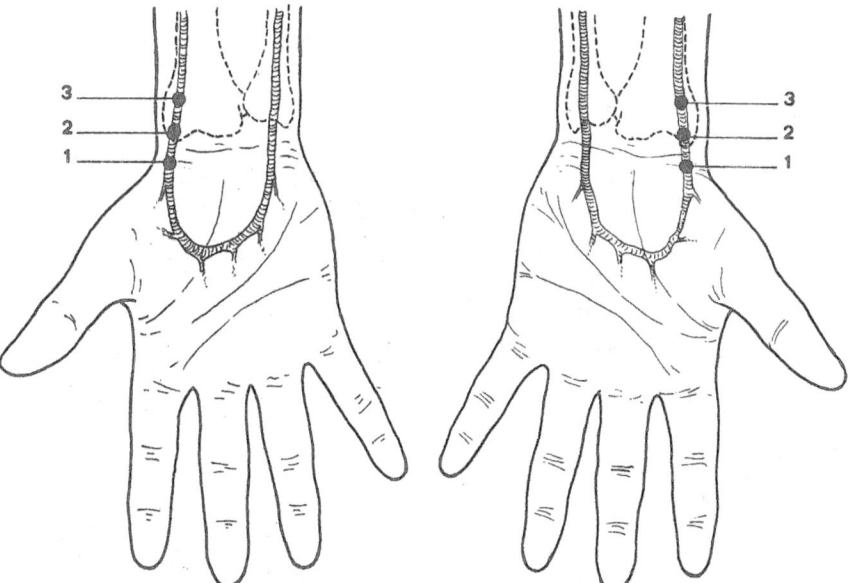

Fig. 5. — I polsi secondo la tradizione cinese servivano per un esame diagnostico completo. Come potete vedere dal disegno, il tratto di arteria radiale è suddiviso in 3 segmenti: come punto di riferimento si prende l'apofisi stiloide del radio che corrisponde alla posizione 2. Le posizioni 1 e 3 sono spostate rispettivamente di circa 1 cm distalmente e prossimalmente. Troviamo a destra: in superficie, all'1 il Grosso Intestino (G.I.), al 2 lo Stomaco (S.), al 3 il Triplo Riscaldatore; in profondità, all'1 il Polmone (P.), al 2 la Milza e il Pancreas (M.P.), al 3 i Vasi Sanguigni (V.S.) A sinistra: in superficie, all'1 l'Intestino Tenue (I.T.), al 2 la Vescica Biliare (V.B.), al 3 la Vescica (V.); in profondità all'1 il Cuore (C.), al 2 il Fegato (F.), al 3 i Reni (R.).

Determinata la quantità e la qualità dello squilibrio energetico si passa all'atto terapeutico vero e proprio: l'Agopuntura.

Solo ora possiamo parlare dei meridiani. *I cinesi constatarono che ogni qualvolta un organo era ammalato, alcuni punti cutanei diventavano sensibili in molti pazienti.*

Sempre gli stessi punti che si seguivano nel corpo umano, in un certo ordine e lungo i quali con la stimolazione traumatica di uno di essi, si sentiva un "qualche cosa". I cinesi chiamavano questa sensazione "Tsri" ed il percorso di essa lungo i punti "King". Soulié de Morant tradusse "Tsri" in Energia, e "King" in Meridiani.

L'energia scorre quindi nell'organismo umano evidenziandosi lungo i meridiani nei punti cinesi. Ad ogni organo o funzione corrisponde quindi un meridiano, proiezione cutanea dello stato di equilibrio o squilibrio dell'energia che lo pervade. Abbiamo quindi 14 meridiani principali, 12 corrispondenti agli organi già citati Yin-Yang, che formano un circuito bilaterale di circolazione energetica, più 2 (Tou-Mo e Jen-Mo) che formano un circuito unico situato sulla linea mediana anteriore e posteriore del tronco. Questi due sistemi rappresentano il percorso normale dell'energia vitale che percorre inoltre altri sistemi che non staremo a citare in questo condensato di teorie tradizionali, rimandando gli interessati ad altre pubblicazioni più ampie.

I meridiani principali hanno tra loro dei rapporti particolari che rivestono importanza per il trattamento terapeutico tradizionale. In rapporto alla circolazione di energia gli organi vengono considerati figli di quelli che li precedono che a loro volta sono considerati madri. Avremo così il Fegato madre del Polmone che è quindi figlio, ma a sua volta è madre dell'Intestino Crasso, e così via.

In rapporto all'esame dei polsi i meridiani ed organi vengono considerati "accoppiati" quando sono nella stessa posizione anatomica a livello dell'arteria radiale. Avremo perciò il meridiano di Vescica accoppiato con quello dei Reni, la Cistifellea con il Fegato, etc.

Abbiamo poi i meridiani in rapporto "sposo-sposa", che sono uniti da un meridiano secondario, anastomotico e che rispetto all'esame dei polsi si trovano nella stessa posizione a destra e a sinistra. Così il meridiano del Polmone è sposo del Cuore, il Fegato del Pancreas, la Cistifellea sposa dello Stomaco, ecc.

Considerando la circolazione di energia, abbiamo poi il rapporto "mezzogiorno-mezzanotte" tra due meridiani separati da altri cinque meridiani e che si troveranno in opposizione di 12 ore, come tra polmone (h. 3-5) e Vescica (h. 15-17), come tra Reni (h. 17-19) e Intestino Crasso (h. 5-7) etc.

Il rapporto è sempre tra un meridiano Yin e uno Yang.

Ogni gruppo di 2 meridiani in contatto tra di loro secondo i rapporti madre-figlio, accoppiati, mezzanotte-mezzogiorno, sposo-sposa, è unito da un meridiano secondario.

Esistono molti altri rapporti tra i vari meridiani, ma rimandiamo per questo a testi specializzati e più estesi.

A questo punto l'agopuntore che ha fatto una diagnosi dall'esame dei polsi, deve intervenire, come abbiamo già detto precedentemente, portando energia dove manca, "tonificando" cioè il meridiano e quindi l'organo corrispondente e "disperdendo" energia dove è in eccesso.

I punti cinesi dei meridiani hanno determinate indicazioni. Abbiamo i punti sintomatici, che possono far scomparire dei sintomi, togliere il dolore e così via. Abbiamo poi i cosiddetti "punti comando", stimolando i quali il medico agopuntore toglie la causa stessa della malattia, dalla radice, trattando cioè lo squilibrio energetico. Questi punti sono chiamati di tonificazione, di dispersione, punti sorgente, punti Lo o di passaggio, punti di entrata e di uscita dei meridiani, punti di assentimento, etc. Ci sono poi dei punti particolari che hanno un'azione generale sull'equilibrio tra Yin e Yang, sulla produzione ed assimilazione dell'energia e così via.

I **punti di tonificazione** dei singoli meridiani sono i seguenti:

1)	**Fegato**	8 F.	(Tsiou-Ts iuan)
2)	**Polmone**	9 P.	(Trae-Iuan)
3)	**Grosso Intestino**	11 G.I.	(Tsiu-Tchre)
4)	**Stomaco**	41 S.	(Tsie-Tsri)
5)	**Milza-Pancreas**	2 MP.	(Ta-Tou)
6)	**Cuore**	9 C.	(Chao-Tchrong)
7)	**Intestino Tenue**	3 IT.	(Reou-Tsri)
8)	**Vescica**	67 V.	(Tche-Inn)
9)	**Reni**	7 R.	(Fou-Leou)
10)	**Pericardio - Vasi sanguigni**	9 V.S.	(Tchong-Tchrong)
11)	**Triplo-Riscaldatore**	3 T.R.	(Tchong-Tchou)
12)	**Vescica Biliare**	43 V.B.	(Sie-Tsri)

Il punto di tonificazione, trattato con l'ago, aumenterebbe l'energia del meridiano, "tonificandolo", ed oltre a ciò, in base ai rapporti tra i singoli meridiani, "disperde" l'energia dei meridiani in rapporto "sposo-sposa" e "mezzogiorno-mezzanotte"; per quest'ultimo rapporto, l'azione dispersiva avviene se l'agopuntura viene eseguita nel periodo di "pieno" del meridiano che viene trattato.

Si ha inoltre un'azione tonificante sui due meridiani con i quali il meridiano trattato è in rapporto "madre-figlio".

I **punti di dispersione** dei singoli meridiani sono i seguenti:

1)	**Polmoni**	5 P.	(Tchre-Tsre)
2)	**Grosso Intestino**	2 G.I.	(El-Tsienn)
3)	**Stomaco**	45 S.	(Li-Toe)
4)	**Milza-Pancreas**	5 M.P.	(Chang-Siou)
5)	**Cuore**	7 C.	(Chen-Men)
6)	**Intestino Tenue**	8 I.T.	(Sia-Rae)
7)	**Vescica**	65 V.	(Chou-Kou)
8)	**Reni**	1 R.	(long-Tsiuann)
9)	**Pericardio - Vasi Sanguigni**	7 V.S.	(Ta-Ling)
10)	**Triplo Riscaldatore**	10 T.R.	(Tien-Tsing)
11)	**Vescica Biliare**	38 V.B.	(lang-Fou)
12)	**Fegato**	2 F.	(Sing-Tsienn)

I punti di dispersione riducono l'energia del meridiano ed hanno quindi un'azione contraria a quelli di tonificazione, anche per quanto riguarda i meridiani in rapporto con esso.

Oltre ai punti di tonificazione e di dispersione esistono poi punti "sorgente" che hanno un'azione autoregolatrice sui meridiani e rinforzano l'azione tonificatrice o dispersiva dei punti precedenti. Abbiamo poi i punti "spia" che hanno in genere un'azione tonificatrice. Per i punti "sorgente" e "spia" rimandiamo a testi più completi, mentre ci soffermiamo sui punti di "assentimento" che si trovano tutti sul meridiano di Vescica e che hanno un'azione particolare.

Oltre infatti a disperdere l'energia del meridiano corrispondente, hanno un'azione diretta sull'organo al quale corrispondono, diminuendone in genere i dolori a carico. Tali punti sono:

1)	**Cuore**	15 V.	(Sin-Yu)
2)	**Intestino Tenue**	27 V.	(Siao-Tchrong-Yu)
3)	**Vescica**	28 V.	(Prang-Koan-Yu)
4)	**Reni**	23 V.	(Shen-Yu)
5)	**Pericardio - Vasi Sanguigni**	14 V.	(Tsie-Inn-Yu)
6)	**Triplo Riscaldatore**	22 V.	(San-Tsiao-Yu)
7)	**Vescica Biliare**	19 V.	(Tan-Yu)
8)	**Fegato**	18 V.	(Kan-Yu)
9)	**Polmone**	13 V.	(Fei-Yu)

10) Grosso Intestino	25 V.	(Ta-Tchrang-Yu)
11) Milza-Pancreas	20 V.	(Pi-Yu)
12) Tou-Mo	16 V.	(Tou-Yu)
13) Stomaco	21 V.	(Oè-Yu)

Altri punti di una certa importanza dal punto di vista della teoria energetica sono i cosiddetti punti "Lo" o di passaggio. I punti "Lo" ordinari hanno la facoltà di ristabilire l'equilibrio energetico tra due meridiani accoppiati, quali Cuore-Intestino Tenue, Vescica-Reni, etc. E sono situati sempre sul meridiano in questione.

1)	**Cuore**	5 C.	(Trong-Li)
2)	**Intestino Tenue**	7 I.T.	(Tche-Tcheng)
3)	**Vescica**	58 V.	(Fei-Iang)
4)	**Reni**	4 R.	(Ta-Tchong)
5)	**Pericardio - Vasi Sanguigni**	6 V.S.	(Nei-Koann)
6)	**Triplo Riscaldatore**	5 T.R.	(Oae-Koann)
7)	**Vescica Biliare**	37 V.B.	(Hoang-Ming)
8)	**Fegato**	5 F.	(Li-Keou)
9)	**Polmone**	7 P.	(Lie-Tsiue)
10)	**Grosso Intestino**	6 G.I.	(Pienn-Li)
11)	**Stomaco**	40 S.	(Fong-Long)
12)	**Milza-Pancreas**	4 M.P.	(Kong-Sun)
13)	**Jen-Mo**	1 J. M.	(Roe-Iun)
14)	**Tou-Mo**	1 T.M.	(Tchrong-Siang)

Vi sono inoltre i punti "Lo" generali ed i punti "Lo" di gruppo, che hanno azione di equilibrio sull'Yin e Yang in generale o fra gruppi di meridiani.

Anche per questi rimandiamo a testi più completi.

Conoscendo i punti enunciati sino ad ora il medico che si affaccia all'Agopuntura, agendo secondo la tradizione, può intervenire, dopo una adeguata lettura dei polsi, riportando l'equilibrio energetico nei vari organi e con la stimolazione di quei punti dei meridiani che tonificheranno dove esiste un deficit, disperderanno dove c'è un eccesso di energia e creando passaggi di energia da un meridiano ad un altro ristabiliranno l'equilibrio tra essi.

Aspetti moderni dell'Agopuntura

Quando gli antichi cinesi dichiaravano che la stimolazione di un punto della gamba aveva un effetto su affezioni addominali, toraciche e facciali agendo lungo il meridiano dello stomaco, situato sulla superficie.cutanea laterale della gamba, sulla parete anteriore dell'addome, del torace, del collo, intervenendo sull'energia che circola nel meridiano, non potevano che ricorrere a questa spiegazione basata sulla teoria tradizionale.

Le conoscenze anatomiche, fisiologiche, non erano certo quelle di oggi, non solo per insufficienza tecnologica ma anche perchè in Cina era assolutamente proibita la dissezione del cadavere e quindi impossibile uno studio accurato dell'anatomia che veniva effettuata solo in quei pochi casi di condannati a morte mediante squartamento e decapitazione.

Nel 1974, con i progressi compiuti dalla moderna medicina nelle sue varie componenti di base, anatomia, fisiologia, neurologia, etc., non possiamo certo accontentarci delle antiche teorie tradizionali, ma dobbiamo cercare di tradurle in un linguaggio moderno e cioè porre basi anatomiche, fisio-neurologiche alla terapia per agopuntura, inquadrandola come tecnica terapeutica nelle cosiddette "Terapie riflesse".

Che i punti di agopuntura, stimolati, non agiscano esclusivamente attraverso i meridiani, è cosa ormai provata e riprovata. *È stato infatti ampiamente dimostrato che con l'agopuntura si provoca una stimolazione di recettori nervosi e si agisce direttamente su terminazioni libere di fibre nervose.*

Gli studi anatomici hanno potuto stabilire una localizzazione ben precisa dei punti, in connessione con terminazioni libere o tronchi nervosi principali o zone particolarmente ricche di recettori nervosi specifici come da un recente studio di Kellner dell'Istituto di Istologia di Vienna.

A riprova di ciò *nessun effetto analgesico si induce stimolando punti che siano stati precedentemente isolati con infiltrazioni di novocaina o con blocchi anestetici tronculari*, come pure nessuna azione si può avere stimolando pazienti emiplegici o paralitici in punti su arti colpiti dall'affezione.

Presso l'Istituto di Fisiologia di Shanghai, massimo centro di ricerca sperimentale sull'agopuntura, è stato possibile mediante micro-elettrodi situati a livello midollare e talamico, seguire il percorso della stimolazione per agopuntura dalla periferia alla corteccia, dove si è potuto registrare inoltre l'effetto inibitorio dello stimolo di alcuni punti sui potenziali evocati da stimolazioni dolorose

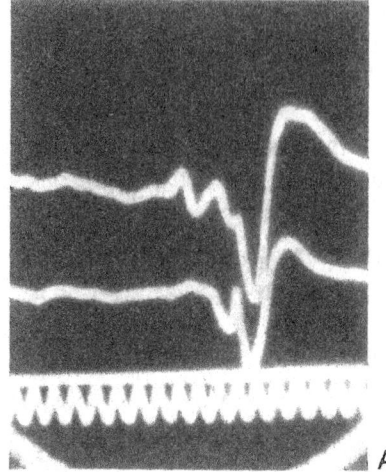 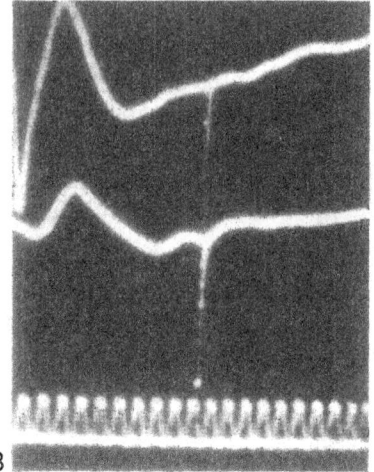

Fig. 6. — Potenziali evocati da stimoli nocicettivi: A) prima della Agopuntura, B) dopo l'Agopuntura si può notare la quasi scomparsa del potenziale (da Scientia Sinica).

provocate in varie regioni del corpo (fig. 6).

Presso la Clinica Neurologica dell'Università di Pisa si è ottenuto lo stesso risultato studiando l'azione dell'agopuntura sulle varie componenti dell'elettromiogramma registrato nel riflesso trigemino-facciale.

Si è potuto notare come venga soppressa o ridotta notevolmente la componente nocicettiva del riflesso, mentre rimane inalterata la componente propriocettiva.

Possiamo affermare che il sistema nervoso periferico e centrale e lo stato funzionale della corteccia hanno il ruolo principale nel meccanismo d'azione dell'Agopuntura. Proprio dalle variazioni individuali dello stato funzionale della corteccia possiamo spiegare la variazione dell'azione dell'Agopuntura da un soggetto all'altro e quindi non sempre ripetibile.

È noto infatti come una condizione psicologica "fisiologica", cioè normale, o "patologica", cioè un'eccitazione, porti ad una diversa reazione del soggetto in seguito a stimoli provenienti dagli organi di senso.

La relazione tra i punti e l'organo interessato dall'azione dell'Agopuntura, si rifà al principio della innervazione segmentale dei nervi cerebro-spinali ed alle loro interconnessioni, come già puntualizzato da Quaglia-Senta.

I cosiddetti punti di assentimento (i punti Yu) che grande importanza hanno nel trattamento di affezioni di organi specifici, appartengono nella maggior parte allo stesso neuromero dell'organo in questione.

Persino nella letteratura tradizionale cinese è scritto che "tutti i meridiani sono connessi col cervello attraverso il meridiano Tou-Mo che inizia dalla parte inferiore della colonna".

Nonostante le ricerche sino ad ora effettuate, non possiamo però ancora spiegare appieno le relazioni tra certi punti ed organi lontani, anche se possiamo mettere in relazione i punti e quindi i meridiani, non solo con i nervi ma anche con i vasi sanguigni, linfatici, con i vari sistemi endocrini, etc.

Nei prossimi capitoli saranno presentati i risultati di alcune ricerche sperimentali e le teorie neurofisiologiche recentemente enunciate per spiegare l'azione dell'Agopuntura nei suoi vari aspetti. Vorrei terminare questo capitolo presentando alcuni degli effetti generali, scientificamente dimostrati, dello stimolo dei punti di Agopuntura, come sono stati recentemente esposti da alcuni ricercatori cinesi.

1) L'effetto principale è senz'altro quello analgesico. È stato dimostrato da migliaia di anni clinicamente in tutto il mondo, ma recentemente si è voluto ricorrere alla misurazione della soglia del dolore con particolari dolorimetri di diversa ideazione. Tali ricerche sono state condotte in tutti gli Istituti di ricerche dove è stata studiata l'Agopuntura. Anche in Italia, presso le Università di Torino, Milano, Pisa, etc., sono stati condotti studi sulla misurazione della soglia del dolore e le conclusioni coincidono con un innalzamento di tale soglia sotto stimolo dei punti d'Agopuntura. Possiamo riassumere tali esperienze col diagramma della figura 7.

2) *Clinicamente si è potuto constatare* l'efficacia dell'Agopuntura sugli stati di ipereccitabilità e nel trattamento dell'insonnia. Lo studio degli E.E.G. ha potuto dimostrare, in adulti normali ed in animali, l'azione sedativa di questa terapia con la presenza di onde α che aumentano di ampiezza, durante la stimolazione dell'ago (fig. 8).

3) Effetto di equilibrio di funzioni - Clinicamente questo effetto può essere controllato quotidianamente notando come la stimolazione di certi punti agisce su sintomi opposti. La stimolazione ad esempio del Tsu-San-Li (36 S.) agisce sia sulla diarrea che sulla stipsi, correggendole. Così pure altri punti agiscono sia sull'ipertensione che sull'ipotensione, regolarizzandole. A questo proposi-

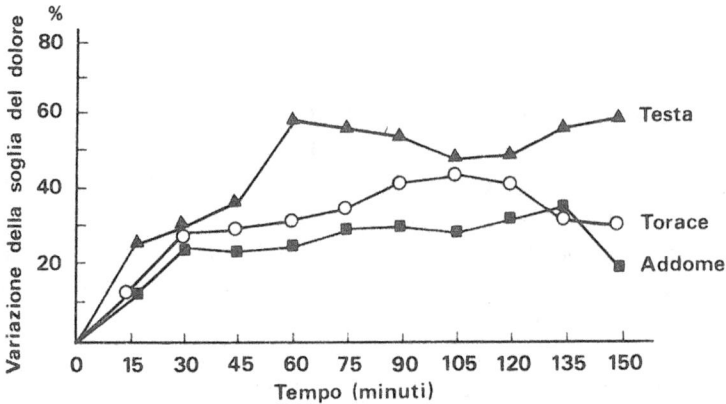

Fig. 7. — Variazione della soglia del dolore in seguito ad Agopuntura a livello addominale, toracico e della testa. La variazione è segnata in percentuale e si può notare come la testa sia la più sensibile all'azione analgesica dell'Agopuntura.

to l'osservazione da noi fatta in molti interventi chirurgici, è stata, con nostra sorpresa, la stabilità dei valori pressori durante le varie fasi dell'intervento. In pazienti ipertesi da noi operati, sotto l'analgesia per Agopuntura, durante l'intera operazione la pressione si è abbassata mantenendosi in limiti quasi normali.

4) **Effetto antinfiammatorio** - Numerose ricerche di laboratorio hanno potuto constatare con la stimolazione del punto 36 S. un aumento della leucocitosi presente in stati infiammatori di diversa origine ed un aumento dei neutrofili e del potere fagocitario dei leucociti, mentre contemporaneamente aumentano le γ e le β globuline.

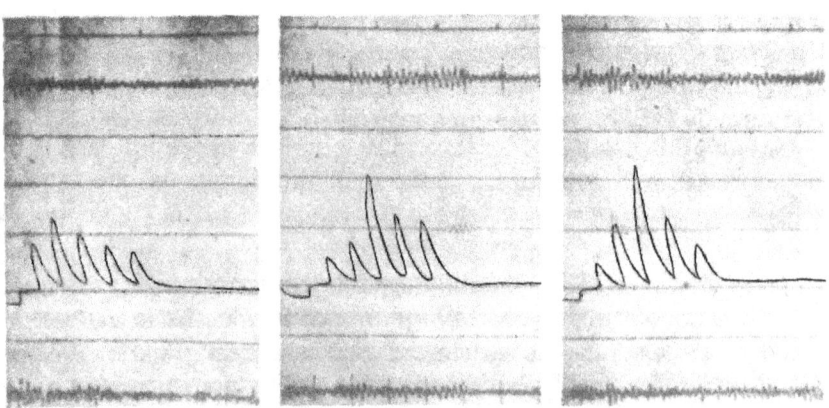

Fig. 8. — All'E.E.G. si può notare la comparsa delle caratteristiche onde alfa del pre-sonno (da Scientia Sinica).

Se riassumiamo questi vari effetti, ampiamente dimostrati sia clinicamente che sperimentalmente (analgesia, sedazione, equilibrio funzionale, effetto antinfiammatorio) non possiamo che restare attoniti pensando alla quantità di affezioni nelle quali possiamo intervenire con la premessa e la quasi certezza di un effetto terapeutico.

Basi neuroanatomiche
e neuroembriologiche
delle riflesso-terapie

Nell'Agopuntura, nell'auricoloterapia, nella riflesso-terapia endonasale, nelle manipolazioni vertebrali, in alcuni casi, il medico si propone spesso di agire a distanza su di un organo che non è in relazione diretta o topografica con la zona dove si applica la terapia.

È attraverso il sistema nervoso nel senso più largo del termine che si instaurano dei circuiti terapeutici. Per essere completi, l'azione finale può anche essere vascolare o umorale, ma in ogni caso si deve ammettere come determinante la partecipazione del Sistema Nervoso.

Come sono organizzati questi circuiti terapeutici?

Per questo quesito sembra preferibile seguire un ordine anatomico e funzionale piuttosto che prendere successivamente i dati neuroembriologici e neuroanatomici che potrebbero interessare le varie tecniche di riflesso-terapia.

Inizieremo analizzando per prima la "periferia", per continuare con i centri nervosi e la loro organizzazione gerarchica tenendo conto dei fattori neuroembriologici che possono facilitare la comprensione di questa organizzazione funzionale così complessa.

Punti e zone periferiche

In tutte le riflesso-terapie e nelle riflesso-diagnostiche, l'elemento periferico ha un ruolo fondamentale poichè è l'origine o la terminazione dell'arco riflesso interessato.

A) Caratteri dell'elemento periferico:

1) Dimensioni: è molto variabile; dell'ordine del mm. o meno per i punti di agopuntura e di auricoloterapia, può raggiungere parecchi cm. nelle zone di dermalgia riflessa.

2) Caratteri visibili: il più delle volte l'elemento periferico non presenta caratteri visibili. In alcuni casi può essere caratterizzato da una papula, una depressione, una piccola cupola, un eritema spontaneo.

3) Caratteri palpabili: vi possono essere depressioni o cupole o zone di infiltrazione (nelle dermalgie).

4) Caratteri algici: accompagnano sempre l'elemento riflesso periferico. Il dolore può essere spontaneo o provocato, acuto o localizzato, sordo e diffuso, superficiale o profondo.

5) Caratteri fisici: sono rappresentati essenzialmente dalle variazioni della resistenza elettrica o dell'impedenza cutanea, ben messi in evidenza da Niboyet (1963). Tali caratteristiche sono sfruttate per la costruzione dei differenti tipi di rilevatori di punti usati attualmente.

Si è dimostrato sperimentalmente un aumento dell'impedenza da 1 a 5 tra il centro del punto rispetto ad un altro, posto a 2 mm., ed un aumento da 1 a 12 tra il centro ed un altro posto a 10 mm. Queste variazioni di impedenza cutanea sembrano in relazione con la presenza di uno strato di sebo, poichè la pulizia della pelle non permette più il rilevamento del punto.

B) Profondità di azione a livello del punto

In relazione alla profondità di penetrazione dell'ago, o all'intensità e alla forma della stimolazione, diversi elementi possono essere interessati (fig. 9).

Se l'ago è infisso superficialmente, sono interessati i recettori superficiali e la rete di fibre nervose quasi tutte amieliniche (Bourloud, 1968). Il numero degli elementi nervosi stimolati è anch'esso importante: infatti l'ago, anche se di dimensioni minime, inte-

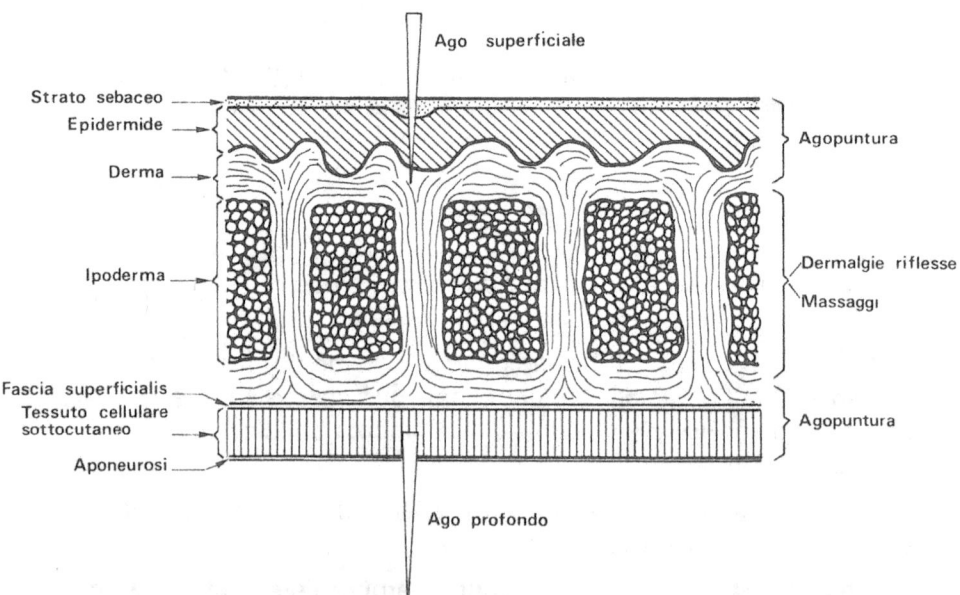

Fig. 9. — A sinistra sono indicati i principali strati della pelle e a destra le zone di azione delle riflesso-terapie (da Bossy).

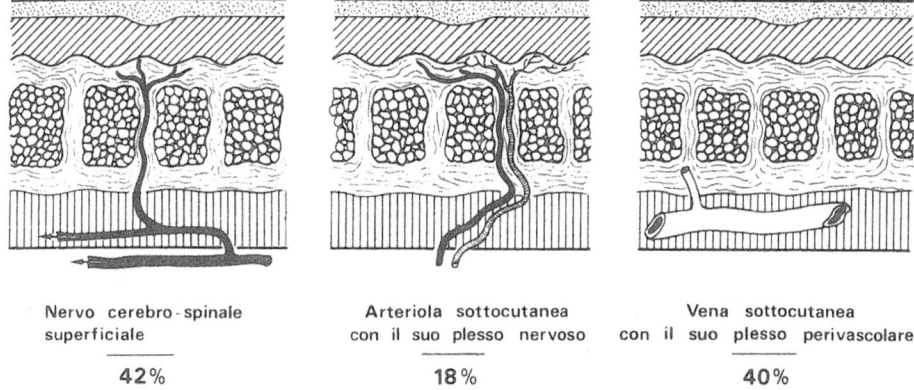

Nervo cerebro-spinale superficiale	Arteriola sottocutanea con il suo plesso nervoso	Vena sottocutanea con il suo plesso perivascolare
42%	18%	40%

Fig. 10. — *Elementi macroscopici sottostanti l'epidermide (da Bossy).*

ressa un numero notevole di meccano-recettori ed il microtrauma che consegue all'infissione interesserà i tessuti fino alla distanza dell'ordine del mm.; inoltre l'azione dell'ago mediante un meccanismo ionico, potrebbe agire sulle sinapsi locali e sulle sinapsi distanti, responsabili di una risposta progressiva e diffusa, realizzando così una "atmosfera" sinaptica (Bourloud, 1968).

Quando l'ago è infisso profondamente, verticalmente o obliquamente, oltre agli elementi superficiali di cui abbiamo già parlato, interesserà i recettori profondi e differenti elementi nervosi.

La dissezione di 100 punti ci ha permesso di dimostrare che nel 42% dei casi sotto il punto si trova un nervo cerebro-spinàle importante sopra-aponeurotico; nel 18% dei casi un fascio vasculonervoso fine con diramazione cutanea e nel 40% dei casi una grossa vena (fig. 10).

Inoltre quando l'ago supera il piano dell'aponeurosi di rivestimento può raggiungere qualunque organo o tronco nervoso. Così, per es. una puntura del 4 G.I. (Ro-Ku) interessa successivamente: il piano cutaneo, i rami cutanei dorsali del nervo radiale, il muscolo interosseo dorsale, il plesso nervoso periarterioso dell'arteria radiale, il muscolo adduttore innervato dal nervo ulnare (cubitale), i muscoli dell'eminenza tenar innervati dal nervo mediano, inoltre i rami cutanei di questo nervo.

C) Meccanismo d'azione

In più del 50% dei casi l'azione riflessoterapica è di tipo segmentario, negli altri casi è di tipo eterosegmentario o soprasegmentario. Solo il 15% non presenta modalità di azione di tipo

69

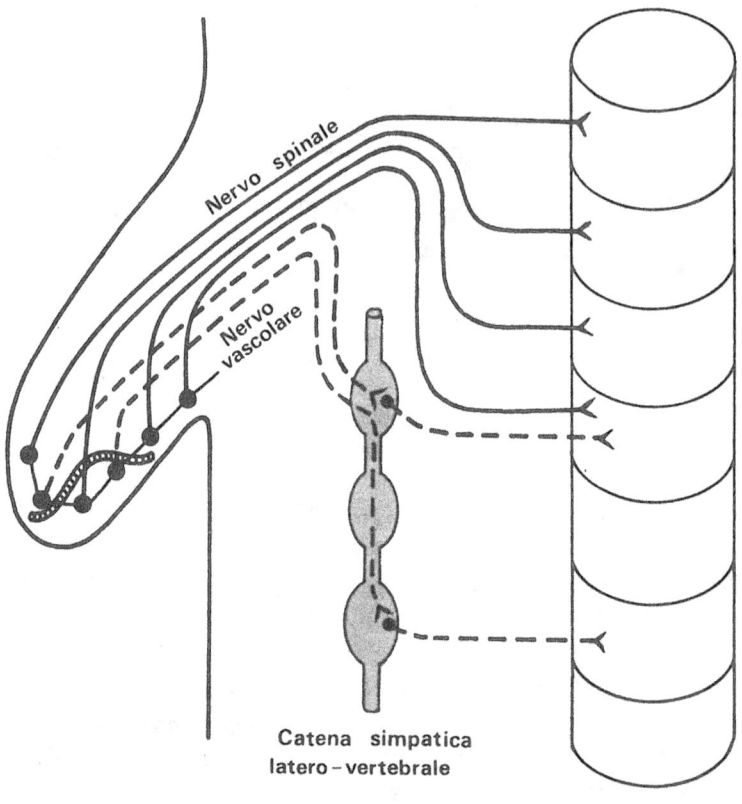

Fig. 11. — Relazioni segmentarie cerebro-spinali e neurovascolari dei punti (da Bossy).

Segmenti
midollari

riflessoterapico. Si suppone che questa azione si possa esplicare mediante la via cerebro-spinale, ma anche mediante un meccanismo neurovascolare che non rientra nello schema segmentario. Questi due meccanismi sono più o meno intrecciati nella maggior parte delle indicazioni terapeutiche dell'agopuntura e dei metodi riflesso-diagnostici (fig. 11).

Qualunque sia la via d'azione, i meccanismi della stimolazione periferica possono essere considerati secondo le seguenti modalità:

1) l'ago può interessare uno o diversi meccanorecettori (nocicettori specifici o non specifici) sia direttamente, sia mediante la trama connettiva dermica;

2) può agire mediante un meccanismo ionico sul meccanismo di transduzione e sui fenomeni della trasmissione sinaptica;

3) quando interessa un tronco nervoso direttamente o quando l'ago è posto parallelamente a questo, vi sarà un interessamento sulla conduzione dell'influsso nervoso mediante un processo di ionizzazione, di modificazione di campo elettrico;

4) l'azione differente ottenuta dal senso di rotazione degli aghi può trovare la spiegazione per la presenza di recettori sensibili agli spostamenti dell'ago; la rotazione di un ago in un senso può eccitare uno o più recettori di questo tipo, la rotazione in senso inverso non eccita questi recettori o ne metterà in giuoco degli altri.

Conclusioni

Non sembra esserci una struttura specifica che sia caratteristica dell'elemento periferico delle riflesso-terapie o delle riflesso-diagnostiche.

Un certo numero di strutture particolari, ma non specifiche, concorrono a delimitare una zona preferenziale che sembra specifica, grazie alle sue connessioni periferiche e centrali, e alle organizzazioni: autonoma e cerebro-spinale.

DATI EMBRIOLOGICI

a) Periferia

Secondo l'agopuntura tradizionale cinese i differenti punti di agopuntura sono collegati tra di loro dai meridiani, tuttavia il fatto che questi si incrocino può sorprendere.

La spiegazione di tutto ciò ci può essere fornita dalla embriologia.

I differenti lavori di Bardeen e di Lewis (1901, 1906) hanno dimostrato che le terminazioni nervose raggiungono il corion nello stadio tra 9 e 20 mm. (dalla 6ª alla 9ª settimana) e che le connessioni tra l'epidermide e il corion esistono già allo stadio di 30 mm. (fig. 12).

Lambertini (1961) sottolinea che lo sviluppo delle espansioni nervose cutanee e muscolari non sono sincrone e che lo sviluppo delle espansioni cutanee è sempre sincrono a quello delle papille dermiche.

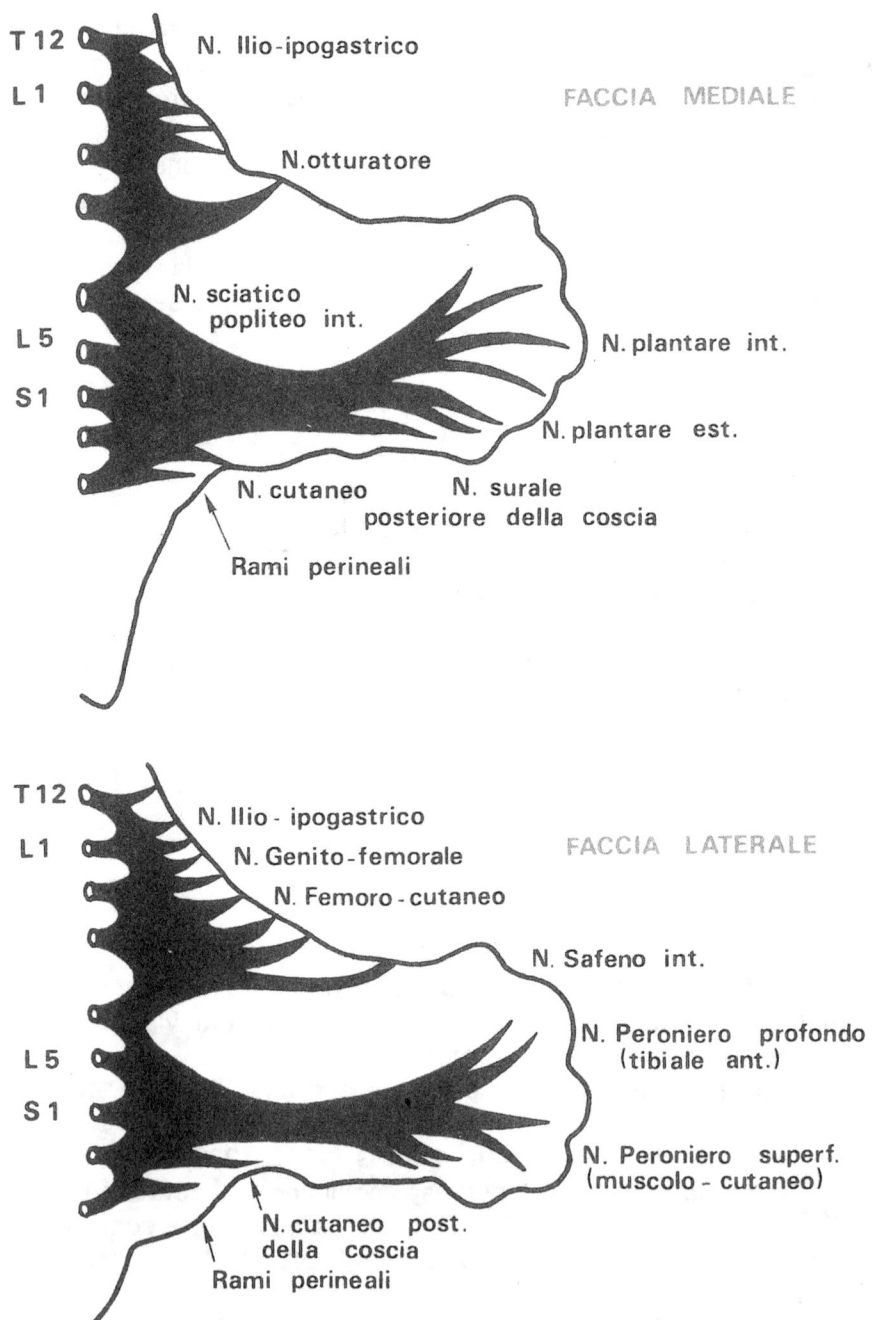

T 12 — N. Ilio-ipogastrico

L 1 — FACCIA MEDIALE

N. otturatore

N. sciatico popliteo int.

L 5 — N. plantare int.

S 1 — N. plantare est.

N. cutaneo — N. surale posteriore della coscia

Rami perineali

T 12 — N. Ilio - ipogastrico

L 1 — N. Genito-femorale — FACCIA LATERALE

N. Femoro - cutaneo

N. Safeno int.

N. Peroniero profondo (tibiale ant.)

L 5

S 1

N. Peroniero superf. (muscolo - cutaneo)

N. cutaneo post. della coscia

Rami perineali

Fig. 12. — Tragitto dei nervi cutanei provenienti dal plesso lombosacrale in un embrione di 10 mm circa (da Bardeen).

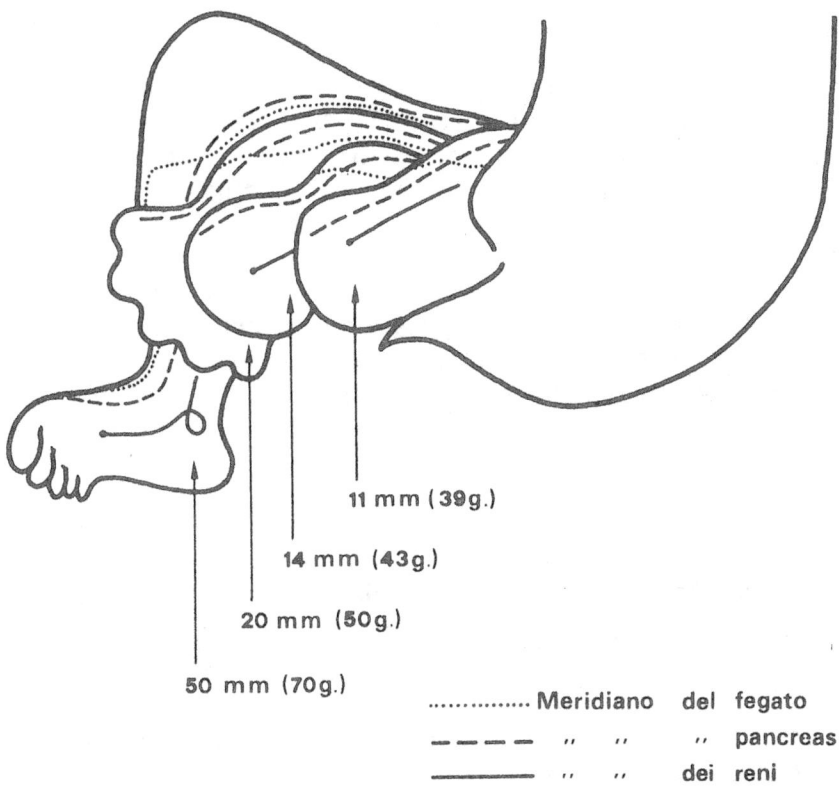

11 mm (39g.)

14 mm (43g.)

20 mm (50g.)

50 mm (70g.)

.... Meridiano del fegato

— — — —   „   „   „   pancreas

————————   „   „   dei reni

Fig. 13. — Sviluppo dell'arto inferiore. Sovraimpressi vi sono i supposti tragitti di alcuni meridiani (in parte da Solero e Haegel).

Quindi è verso lo stadio di 30 o 40 mm. che si formano i punti di agopuntura cutanei e lo schema dei meridiani.

Peraltro, la rotazione degli arti e il fatto che la pelle segue gli spostamenti delle strutture sottostanti, miotomi e sclerotomi, possono spiegare il tragitto non rettilineo dei meridiani (fig. 13).

Per quanto riguarda i meridiani mediani si nota che il meridiano Jen-Mo corrisponde alla chiusura della cavità celomatica e il Tou-Mo alla zona della chiusura della doccia neurale.

b) Nevrasse

Prima di iniziare l'argomento dell'organizzazione dei centri nervosi dell'adulto diamo uno sguardo sui fenomeni embriologici che presiedono alla sua realizzazione.

1) Fenomeni di neurobiotassi. — "La funzione determina la struttura, ma la struttura così creata facilita la funzione" (Kappers, 1947) e ciò è valido sia per la organizzazione di ogni singola cellula, come pure nell'organizzazione delle cellule tra di loro. Kappers ha denominato col termine neurobiotassi il processo particolare che permette alle cellule polarizzate di organizzarsi all'interno del sistema nervoso centrale per realizzare dei centri funzionali.

Questa "organizzazione" del sistema nervoso dipende dalla selettività neurobiotassica. La legge principale enunciata da Kappers è la seguente: "un cilindrasse in via di accrescimento, come ogni impressione psichica o corrente fisiologica, tende a mettersi in rapporto con un centro eccitato immediatamente prima o simultaneamente".

2) Fenomeni di crescita, di maturazione, di degenerazione. — Un altro gruppo di fenomeni che intervengono nell'organizzazione dei centri nervosi sono stati studiati da Levi-Montalcini (1964).

Due sono soprattutto i fenomeni da sottolineare:

a) i movimenti migratori che corroborano la teoria neurobiotassica di Kappers;

b) i fenomeni di degenerazione che permettono l'eliminazione degli elementi cellulari inutili.

Oltre a questi, bisogna considerare i fenomeni di crescita, che non sono sincroni per i centri nervosi tra di loro e per i centri nervosi in rapporto al resto dell'organismo.

Da sottolineare che la maturazione del sistema nervoso dipende non solamente dai fenomeni di divisione cellulare, di migrazione, di crescita o di degenerazione, di mielinizzazione, ma anche dallo stabilirsi delle connessioni sinaptiche. Il numero di questi contatti sinaptici aumenta nel corso dell'ontogenesi dei centri nervosi e prosegue fino all'età di 12 anni circa. A tale proposito Purpura e coll. (1964) hanno dimostrato (nel gatto) le correlazioni tra l'attività elettrica della corteccia cerebrale e cerebellare e l'estensione dei campi dendritici, e ancora Scheibel (1964) ha dimostrato una correlazione diretta tra la maturazione dell'attività elettrica della corteccia e l'aumento delle connessioni sinaptiche.

3) Comparsa dei riflessi. — Una manifestazione di grande importanza è connessa alla cronologia dell'apparizione dei riflessi. Humphrey ha fatto il punto delle nostre conoscenze nel 1964 ed è particolarmente significativo constatare che:

74

a) abbozzi di riflessi appaiono verso la 7ª settimana (10 mm.);

b) i riflessi si sviluppano in relazione alla maturazione del sistema nervoso;

c) verso la 25ª settimana (206 mm.) esistono praticamente tutti i riflessi,mentre i corpuscoli della sensibilità tattile non hanno ancora raggiunto il loro completo sviluppo.

4) Correlazioni tra lo sviluppo del tronco e degli arti e l'organizzazione del sistema nervoso. — Si nota che lo sviluppo del tronco e degli arti e l'organizzazione del sistema nervoso centrale è coordinato. Basta considerare per es. la formazione dei rigonfiamenti cervico-toracico e lombo-sacrale in correlazione con lo sviluppo degli abbozzi degli arti.

È facile rilevare che,essendo la superficie cutanea e la massa muscolare degli arti più grandi, le corrispondenti zona motrice e zona sensitiva dei centri midollari sono corrispondentemente più sviluppate. Per quanto riguarda il tronco vi si nota che la massa viscerale predomina e di conseguenza è la parte autonoma (zona intermediaria della sostanza grigia midollare) che ha la priorità a scapito della zona motrice e della zona sensitiva che sono relativamente poco sviluppate.

Padiglione auricolare

Integrando i dati forniti dai lavori di Nogier (1969, 1971) e di Jarricot (1969), Bossy (1975) ha proposto una rappresentazione auricolare del S.N.P. che permette una sovrapposizione con lo schema dell'innervazione e della vascolarizzazione (figg. 14 e 15).

Si può constatare che il territorio viscerale corrisponde approssimativamente all'area innervata dal ramo auricolare del X (pneumo-gastrico), che il territorio degli organi somatici del tronco e degli arti corrisponde all'area innervata dal V (3° ramo), e che il territorio della testa corrisponde all'area innervata dal plesso cervicale (fig. 16).

Secondo Sinclair, Weddel e Zander (1952), il padiglione auricolare non contiene corpuscoli sensitivi, ma tuttavia è sensibile al caldo e al freddo, al tatto e al dolore. La sua innervazione molto ricca e particolare è connessa a livello dei centri primari.

Per quanto riguarda l'embriologia, non ci sono dati ed elementi interessanti da richiederne una trattazione.

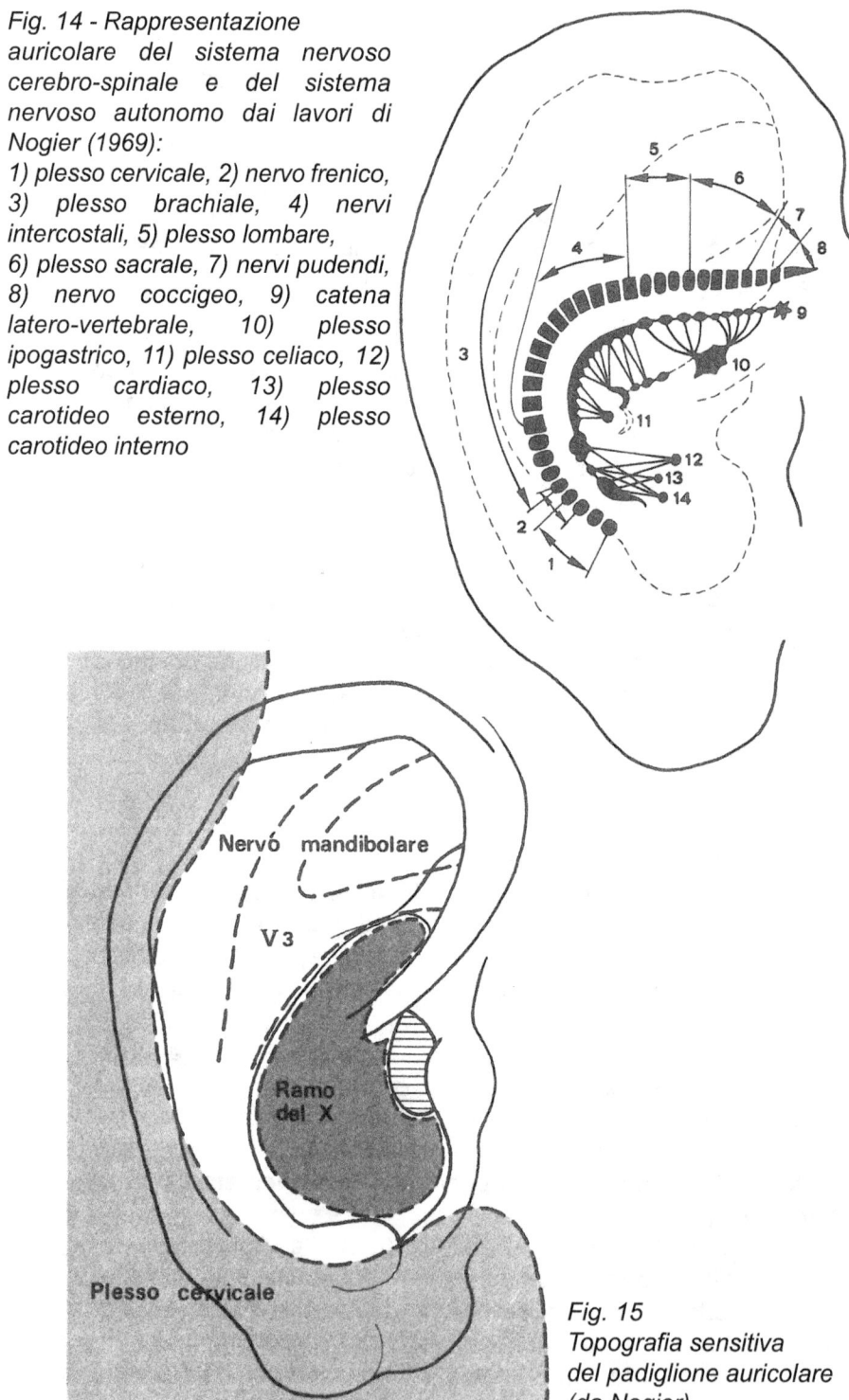

Fig. 14 - Rappresentazione auricolare del sistema nervoso cerebro-spinale e del sistema nervoso autonomo dai lavori di Nogier (1969):
1) plesso cervicale, 2) nervo frenico, 3) plesso brachiale, 4) nervi intercostali, 5) plesso lombare, 6) plesso sacrale, 7) nervi pudendi, 8) nervo coccigeo, 9) catena latero-vertebrale, 10) plesso ipogastrico, 11) plesso celiaco, 12) plesso cardiaco, 13) plesso carotideo esterno, 14) plesso carotideo interno

Fig. 15
Topografia sensitiva del padiglione auricolare (da Nogier).

46

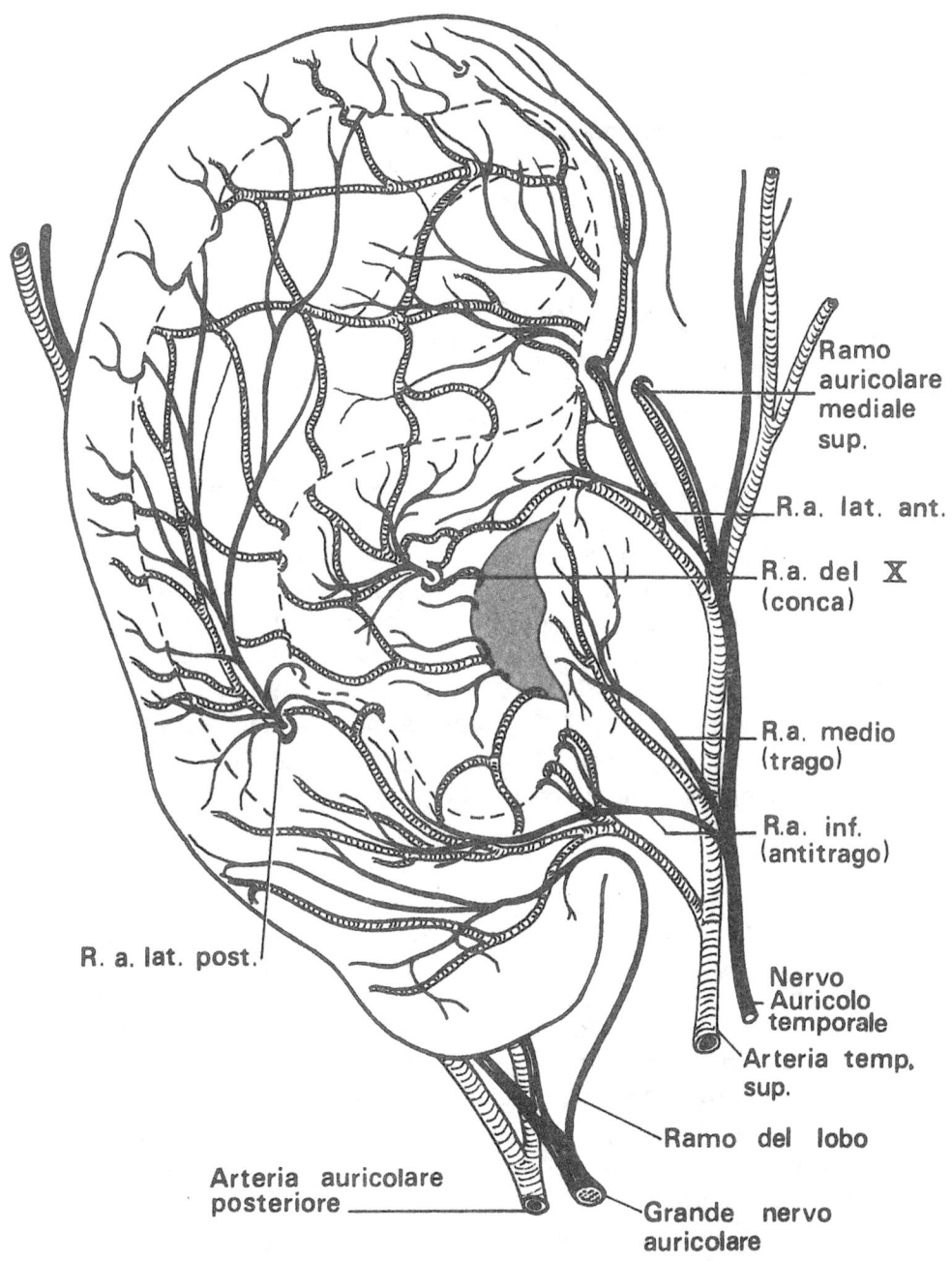

Ramo
auricolare
mediale
sup.

R.a. lat. ant.

R.a. del X
(conca)

R.a. medio
(trago)

R.a. inf.
(antitrago)

R. a. lat. post.

Nervo
Auricolo
temporale

Arteria temp.
sup.

Ramo del lobo

Arteria auricolare
posteriore

Grande nervo
auricolare

Fig. 16. — Vascolarizzazione ed innervazione della faccia laterale del padiglione
auricolare (da Bossy).

77

Nella riflesso-terapia cutanea, sono interessati soprattutto i centri della sensibilità nocicettiva e i centri motori viscerali. I centri primari somatici sono midollari. Ad essi bisogna aggiungere anche il complesso nucleare trigeminale che presenta una organizzazione degna di interesse.

1) Midollo spinale. — L'organizzazione del midollo spinale è ben conosciuta. Qui conviene ricordare due elementi che qualche volta vengono dimenticati:

a) gli interneuroni, che sembrano intervenire in tutti i tipi di riflessi, anche nei più elementari;

b) le fibre a destinazione spinale (termiche, dolorifiche essenzialmente) delle radici dorsali che, come ha dimostrato Cajal, non terminano in un solo segmento midollare, ma si biforcano in un ramo ascendente e in un ramo discendente inviando delle collaterali che possono raggiungere 5 o 6 segmenti sovrastanti e 3 o 4 segmenti sottostanti o anche più. Da tali premesse ne consegue che l'azione cutanea è raramente monosegmentaria.

Come anche Ingram (1960) ribadisce, bisogna insistere sull'organizzazione segmentaria, sia somatica che viscerale a tutti i livelli, ivi compreso i nervi cranici che mostrano un certo grado di integrazione locale.

2) Complesso nucleare del V. — Per inciso, si è colpiti dalla relazione esistente tra le tre branche del nervo trigemino e i procedimenti diagnostici e terapeutici utilizzati quali: V1 iridoscopia; V2 riflessoterapia endonasale; V3 auricoloterapia. Poichè è stato dimostrato che le fibre di queste tre branche sono disposte ventrodorsalmente nel tratto spinale del V (Kerr, 1963), si pone il problema di ricercare una organizzazione di questa struttura.

Nella fig. 17 è schematizzato l'insieme dei nuclei del V, tenendo conto dei lavori di Olszewski (1950) e di Torvick (1956) e la ripartizione delle fibre.

Il complesso nucleare che qui ci interessa è il nucleo del tratto spinale del V. Esso è diviso in tre porzioni:

a) il nucleo caudale, che ha la medesima struttura delle corna dorsali del midollo spinale. Presenta una organizzazione somatotopica;

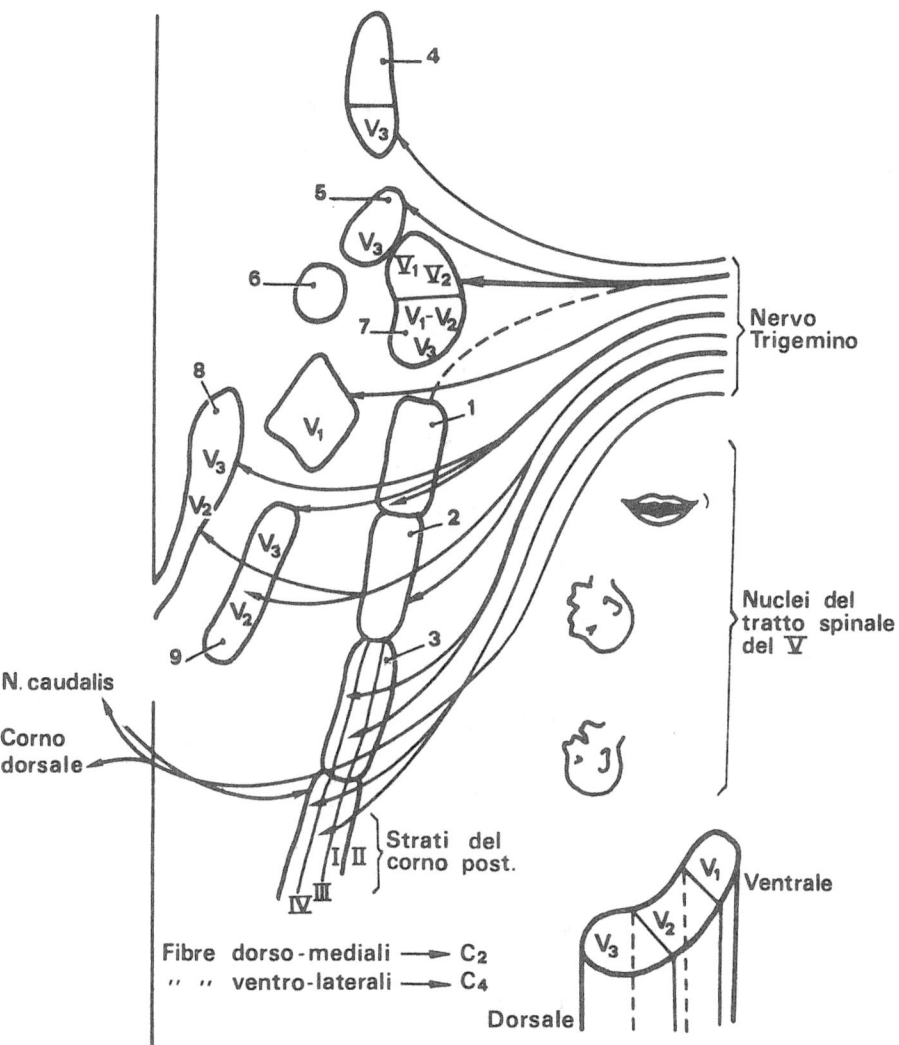

Fig. 17. — *Nuclei del n. trigemino e distribuzione delle fibre del V. Organizza-*
zione delle fibre nel tratto spinale del V: 1) n. orale (somatotopia), 2) n. inter-
polare, 3) n. caudalis, 4) n. mesencefalico del V; 5) n. sopratrigeminale,
6) n. motore del V; 7) n. sensitivo principale del V; 8) n. del fascio solitario,
9) formazione reticolare dorsale (da Bossy).

b) il nucleo interpolare, che non presenta organizzazione somatotopica e con connessioni essenzialmente cerebellari;

c) il nucleo orale che presenta al contrario un'organizzazione somatotopica (Drian e Smith, 1963).

Inoltre, fibre del V terminano nella formazione reticolare e nel
nucleo del fascio solitario.

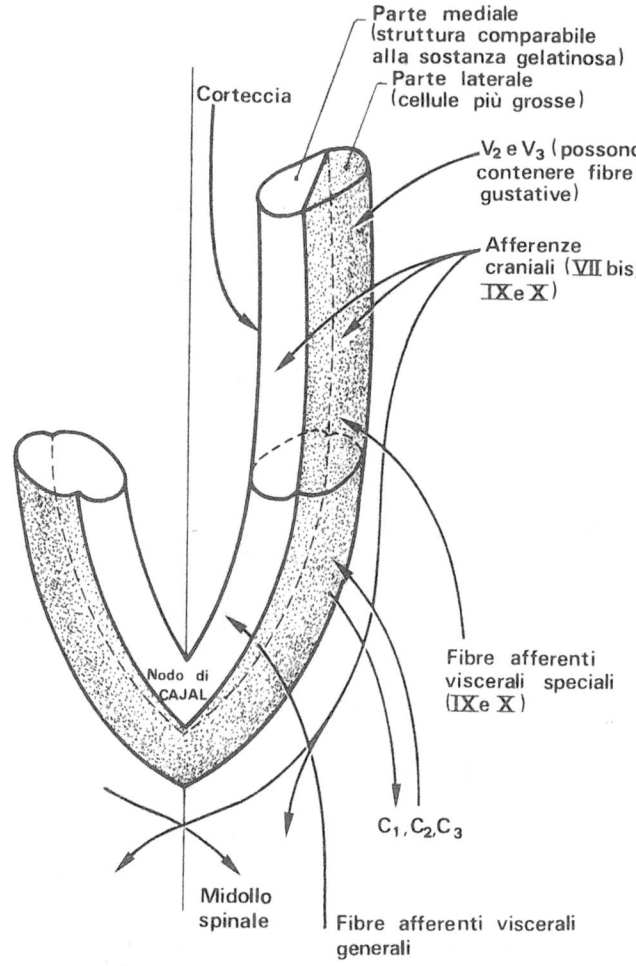

Fig. 18. — *Organizzazione ed afferenze del nucleo del fascio solitario (da Torvick).*

3) **Nucleo del fascio solitario.** — Questo nucleo è in connessione diretta con il V (Torwick, 1956), ma la sua importanza dipende dal fatto che è il punto di giunzione tra le sensibilità somatiche (V, VII bis, C1, C2, C3), la sensibilità viscerale specifica (IX e X) e viscerale generale (d'origine midollare). È un carrefour il cui ruolo nella riflessoterapia cutanea non dovrebbe essere dimenticato (fig. 18).

4) **"Gate control system" o primo filtro nocicettivo.** — Wall (1964) ha dimostrato che il II strato di Rexed controlla l'entrata degli stimoli probabilmente mediante modificazioni dei potenziali

di membrana delle terminazioni delle fibre afferenti sensitive. Wall e Sweet (1967) hanno rilevato che un dolore molto forte può essere soppresso o abolito per mezzo della stimolazione dei nervi periferici, con stimoli di intensità tale da mettere in gioco anche le grosse fibre periferiche. Il microscopio elettronico ha dimostrato l'esistenza di sinapsi di tipo inibitorio nella sostanza gelatinosa (II e III strato di Rexed).

Tutti questi dati e ricerche hanno permesso a Wall, Melzack e Casey (1965, 1966, 1967) di proporre una teoria del dolore: "gate control theory of pain" che è schematizzato nella fig. 19.

Le collaterali delle fibre di grosso calibro A-beta hanno una azione facilitatrice sugli interneuroni della sostanza gelatinosa e sulle cellule del nucleo proprio, origine del fascio spino-talamico.

Stabilito che gli interneuroni hanno un'azione inibitrice sul nucleo proprio, la stimolazione di una fibra A-beta non potrà generare impulsi nel fascio spino-talamico. Le piccole fibre A-delta e C hanno un'azione inibitrice sugli interneuroni e un'azione facilitatrice sulle cellule del nucleo proprio del corno dorsale.

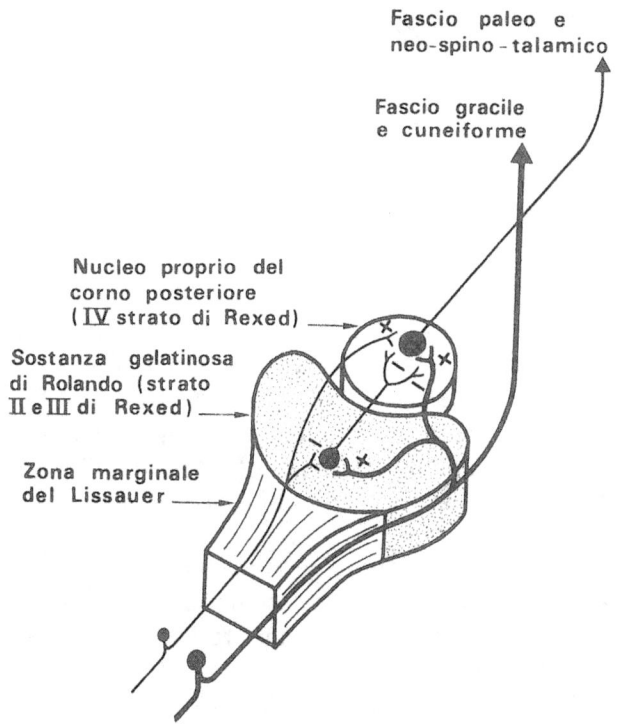

Fascio paleo e
neo-spino-talamico

Fascio gracile
e cuneiforme

Nucleo proprio del
corno posteriore
(IV strato di Rexed)

Sostanza gelatinosa
di Rolando (strato
II e III di Rexed)

Zona marginale
del Lissauer

Fig. 19. — Il filtro spinale secondo la « gate control theory of pain » di Melzack e Wall.

Quindi quando esse saranno stimolate la loro attività permanente di fondo inibirà l'interneurone,per cui si sopprime la loro influenza inibitrice sulle cellule del nucleo proprio e si permette così il passaggio degli impulsi nocicettivi nel fascio spino-talamico. La sostanza gelatinosa appare quindi come un filtro per gli impulsi nocicettivi i quali non possono passare fino a quando non abbiano rotto l'equilibrio facilitazione-inibizione degli interneuroni inibitori.

Tutto questo non è stato ancora del tutto dimostrato, ma ci sono degli argomenti a favore:

1) dati morfologici: presenza di sinapsi di tipo inibitorio;

2) dati di ordine biochimico: corredo enzimatico particolare;

3) dati fisiologici: inibizione del passaggio degli impulsi mediante stimolazione del II strato di Rexed (Wall, 1964).

Si può supporre che l'analgesia mediante agopuntura e l'auricoloterapia utilizzino questo primo blocco nocicettivo tramite la stimolazione regolata e controllata a livello plurisegmentario poichè la distribuzione delle fibre delle radici posteriori si attua su diversi segmenti midollari (fig. 19).

c) Organizzazione generale della sostanza nervosa e somatotopia

1) Organizzazione topica. — Secondo la legge di Kalher, le fibre si accostano le une alle altre da fuori in dentro, e man mano che penetrano nel midollo spinale dal basso in alto. Questa ripartizione delle fibre è stata studiata molto bene da Winkler (1918) nel cordone posteriore. Lo stesso principio si ritrova per gli altri fasci,come il fascio spino-talamico, ma in questo caso,dato l'incrociamento delle fibre, le fibre cervicali sono anteriori e le fibre sacrali posteriori.

Questa ripartizione delle fibre si ritrova nella sostanza grigia. L'organizzazione somatotopica può definirsi come la corrispondente fra le regioni del corpo, o meglio tra l'innervazione periferica e l'organizzazione dei centri nervosi.

La somatotopia si ritrova a tutti i livelli del sistema nervoso e probabilmente è un'organizzazione di grande importanza nell'esplicazione dei fenomeni riflessoterapici.

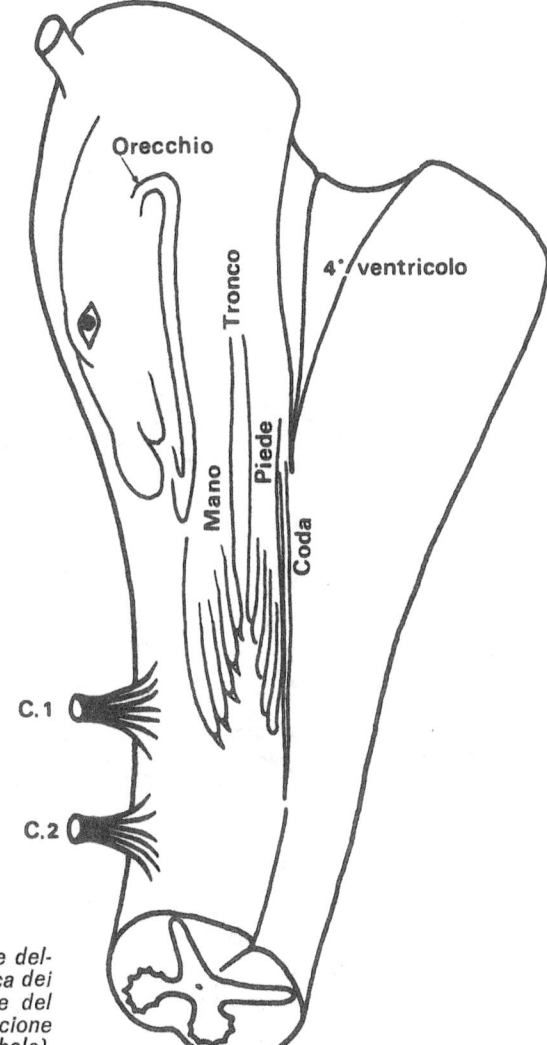

Fig. 20. — *Rappresentazione dell'organizzazione somatotopica dei nuclei gracile e cuneiforme del tratto spinale del V nel procione (da Johnson, Welker, Pubols).*

A livello del midollo spinale, dal basso in alto, essa si organizza progressivamente man mano che penetrano le radici dorsali.

Queste danno luogo così a quella caratteristica disposizione dei cordoni posteriori e dei fasci spino-talamici di cui abbiamo già parlato.

A livello del tronco cerebrale la somatotopia è stata ben studiata in diversi animali. Si cita qui la somatotopia dei nuclei gracile e cuneiforme nel procione (Johnson e coll. 1968) (fig. 20).

Essa è presente anche a livello del V (trigemino), di cui abbiamo già parlato e a livello della formazione reticolare.

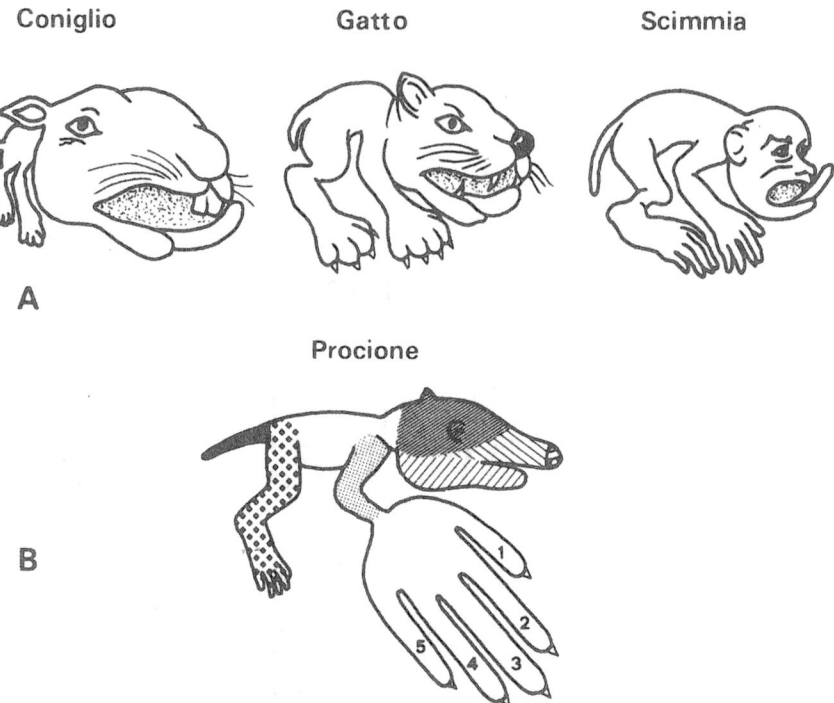

Coniglio   Gatto   Scimmia

A

Procione

B

Fig. 21. — Esempi di organizzazione somatotopica del talamo e di rappresentazioni relative alle diverse parti del corpo: a) da J. E. Rose e V. B. Mountcastle (1959); b) da W. I. Welker e J. I. Johnson (1965).

La somatotopia esiste anche nel talamo (Welker e Johnson, 1965) (Mountcastle e Hennmann, 1942) e nella corteccia cerebrale (Morgan, 1965) e cerebellare (fig. 21).

Si tratta quindi di un principio molto comune di organizzazione del sistema nervoso. Bisogna sottolineare la differenza di rappresentazione delle parti del corpo: le estremità distali degli arti (mano soprattutto) e la regione cefalica (peri-orale essenzialmente) sono sempre più largamente rappresentate rispetto al tronco e alle parti prossimali degli arti.

A fianco della somatotopia vi si ritrovano nel nevrasse: una viscerotopia, una tonotopia, una retinotopia, ecc.

L'organizzazione topica sembra essere una delle caratteristiche maggiori della struttura del nevrasse.

2) **Interneuroni - Fenomeni di inibizione e di attivazione.** — La nozione di neuroni è antica, solo da alcuni anni però si è constatato che hanno un ruolo importante: quello di attivare e di inibire.

Gli interneuroni sono molto numerosi e Das e Kreutzberg (1968) hanno messo a punto una buona tecnica di stima. Horridge nel 1968 e Brazier nel 1969 hanno dedicato un intero lavoro a questo soggetto. Per definizione un interneurone unisce due o più cellule nervose dando luogo ai differenti fenomeni di convergenza e divergenza degli impulsi nervosi. Esso può unire una collaterale di un assone col suo pericarion stabilendo così un circuito che interessa una sola cellula, permettendo l'inibizione quando questa cellula abbia lasciato passare una scarica di impulsi.

Kandel (1969) ha dimostrato che presso gli invertebrati uno stesso interneurone può essere attivatore o inibitore.

Il fenomeno di inibizione è legato al nome di Eccles come diceva Magoun (1963) nella discussione generale del simposio "Brain Mechanisms". Questa nozione ha dato molti frutti e in tutte le parti del sistema nervoso si trovano fenomeni di inibizione molto sovente spiegati con la presenza di interneuroni. Cosi, Konorski (1967), rifacendosi all'esperienza di Mountcastle e Powel (1959), dimostra come si possono spiegare i fenomeni d'inibizione nella corteccia sensitiva e nella corteccia motoria per mezzo degli interneuroni.

Per rimanere nel campo ristretto della nostra trattazione bisogna sottolineare che, come nella formazione reticolare attivatrice ed inibitrice di cui si è già parlato nel paragrafo precedente, fenomeni di attivazione e di inibizione si ritrovano dappertutto nel sistema nervoso centrale, grazie alla presenza degli interneuroni.

d) Formazione reticolare

La formazione reticolare è formata da cellule e fibre, incolonnate lungo tutta l'altezza del nevrasse. La parte meglio conosciuta di questa struttura si trova nel tronco cerebrale e sembra che sia anche la più interessante dal punto di vista delle riflesso-terapie.

La fig. 22 schematizza i differenti nuclei che sono stati individuati morfologicamente e condensa quelli che ci interessano più direttamente.

La regione para-mediana e il nucleo reticolare laterale del bulbo, connessi con il cervelletto non sembrano intervenire direttamente nelle riflesso-terapie. Al contrario, la regione recettrice, associativa, dorso-laterale, la regione inibitrice e la regione facilitatrice (contenente il nucleo gigantocellulare) sono certamente delle regioni essenziali per comprendere il meccanismo di queste forme di terapia.

85

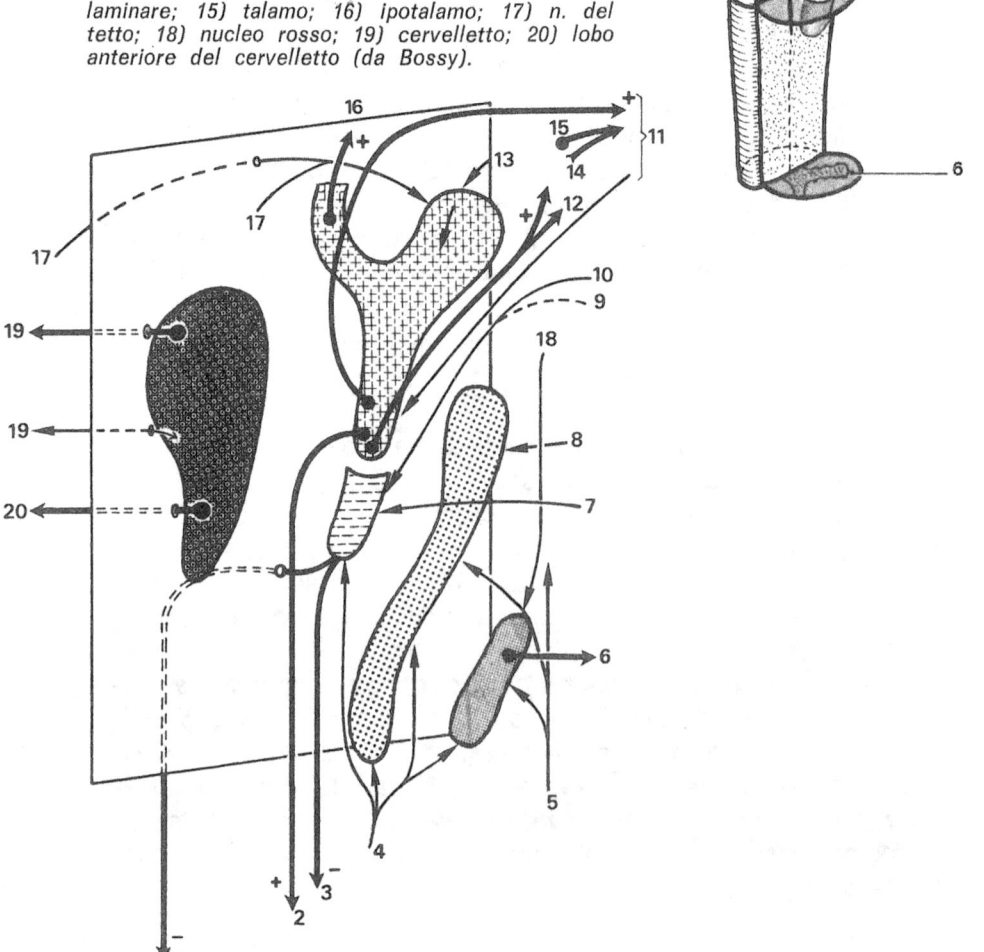

Fig. 22. — Principali regioni della formazione reticolare maggiormente interessate nelle riflesso-
terapie: 1) regione paramediana; 2) regione facilitatrice; 3) regione recettrice ed associativa; 4) regione inibitrice; 5) nucleo reticolo-laterale del bulbo;
6) formazione reticolare spinale (da Bossy).

Fig. 23. — Principali connessioni della formazione
reticolare del tronco cerebrale: 1) f. reticolospinale incrociato (—); 2) f. reticolospinale diretto
(+); 3) f. reticolospinale diretto (—); 4) f. spino-
reticolare; 5) f. spino-talamico; 6) emisfero cerebellare e lobo flocculo-nodulare; 7) lobo anteriore
del cervelletto; 8) vie acustiche, n. sensitivo dorsale del 10°, n. vestibolare, n. del fascio solitario,
n. del tronco spinale del V; 9) corpi striati;
10) aree corticali soppressive; 11) corteccia;
12) centro mediano; 13) n. reticolare; 14) n. intra-
laminare; 15) talamo; 16) ipotalamo; 17) n. del
tetto; 18) nucleo rosso; 19) cervelletto; 20) lobo
anteriore del cervelletto (da Bossy).

Nel terzo grafico concernente questa formazione (fig. 23) abbiamo messo in ordine le principali connessioni. Si vuole insistere qui sul fatto che, grazie all'organizzazione delle fibre spino-talamiche e spino-reticolari, la regione recettrice presenta una organizzazione somatotopica paragonabile a quella che Brodal (1949) ha descritto nel nucleo reticolare laterale del bulbo.

Di fronte a questa zona è situato il nucleo del tratto spinale del V. Il nervo trigemino invia delle fibre dirette a questa parte della formazione reticolare, ma è anche in connessione con essa tramite gli interneuroni posti tra il nucleo del tratto spinale del V. e la formazione reticolare recettrice.

In più la formazione reticolare risponde molto bene sia alle eccitazioni provenienti dalla periferia sia a quelle che provengono dalla corteccia (di origine corticali) (Hernandez-Peon e Hagbarth, 1955).

D'altronde si è dimostrato che esiste un insieme di risposte della formazione reticolare e dei nuclei vestibolari determinati dalla stimolazione del nervo sciatico. (Feldman e coll. 1961).

La stimolazione della formazione reticolare provoca diverse risposte viscerali:

- respiratorie (Woldring e Dirken, 1951) (Oberholzer e Tofani, 1960);
- vascolari (Uvnas, 1960);
- vescicolari (Kuru, 1965) (Ruch, 1960);
- digestive (Eliasson, 1960).

La formazione reticolare si proietta praticamente su tutti i centri nervosi e specialmente sulla corteccia cerebrale provocando le reazioni di veglia e di sonno (Magoun, 1958).

Mediante l'intermediazione della formazione reticolare la corteccia agisce sui centri viscerali (French, 1960).

La formazione reticolare del tronco cerebrale sembra giocare un ruolo essenziale in tutti i tipi di analgesia mediante la regolazione dell'attività dei centri sopra e sottostanti ad essa, cioè modulando l'attività dei filtri primari da una parte, del centro integratore talamico e della corteccia cerebrale dall'altra.

Essa si comporta come un centro autonomo ed involontario di integrazione dei differenti tipi di sensibilità, un filtro ed un centro di regolazione attivante o inibente tutti i centri nevrassiali.

Con Pompéiano (1973) si può schematizzare la sua organizzazione e il suo funzionamento:

a) essa è sede di processi rapidi dell'ordine del millisecondo di tipo nervoso, e di processi lenti (1/10 di sec. fino ad 1 sec.) di natura neuroumorale;

b) le unità reticolari che la compongono presentano dei potenziali d'azione il cui ritmo varia da 20 fino a 150 c/s. Gli stimolatori per l'analgesia agopunturale hanno una gamma da 1 a 100 Hz. e le correnti antalgiche in elettroagoterapia vanno da 30 a 500 Hz. Queste unità sono molto ridotte o molto estese: possono essere attivatrici o inibitrici. La maggior parte sono attivate dalle stimolazioni manuali o elettriche;

c) la formazione reticolare è la sede dei fenomeni di convergenza eterotopica e eterosensoriale;

d) secondo Amassian e Pompéiano, non esisterebbe una somatotopia nella formazione reticolare. (Ciò può concordare con a) e c) ma non quadra con nozione di piccola unità reticolare b) e con le proiezioni del sistema spino-talamico e spino-reticolare che sembrano conservare una somatotopia almeno parziale;

e) si osserva una attenuazione delle risposte in seguito a stimolazioni sensoriali ripetitive.

L'organizzazione anatomica della formazione reticolare del tronco cerebrale è stata schematizzata in altri posti (Olszewski e Baxter, 1954; Bossy, 1971).

A fianco delle divisioni nucleari e funzionali ci sembra qui più interessante schematizzare le sue efferenze e le sue afferenze.

Le afferenze comprendono:

— afferenze spinali nocicettive: fibre A-beta, A-delta e C (o fibre dei gruppi II, III, IV di Lloyd) che fanno relais negli strati II, III e V di Rexed per entrare a far parte dei fasci spinotalamici e spino-reticolari che terminano inviando collaterali o nella porzione reticolare;

— afferenze equivalenti del nucleo del tratto spinale del V, le cui terminazioni sono principalmente pontine;

— afferenze discendenti, provenienti dalla corteccia cerebrale o direttamente o dopo relais diencefalico, e delle afferenze sensoriali;

— collaterali delle fibre lemniscali delle sensibilità epicritiche.

Le efferenze sono anche esse discendenti o ascendenti:

— partendo dalle regioni pontine e midollari, delle fibre si dirigono verso gli strati V (nella quale è situata la F.R. spinale che invia messaggi alla sostanza gelatinosa), VII e VIII di Rexed o raggiungono il nucleo del tratto spinale del V e il nucleo del tratto solitario;

— inoltre i tre piani della formazione reticolare del tronco cerebrale inviano afferenze ascendenti verso i nuclei non specifici del talamo, il subtalamo, l'ipotalamo, i corpi striati e la corteccia cerebrale.

Da questi dati si deduce che la formazione reticolare appare come un carrefour che riceve tutti i tipi di impulsi sensoriali e che modula la loro ricezione in tutti i livelli del nevrasse mediante le sue vie efferenti.

La formazione reticolare del tronco cerebrale appare come la regione ideale che permette di collegare tra di loro le differenti zone di origine delle riflesso-terapie: V2, V3 e i nervi spinali e permette l'azione che ne risulta: attivazione o inibizione delle funzioni viscerali e somatiche.

e) Organizzazione talamo-corticale

Il livello talamo-corticale è certamente tra i più importanti delle vie e centri del dolore, anch'esso sembra poter intervenire nelle analgesie e nelle riflesso-terapie.

Livello talamico

Il talamo per le funzioni sensoriali e integratrici partecipa alla percezione del dolore; si può considerarlo come un filtro generale delle sensibilità *).

Man e Chan (1972) lo considerano come un secondo sistema di controllo paragonabile a quello descritto da Melzack e Casey nei centri primari.

Si distinguono nel talamo 5 gruppi nucleari:

— gruppo anteriore: essenzialmente olfattivo, non interessante alla nostra trattazione;

— gruppo ventrale: riceve tutte le afferenze specifiche lemniscali e il cui funzionamento non sarebbe modificato dall'analgesia agopunturale;

— gruppo mediale: riceverebbe una parte delle afferenze paleo-spino-talamiche; è in legami stretti con i centri autonomi ipotalamici;

— gruppo dorsale: integratore, esso gioca un ruolo diretto e indiretto;

— formazione reticolare: nel senso più vasto del termine,

---

*) **Nota dell'autore:** Vedi esperienze di Chang Hsiang Tung (pag. 87).

comprende il nucleo centrale (o centro mediano) il cui ruolo appare essenziale nei processi di analgesia e di anestesia.

Le connessioni talamiche permettono di comprendere il ruolo dei differenti gruppi nucleari che noi abbiamo enumerato (fig. 24).

Le fibre della via lemniscale e del fascio neo-spino-talamico terminano nel gruppo ventrale, quelle del fascio paleo-spino-

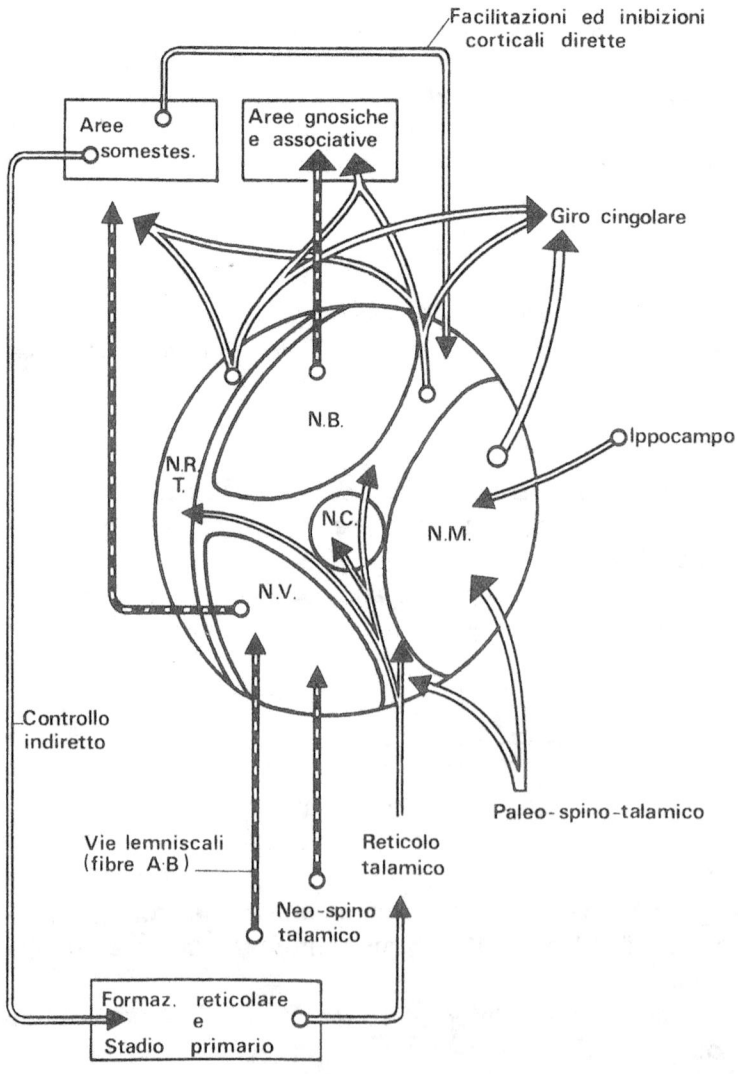

Fig. 24. — *Principali connessioni del talamo: N.D. = nucleo dorsale; N.M. = nucleo mediale; N.C. = nucleo centrale; N.V. = nucleo ventrale; N.R.T. = nucleo reticolare talamico (da Bossy).*

talamico nel gruppo mediale e nella formazione reticolare dove finiscono anche le fibre reticolo-talamiche.

Il gruppo ventrale invia fibre verso le aree somestesiche corticali, il gruppo dorsale verso le aree gnosiche e associative, il gruppo mediale verso la circonvoluzione limbica (giro cingolare e giro paraippocampico), la formazione reticolare ha una proiezione corticale diffusa.

Sembra che il gruppo mediale e la formazione reticolare talamica intervengano nei fenomeni della percezione dei dolori. Tutte e due hanno un controllo retroattivo (feed-back). L'ippocampo inibirebbe il gruppo mediale; la corteccia somestesica agirebbe direttamente o indirettamente sulla formazione reticolare talamica (Albe-Fessard e Besson, 1973).

Bossy ritiene che le retroazioni inibitrici sono più importanti del controllo locale (Man e Chan, 1972). In ogni caso se questo controllo intra-talamico esiste, non dovrebbe essere situato nel nucleo ventrale posteriore, come ritengono questi ultimi, poiché le sensazioni tattili non sono abolite, tuttavia forse è in questa sede che si verificherebbe il fenomeno di convergenza, spiegando così il fatto che nei dolori dovuti ad una deafferentazione la stimolazione delle radici dorsali o del sistema cordonale posteriore (fibre A) sopprimerebbe la sensazione dolorosa (Wall e Sweet, 1967; Shealey e coll., 1970).

Corteccia cerebrale

A livello della corteccia cerebrale avviene la presa di coscienza del dolore. Essa agisce anche sui centri sottostanti, come vedremo e in particolare sui differenti livelli della formazione reticolare.

Le principali caratteristiche dell'organizzazione e della struttura della corteccia cerebrale che possono interessarci nei processi d'analgesia sono i seguenti: (Werner e Whistel, 1973):

a) esistono zone di contatto (recouvrement) per le proiezioni corticali dei territori cutanei, e tra le proiezioni cutanee e viscerali:

b) le aree somestesiche sono multiple. Oltre le classiche aree somestesiche I e II si è dimostrato che gli impulsi nocicettivi possono proiettarsi su altre regioni corticali (nel gatto per es., sulla corteccia orbitaria che è teoricamente viscerale). Anche qui sembra che esista dunque una connessione somestesica e viscerale;

91

c) i potenziali evocati sono modulati per mezzo dei sistemi non specifici soprattutto talamici ma esistono anche delle proiezioni reticolari extratalamiche;

d) la corteccia può inibire o attivare differenti nuclei talamici, e la formazione reticolare mesencefalica;

e) esiste una organizzazione speciale dell'area somestesica I. L'area III corrisponde alla proiezione dei tessuti di origine ectodermica; l'area II riceve gli impulsi emessi dai derivati mesodermici (muscoli, tendini, connettivo). Le proiezioni viscerali ricoprono le proiezioni somestesiche (infatti le proiezioni corticali appaiono come una rappresentazione segmentaria dei centri primari, piuttosto che come rappresentazione di organi e regioni del corpo);

f) la stimolazione di nervi splancnici ha permesso di dimostrare l'esistenza di proiezioni corticali. Infatti questa stimolazione determina l'apparizione di impulsi nella zona V di Rexed, il nucleo ventràle posteriore del talamo e le aree somestesiche I e II;

g) si è dimostrato l'esistenza di fenomeni di convergenza e di inibizione reciproca tra le fibre A-gamma e A-delta cutanee e viscerali.

f) Organizzazione generale del sistema nervoso: i differenti livelli riflessi

Come inquadrare in un discorso coerente tutte le nozioni che abbiamo fin qui elencato?

A partire da un punto cutaneo doloroso una riflesso-terapia può agire (fig. 25):

1) su un piano locale dove esistono un certo grado di integrazione viscerale (Imgram, 1960) ed il *"gate control system"* di *Melzack* per i fenomeni dolorosi;

2) *a livello della formazione reticolare* del tronco cerebrale, l'auricoloterapia agisce verosimilmente sempre attraverso questo livello. Bisogna insistere tuttavia anche sulle correlazioni esistenti tra la formazione reticolare ed i nuclei viscero-motori;

3) *a livello diencefalico:* a tale livello agirebbe sull'ipotalamo e potrebbe abbandonare la via nervosa per seguire il circuito endocrino;

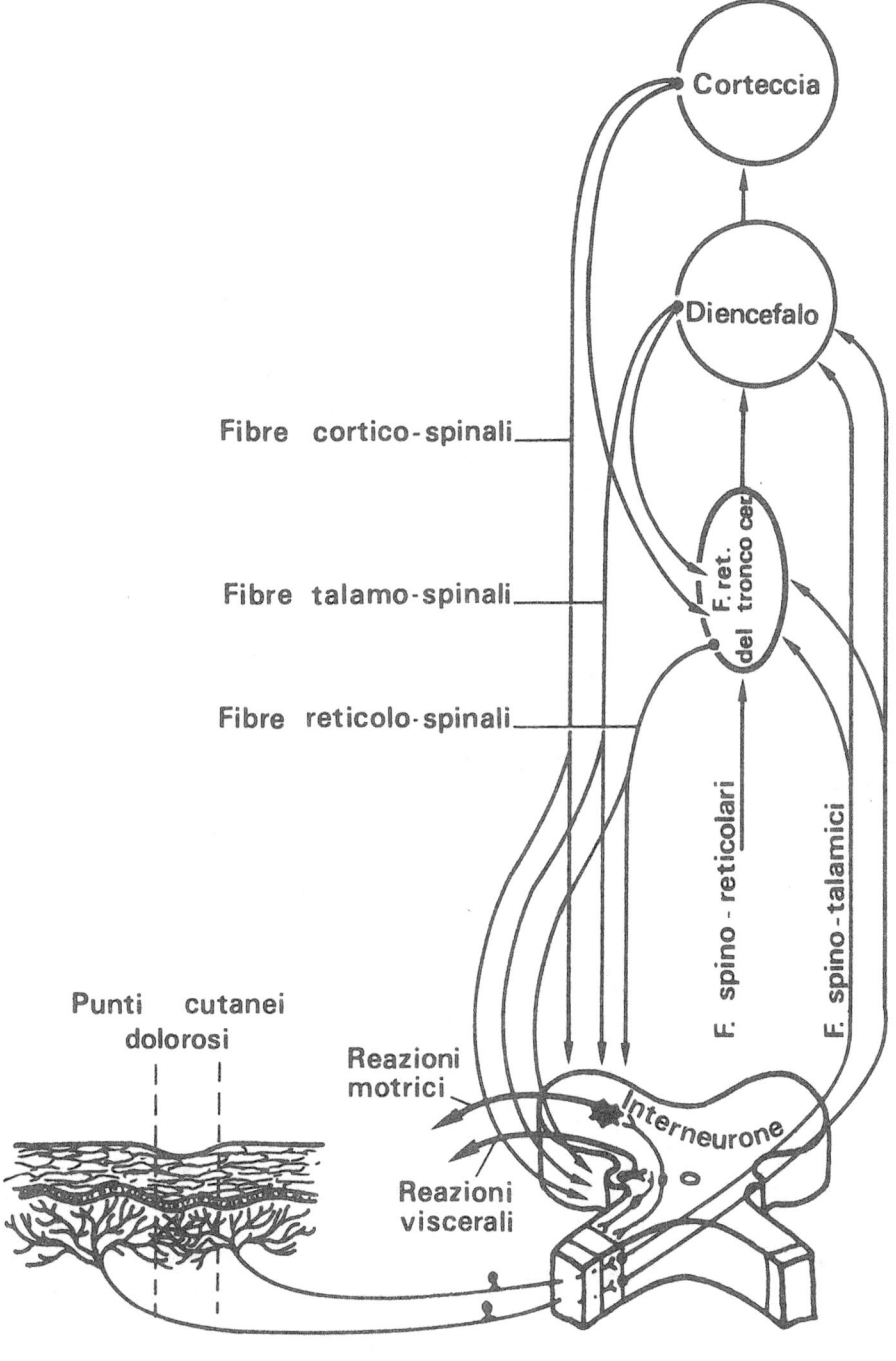

Fig. 25. — *Livelli del sistema nervoso centrale dove possono essere localizzati i circuiti utilizzati nelle riflesso-terapie (da Bossy).*

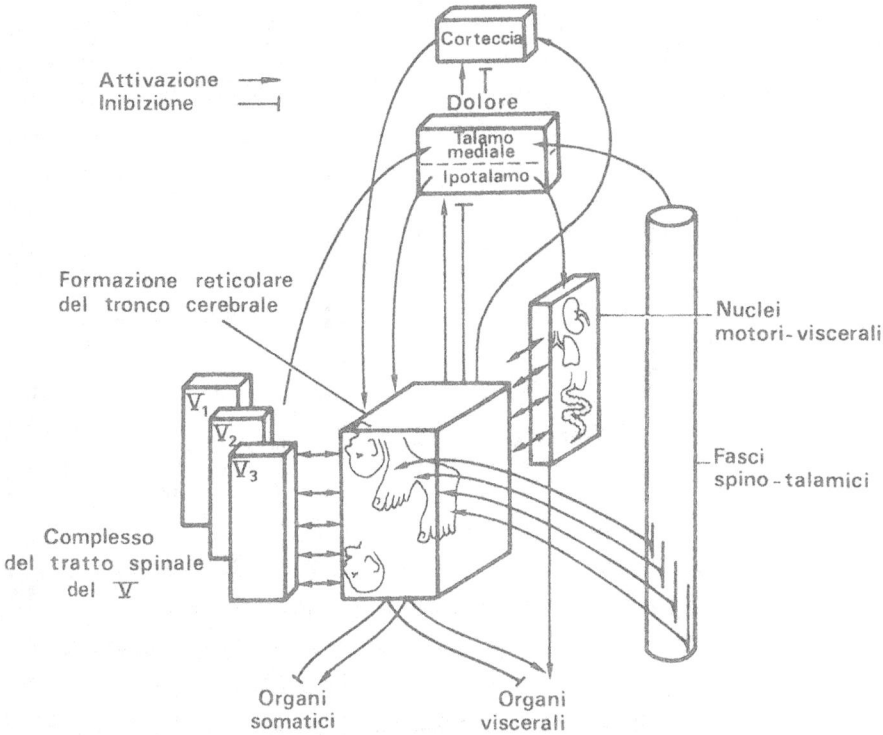

Fig. 26. — *Relazioni tra formazione reticolare bulbo-pontina ed i centri adiacenti (da Bossy).*

4) *a livello corticale:* è probabile che in questo quarto livello le vie afferenti ed efferenti passino per la formazione reticolare.
In conclusione rimane la convinzione che il carrefour più importante per tutte le riflesso-terapie cutanee è il tronco cerebrale e particolarmente la formazione reticolare (fig. 26).

Il substrato morfologico
dell'analgesia per Agopuntura

Punti di agopuntura utilizzati in analgesia

I punti di agopuntura più frequentemente utilizzati a scopo anal-gesico, considerando statisticamente un gran numero di interventi chirurgici,sono situati in modo particolare in alcune regioni dell'or-ganismo: arti superiori ed inferiori, testa, collo (fig. 27).

A questi si aggiungono in certi interventi chirurgici, due punti posti all'estremità del campo operatorio.

In uno schema dei dermatomeri corrispondenti a questi punti, si è colpiti dal fatto che esistono due regioni quasi sempre utilizzate corrispondenti ai segmenti C 7 e S 1, ai quali si possono aggiungere un terzo: C2-C3-C4. Questi indubbiamente sono i segmenti spinali di predilezione dell'analgesia per agopuntura (zone privilegiate) (fig. 28).

Se si paragona la ripartizione dei dermatomeri con quella dei punti ci si rende conto che le zone privilegiate inquadrano i princi-pali centri viscerali intramidollari (fig. 29).

Sembra logico ammettere che si agisce su di un centro intrane-vrassiale a partire dalla periferia.

Per un determinato segmento, questo è stato provato, la stimo-lazione di un nervo splancnico determina attività corticale; la sti-molazione della pelle del dermatomero corrispondente cancella o fa diminuire questa attività elettroencefalografica.

Per i fatti sopraesposti la stimolazione periferica deve essere considerata senza dubbio come il punto di partenza di un mecca-nismo intranevrassiale.

Modalità di ricezione e trasmissione dello stimolo agopunturale

Secondo le vedute odierne non si ammette più l'esistenza di re-cettori specifici per il dolore.

Si è visto che le terminazioni libere sono maggiormente respon-sabili degli impulsi nocicettivi,ma che nello stesso tempo hanno la capacità di trasmettere anche altri tipi di impulsi.

Inoltre gli stessi recettori specializzati,sottoposti a stimoli forti e lunghi, possono anch'essi generare impulsi di tipo nocicettivo.

Non sembra dunque che, per quanto riguarda i punti di agopun-tura, esistano dei recettori particolari che siano specializzati per la trasmissione degli stimoli di origine agopunturale.

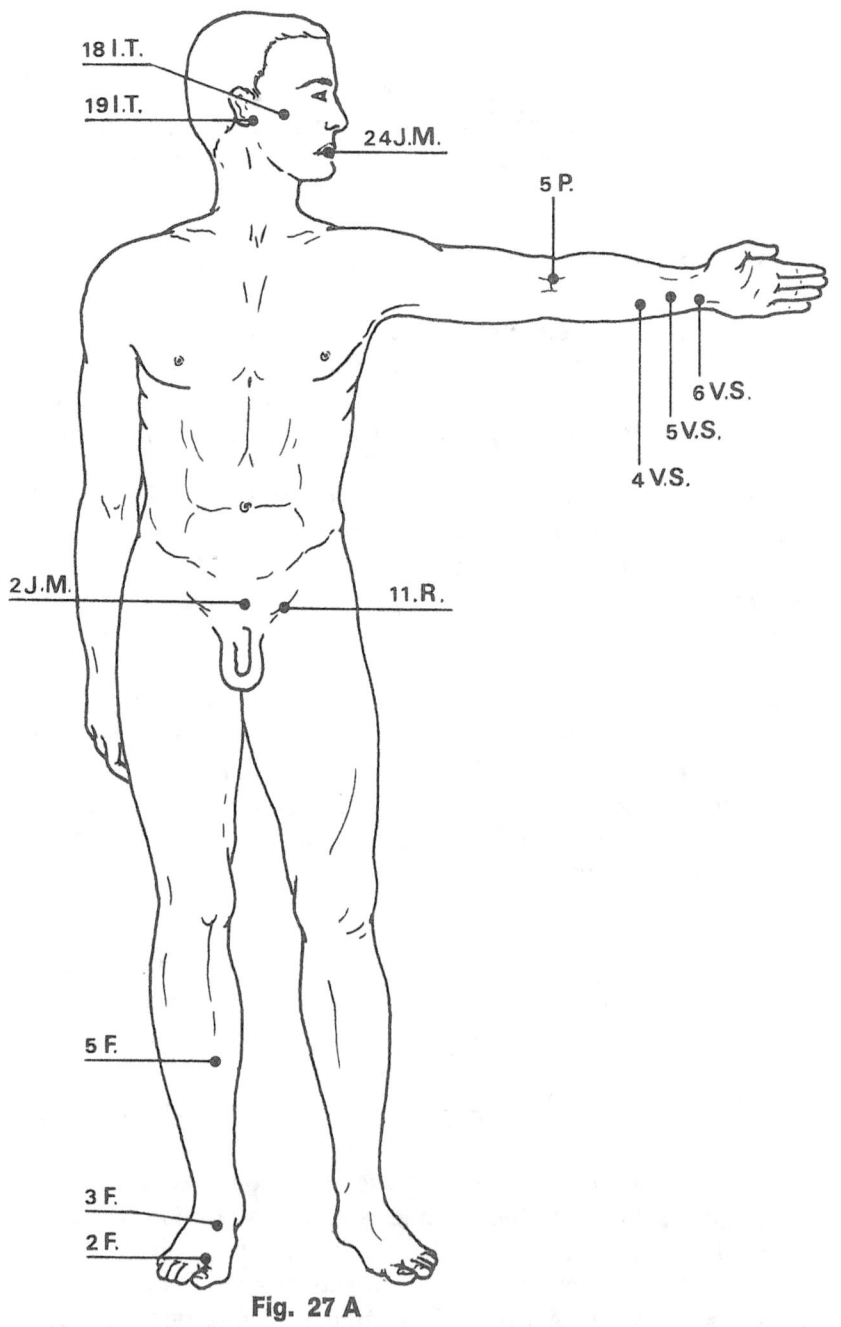

Fig. 27 A

Fig. 27 A-B-C. — Localizzazione dei punti utilizzati in analgesia per agopuntura (da Bossy).

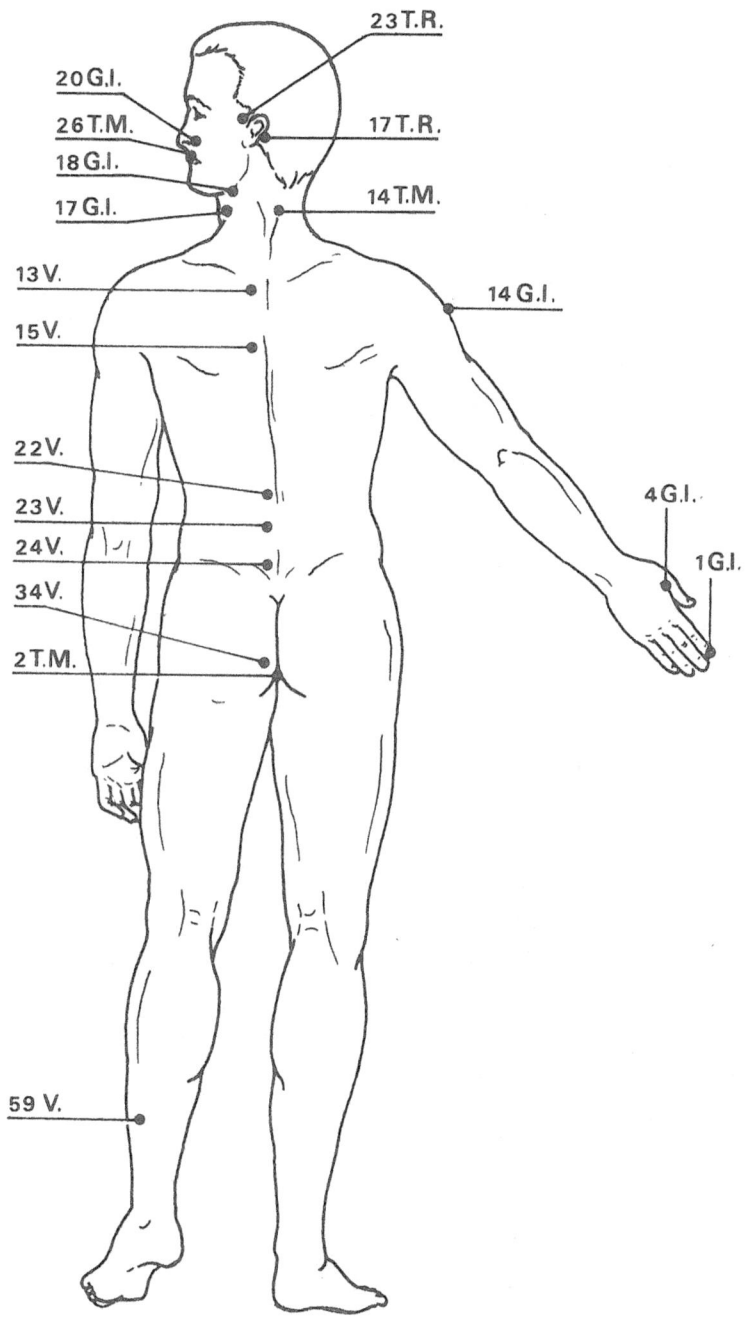

20 G.I.
26 T.M.
18 G.I.
17 G.I.
13 V.
15 V.
22 V.
23 V.
24 V.
34 V.
2 T.M.
59 V.

23 T.R.
17 T.R.
14 T.M.
14 G.I.
4 G.I.
1 G.I.

Fig. 27 B

99

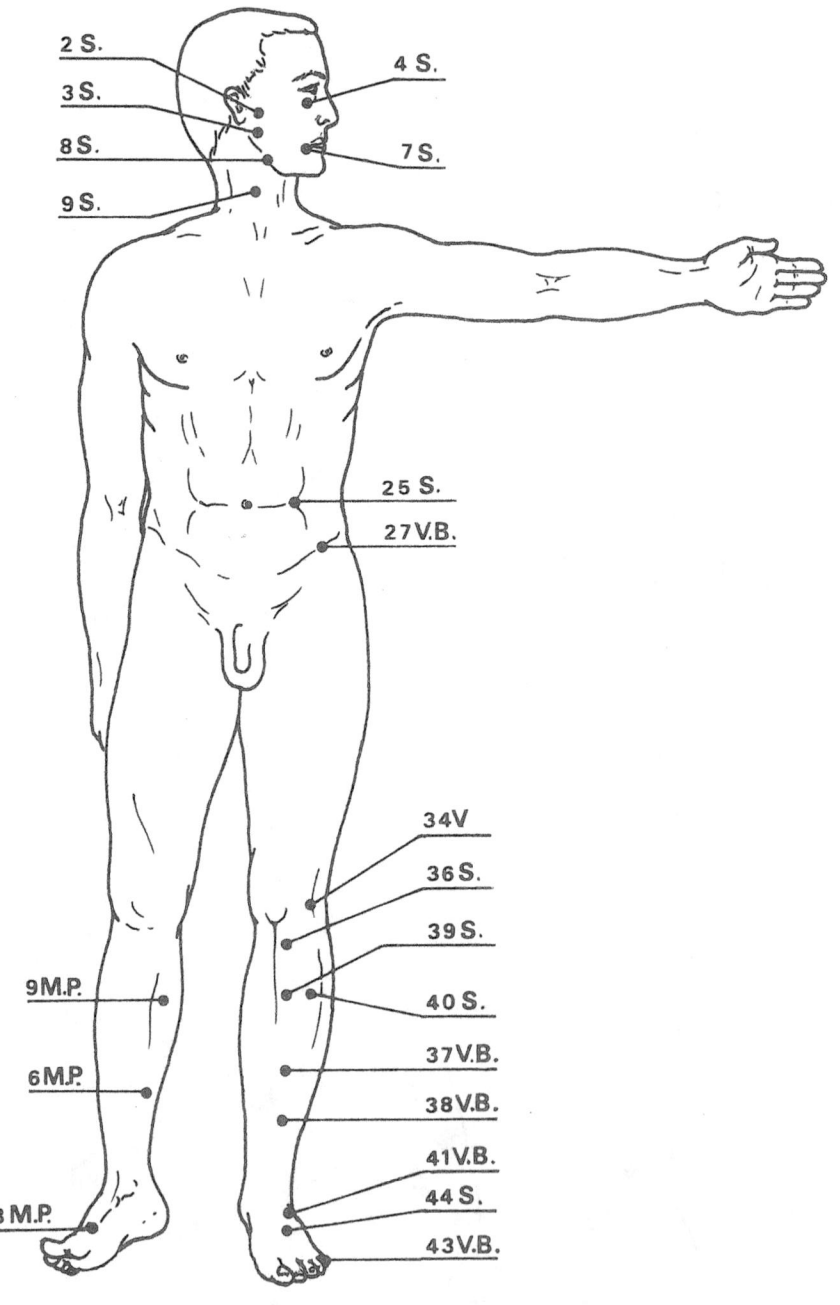

2 S.

3 S.

8 S.

9 S.

4 S.

7 S.

25 S.

27 V.B.

34 V

36 S.

39 S.

40 S.

9 M.P.

37 V.B.

6 M.P.

38 V.B.

41 V.B.

44 S.

3 M.P.

43 V.B.

Fig. 27 C

100

	FACCIA	NUCA	DENTE	COLLO	ARTO SUPERIORE	LIVELLO SOPRA-OMBELICALE	LIVELLO SOTTO-OMBELICALE		PECHINO	
V 2	▨		▨							5 S. - 20 G.I. - 18 G.I. - 26 T.M.
V 3	▨		▨							23 T.R. - 24 J.M. - 19 G.I. - 2,7 S.
C 2	▨		▨							23 T.R. - 3,8 S.
C 3		▨		▨		▨			▨	17 T.R. - 17,18 G.I.- 9 S.- 22 J.M.- 14 T.M.
C 4					▨	▨				14 G.I. - 22 J.M.
C 5										
C 6		▨								
C 7	▨	▨	▨	▨	▨				▨	6 V.S. - 1,4 G.I.
C 8										
T 1	▨						▨		▨	4,5 V.S.
T 2										
T 3										
T 4						▨				13 V.
T 5										
T 6										
T 7						▨				15 V.
T 8										
T 9										
T 10							▨			25 S.
T 11										
T 12							▨			27 V.B.- 2 J.M.
L 1							▨			11 R. - 22 V.
L 2							▨			23 V.
L 3							▨			24 V. - 9 M.P.
L 4						▨				6 M.P.- 5 F.
L 5	▨		▨	▨		▨				3 M.P. - 3 F.
S 1	▨		▨		▨	▨	▨		▨	34,59 V. - 41,43 V.B. - 36,39,44 S. - 2 F.
S 2	▨		▨			▨	▨		▨	37,38 V.B.- 40 S.
S 4							▨			34 V.
S 5							▨			2 T.M.

Fig. 28. — Divisione dei punti in funzione dei dermatomi (da Bossy).

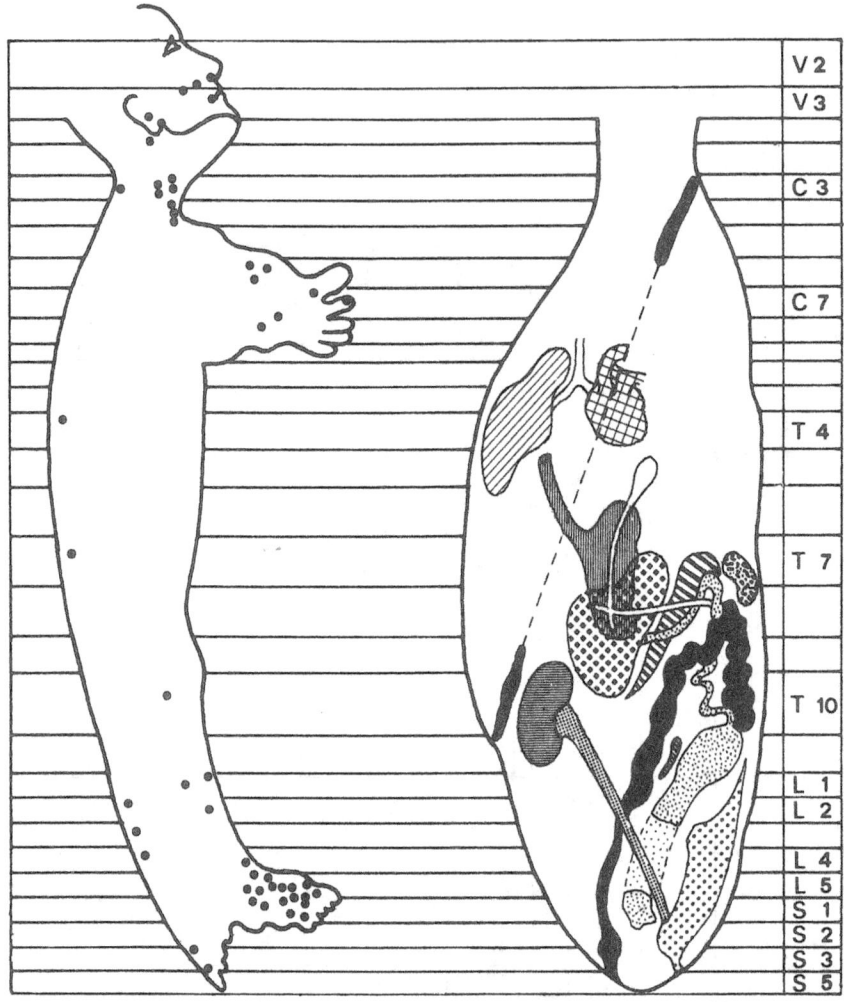

Fig. 29. — *Ripartizione dei punti in funzione della topografia dei centri segmentari sensitivi e viscerali (da Bossy).*

Dalla Fisiologia sappiamo che gli stimoli generati dai recettori periferici vengono trasmessi mediante fibre di calibro differente:

1) fibre di tipo C (gruppo IV secondo Lloyd). Sono fibre a-mieliniche, piccole, del diametro di circa un micron con velocità di conduzione lenta;

2) fibre di tipo A e B (gruppi I, II, III, secondo Lloyd). Sono fibre di tipo mielinico, di diametro variabile da due a venti micron, la cui velocità di conduzione è proporzionale al calibro.

Le fibre C ed il sottotipo A-delta trasmettono preferibilmente gli stimoli di tipo nocicettivo, ma come abbiamo già detto, non sono le uniche.

Mediante blocco anestetico selettivo si può interrompere l'impulso nervoso dei differenti tipi di fibre, si dimostra così che la stimolazione delle fibre C determina dolore di tipo protopatico (senza precisione topografica), al contrario delle fibre di tipo A-delta che trasmettono impulsi nocicettivi con precisa localizzazione topografica permettendo di localizzare il dolore cutaneo.

La precisione topografica, veramente notevole, del punto di agopuntura si presta all'interpretazione che le modalità di trasmissione siano simili a quelle delle fibre di tipo A-delta, non escludendo tuttavia una compartecipazione di altre fibre, in particolare delle C.

Ovviamente data la differenza di velocità di conduzione degli stimoli dipendenti dalla mielinizzazione e dal calibro, le sensazioni dolorose (stimoli nocicettivi) giungono in ritardo ai centri primari midollari ed istmici rispetto agli altri tipi di stimolo.

I centri sensitivi primari

Le fibre radicolari posteriori pervengono al midollo spinale e quivi, in parte, formano la via cordonale posteriore, in parte, mediante sinapsi, raggiungono i diversi centri sensitivi primari (fig. 30).

Le fibre di tipo A-delta e C pervengono quasi totalmente alla sostanza gelatinosa di Rolando, che si può considerare come un ammasso di interneuroni orientati sia in senso trasversale che in senso longitudinale.

Dopo un percorso polisinaptico lo stimolo raggiunge il nucleo delle corna posteriori (IV strato di Rexed) che è il punto di partenza dei fasci spinotalamici.

Come è stato dimostrato per le vie uditive, la trasmissione dello stimolo nervoso mediante le fibre lunghe (vie cordonali posteriori ed anche antero-laterali) si rivela sotto forma di un segnale corrispondente ad uno "spike" (punta), mentre per le cellule nervose a prolungamenti corti sembra che gli stimoli producano modificazioni di "campi elettrici".

Si deduce quindi che la trasmissione degli impulsi nocicettivi deve passare attraverso l'intermediazione di un sistema particolare ("campi elettrici") prima di far scattare i segnali rapidi simili a quelli delle vie della sensibilità epicritica.

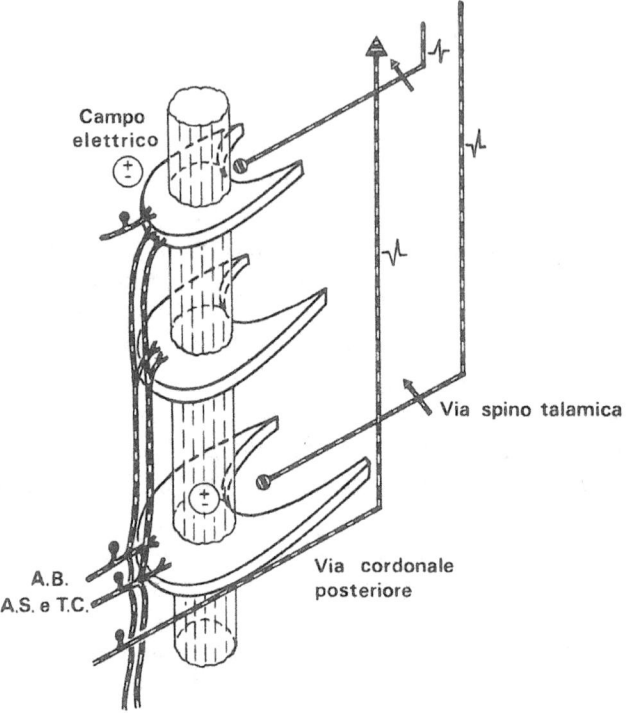

Fig. 30. — *Entrata intra-neurassiale delle fibre radicolari dorsali e organizzazione della sostanza gelatinosa (da Bossy).*

Fig. 31. — *Origine e composizione della via spino-talamica (da Bossy).*

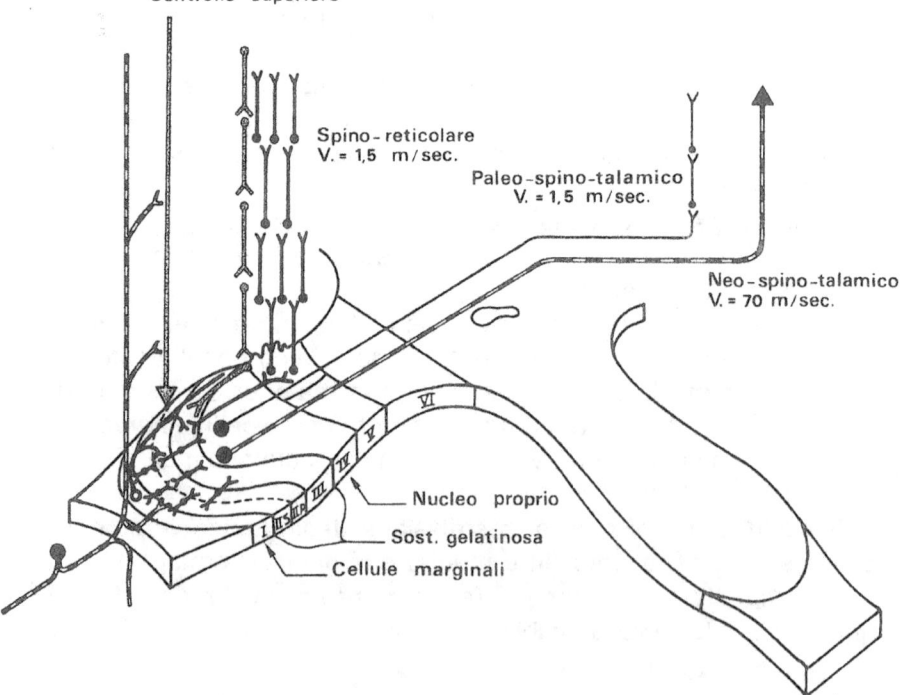

Bisogna insistere sui dati ormai acquisiti che le fibre radicolari posteriori non terminano su un solo segmento midollare ma che, arrivando nella zona marginale di Lissauer, si ramificano formando sinapsi in parecchi segmenti sopra e sottostanti.

Si suppone che almeno dodici segmenti potrebbero essere collegati da una sola fibra nei rigonfiamenti lombare e cervico-branchiale (Cajal, 1952).

Parallelamente alla trasmissione degli impulsi nocicettivi, mediante il sistema delle vie spinotalamiche, esistono fibre che raggiungono la formazione reticolare spinale (V nucleo di Rexed) (fig. 31).

Questa via spinoreticolare potrebbe funzionare sia sul piano segmentario che sul piano plurisegmentario e portarsi fino alla formazione reticolare del tronco cerebrale per poi ridiscendere verso i centri primari realizzando un circuito di controllo superiore.

Infine bisogna sottolineare che le grosse fibre radicolari posteriori inviano un certo numero di collaterali ai centri midollari primari.

Tutti questi elementi ci permettono di comprendere come i centri primari possono funzionare da primo filtro degli impulsi nocicettivi.

Di questo argomento parleremo nel prossimo capitolo.

"Gate control system" o primo filtro nocicettivo

Wall (1964) ha dimostrato che il II strato di Rexed controlla l'entrata degli stimoli attraverso le variazioni dei potenziali di membrana delle terminazioni delle fibre afferenti sensitive.

Wall e Sweet (1967) hanno messo in rilievo il fatto che i dolori molto forti sono diminuiti o totalmente aboliti mediante la stimolazione dei nervi periferici con stimoli d'intensità tale da interessare anche le grosse fibre periferiche.

La microscopia elettronica ha dimostrato l'esistenza di sinapsi di tipo inibitorio nella sostanza gelatinosa di Rolando (II e III strato di Rexed).

Tutti questi dati e ricerche hanno permesso a Wall, Melzack e Casey (1965, 1966, 1967) di proporre una teoria del dolore: il "Gate control theory of Pain" che è schematizzata nella fig. 32.

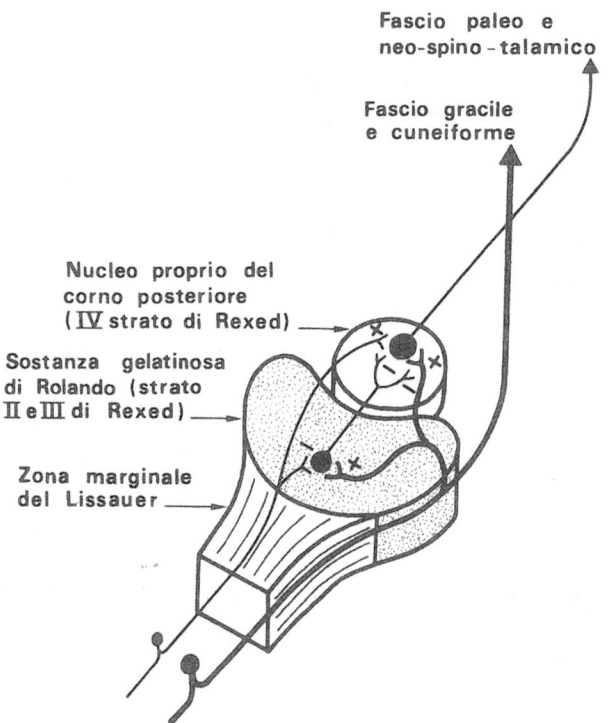

Fascio paleo e
neo-spino-talamico

Fascio gracile
e cuneiforme

Nucleo proprio del
corno posteriore
(IV strato di Rexed)

Sostanza gelatinosa
di Rolando (strato
II e III di Rexed)

Zona marginale
del Lissauer

Fig. 32. — Il filtro spinale secondo la « gate control theory of pain » di Melzack e Wall.

Le collaterali delle fibre di grosso calibro A-beta hanno un'azione facilitatrice sugli interneuroni della sostanza gelatinosa di Rolando e sulle cellule del loro nucleo specifico.

La stimolazione di una fibra A-beta tuttavia non potrà produrre impulsi nel fascio spinotalamico.

Le piccole fibre A-delta e C hanno un'azione inibitrice sugli interneuroni ed un'azione facilitatrice sulle cellule del nucleo specifico del corno posteriore.

Quindi, quando tali fibre sono stimolate inibiscono l'attività permanente di fondo degli interneuroni, sopprimendo l'influenza inibitrice che gli stessi esercitano sulle cellule del nucleo specifico del corno posteriore e permettendo il passaggio degli impulsi nocicettivi nei fasci spinotalamici.

La sostanza gelatinosa di Rolando si può intendere come un filtro per gli impulsi di tipo nocicettivo che non possono superare fin quando non abbiano rotto l'equilibrio facilitazione-inibizione degli interneuroni inibitori.

Questo non è stato del tutto dimostrato, ma esistono degli argomenti in favore dell'attendibilità di questa ipotesi.

Tali sono:

1) *dati morfologici:* presenza di sinapsi di tipo inibitorio;

2) *dati di ordine biochimico:* corredo enzimatico particolare;

3) *dati fisiologici:* inibizione dei passaggi degli impulsi mediante stimolazione del II strato di Rexed (Wall, 1964).

Si può supporre che l'analgesia mediante agopuntura utilizza questo primo sistema di blocco degli stimoli nocicettivi tramite la stimolazione regolata e controllata delle fibre A-beta, sistema che agisce a livello segmentario ma anche plurisegmentario, poichè la distribuzione delle radici posteriori si attua su diversi segmenti midollari.

Il sistema spinotalamico e la formazione reticolare

Il sistema spinotalamico parte dal IV strato di Rexed. La via spinotalamica non è cosi semplice come lascerebbe credere la descrizione classica (fig. 33).

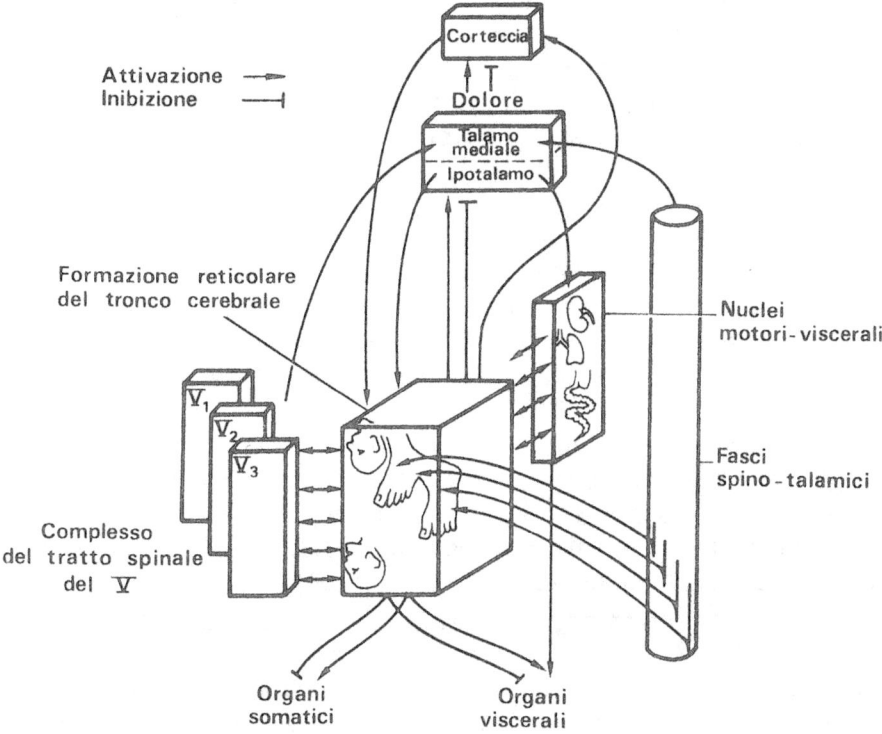

Fig. 33. — Organizzazione riflessa del tronco cerebrale (da Bossy).

In effetti vi si trovano:

1) sistema neo-spinotalamico incrociato con fibre mielinizzate e velocità di conduzione rapida circa 70 m./sec. Queste fibre
si comportano come una via lemniscale in miniatura (Mamo,
1968). Questo sistema dà delle collaterali alla formazione reticolare bulbopontina prima di raggiungere il talamo;

2) sistema paleo-spinotalamico incrociato (Bowsher, 1957)
di cui Noordenbos (1959) ha dimostrato la struttura polisinaptica;
con velocità di conduzione dell'ordine di 1 m./sec. e termina in
gran parte nella formazione reticolare del tronco cerebrale. Infine
sembra esserci una terza formazione;

3) sistema paleo-spinotalamico omolaterale con velocità di
conduzione anch'essa di circa 1 m./sec. o poco meno, con struttura polisinaptica. Quest'ultima si identificherebbe col sistema
spinoreticolare classico.

Nei due primi sistemi polisinaptici, la trasmissione avverrebbe
secondo modalità statistiche. In questo modo si spiega la diminuzione o addirittura la perdita dell'organizzazione somatotopica.

Tutti e tre i sistemi, con la partecipazione del sistema cordonale
posteriore, terminano o inviano collaterali alla formazione reticolare del tronco cerebrale e da questa mediante differenti tipi di circuiti riverberanti, permettono il controllo dei centri superiori sul
"Gate control system" modulando l'attività della sostanza gelatinosa di Rolando.

*Così, anche qui la tecnica dell'analgesia mediante agopuntura
può agire su di un organo distante sfruttando questi circuiti.*

La formazione reticolare del tronco cerebrale è inoltre il punto
di unione tra la somestesia spinale e quella craniale, è cioè, punto
di unione tra le vie midollari e quelle derivanti dal trigemino (V
paio dei nervi cranici) (fig. 34).

L'organizzazione somatotopica del sistema spinotalamico, sebbene meno precisa del sistema cordonale posteriore, esiste ed è
rappresentata nella formazione reticolare.

Anche la parte craniale e caudale del nucleo del V paio ha una
organizzazione somatotopica (Torvick, 1956).

*Grazie alla convergenza di queste due organizzazioni somato-
topiche nella formazione reticolare, si comprende facilmente l'a-
zione della auricoloterapia e la possibilità di analgesia mediante
l'agopuntura unicamente con la stimolazione di zone del padiglione auricolare* (parte anteriore del lobulo, antitrago).

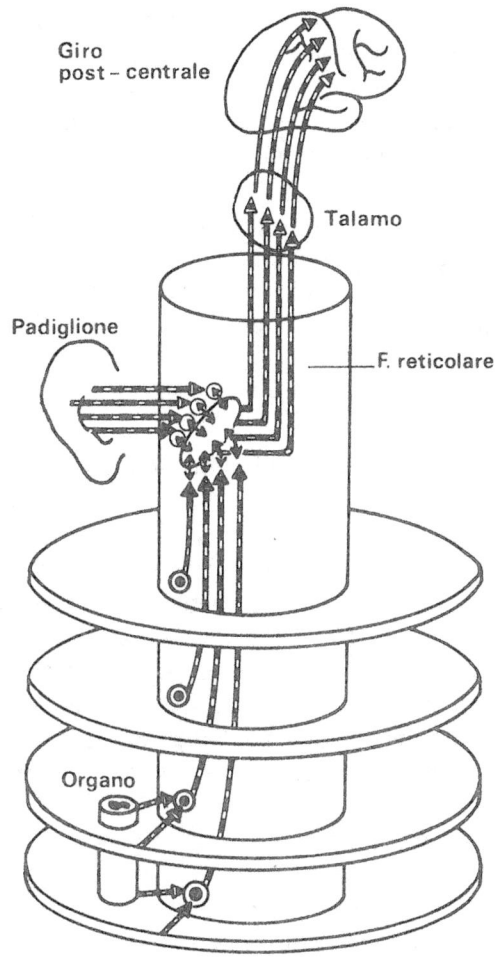

Fig. 34. — Relazioni tra la somatotopia spinale e l'innervazione
del padiglione auricolare (da
Bossy).

Infatti per questo è utilizzato attualmente da anestesisti cinesi.

Allo stesso livello del tronco cerebrale si trova il nucleo motore dorsale del vago (X paio di nervi cranici) che è il punto di parten-za della quasi totalità delle fibre parasimpatiche per gli organi vi-scerali del collo e del tronco.

Le interconnessioni tra la formazione reticolare e questo nucleo parasimpatico del X paio possono farci comprendere come l'a-nalgesia viscerale in generale non è perfetta, poichè l'azione delle formazioni reticolari su gli organi viscerali è complessa, unendo sovente effetti antitetici: attivazione ed inibizione.

Frequentemente i pazienti trattati avvertono sensazioni anor-mali come per esempio pesantezza, gonfiore, la cui origine po-trebbe essere ricercata in queste connessioni.

La formazione reticolare del tronco cerebrale è composta da numerosi nuclei, o meglio raggruppamenti cellulari, di cui si può schematizzare le grandi divisioni e le principali connessioni.

Questo carrefour di vie e di nuclei afferenti si integra con un altro carrefour di vie e nuclei efferenti nello stesso tempo attivatore ed inibitore.

Per quello che riguarda questa trattazione, si comprende facilmente l'importanza dell'inibizione e della attivazione attraverso le vie discendenti che permettono di modulare il funzionamento del filtro midollare.

Il mesencefalo: come sede e luogo di passaggio

Per quello che qui ci interessa il mesencefalo si presenta come zona di passaggio delle vie lemniscali, spinotalamiche e reticolari, inoltre come centro di grande importanza per la presenza della formazione reticolare mesencefalica che controlla l'attività dei centri soprastanti ed in particolare della corteccia cerebrale.

Soulerac (1971) riferisce l'analisi sperimentale (sul gatto) del ruolo delle vie nervose che attraversano il mesencefalo ed intervengono nella percezione del dolore.

La distribuzione della via lemniscale provoca una modificazione della percezione del calore e praticamente nessuna per quella dello stimolo puntorio.

L'esclusione delle vie spinotalamiche è determinante più per la percezione dello stimolo puntorio.

È sorprendente il constatare che la distribuzione della sostanza grigia centrale periependimale che contiene il fascio longitudinale dorsale (di Schulz), ha importanza rilevante per la percezione dello stimolo puntorio e notevole, ma meno netta, per la percezione del calore; in effetti questo fascio è classicamente considerato come una via autonoma collegante l'ipotalamo ai nuclei viscerali del tronco cerebrale e che forse raggiunge i primi segmenti midollari.

La via tegmentale centrale (fascio centrale della calotta), via reticolare per definizione, sembra agire poco sul dolore tipo bruciore e su quello di tipo puntorio, ma al contrario la sua distruzione comporta manifestazioni iperalgesiche di tipo puntorio.

Come Soulairac riferisce, l'inattivazione delle vie spinotalamiche e delle strutture grigie centrali attenua la manifestazione comportamentale del dolore, mentre la via tegmentale centrale sembra accrescere la sensibilità dolorosa.

Il mesencefalo si presenta quindi come un centro essenziale non solo per la percezione del dolore ma anche per la iperalgesia.

La formazione reticolare mesencefalica, per la sua azione facilitatrice sulle strutture soprastanti, sembra essere la responsabile, ma questo effetto potrebbe essere spiegato anche dalle fibre discendenti destinate alla formazione reticolare bulbopontina, della quale si è già indicato il ruolo nella trasmissione delle sensazioni dolorose.

Attualmente sembra verosimile localizzare il meccanismo neurobiologico dell'ipnosi nella formazione reticolare del mesencefalo (de Moraes, Passos, 1967). Per Roberts (1960) l'ipnosi sarebbe dovuta ad un blocco che isola la formazione reticolare dei neuroni sensitivi, parasensitivi e d'associazione di origine corticale.

Modalità di questo tipo non si verificano nell'analgesia per agopuntura perchè ciò non potrebbe essere spiegato coerentemente.

In altri termini il medesimo centro (formazione reticolare mesencefalica) sembra poter essere bloccato sia da influssi di origine corticali che da quelli di origine periferica.

Così nell'ipnosi è la corteccia ad essere la responsabile, nell'analgesia per agopuntura il ruolo verrebbe preso dalla periferia.

Il talamo

A livello mesencefalico non esistono integrazioni sensoriali tali da permettere una presa di coscienza del dolore; ciò invece è possibile a livelli superiori, come nel talamo.

Questa formazione svolge un ruolo importante anche se non decisivo, nella percezione del dolore.

Il talamo ventrolaterale e più precisamente i nuclei specifici, ricevendo le vie lemniscali, hanno una importanza limitata poichè forniscono solo la dimensione spaziale della percezione dolorosa.

Nell'analgesia per agopuntura questa è la sola percezione che persiste.

Altre parti del talamo sono:

1) talamo mediale come relais della via paleo-spinotalamica con destinazione verso la corteccia limbica;

2) talamo dorsale come centro integratore dei fenomeni dolorosi (la corteccia non è indispensabile nella percezione dolorosa);

3) formazione reticolare talamica nel senso più esteso del termine cioè i nuclei reticolari talamici ma soprattutto la grande via dell'attivazione corticale, prolungamento della formazione reticolare del tronco cerebrale.

Il talamo inoltre si integra con il sistema di Papez (si tratta di un circuito) o con le altre varianti che di questo son state proposte.

In ogni modo il talamo sembra essere la stazione di scambio tra le vie di tipo epicritico, destinate all'analisi spazio-temporale delle sensazioni e le vie di tipo motivazionale che si dirigono verso il lobo limbico, che danno a queste sensazioni una tonalità affettiva e, quindi, una intensità relativa in rapporto al contesto interno ed esterno dell'organismo (fig. 35).

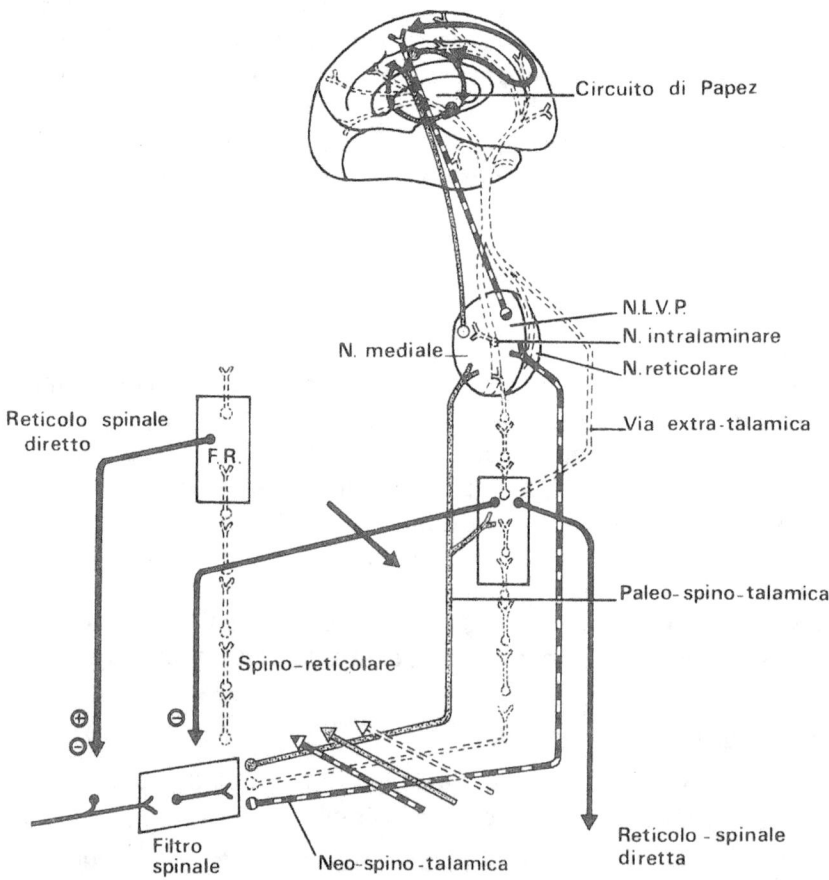

Fig. 35. — *Schema delle vie del dolore (da Bossy).*

Il talamo appare come l'ultimo filtro possibile alla sensazione dolorosa.

Ci si pone la domanda se sia un semplice centro di cernita oppure se funzioni veramente come un centro selettivo.

La risposta più pertinente è quella di attribuirgli ambedue le funzioni. Infatti non gli si può togliere il ruolo di stazione verso le aree corticali più varie e più diverse.

Nello stesso tempo per le fibre sensitive che riceve, per la sua partecipazione al sistema reticolare ascendente, per le connessioni internucleari, per il ruolo integratore degli impulsi sensitivi e sensoriali esso non può essere considerato come un semplice centro di cernita.

Se la stimolazione del centro mediano di Luys (nucleo ventrale mediale del talamo) non provoca in nessun modo reazioni nocicettive, per. questo non si può escludere il suo ruolo nell'integrazione degli impulsi nocicettivi che arrivano dai piani sottostanti.

Le sezioni talamiche, pur con successi ed insuccessi alterni, permettono anch'essi di affermare il ruolo di filtro delle sensazioni dolorose che il talamo svolge.

La sua partecipazione non può essere esclusa nel meccanismo dell'analgesia mediante agopuntura *).

---

*) **Nota dell'autore:** Vedi pag. 87 ''l'Azione integrativa del talamo nell'analgesia mediante Agopuntura''.

Le regioni della corteccia cerebrale interessate dall'analgesia mediante agopuntura sono essenzialmente due: l'area somestesica e la circonvoluzione limbica.

Il funzionamento dell'area somestesica non viene interessato dall'analgesia poichè la sensazione tattile è precisa e ben localizzata in ogni caso.

Quindi se l'azione dello stimolo agopunturale supera il piano talamico bisogna indirizzarsi verso il "cervello affettivo": circonvoluzione frontale mediale: giro cingolare e giro paraippocampico.

La localizzazione è molto difficile, tanto più per il fatto che la rappresentazione somatotopica è molto meno precisa.

Il giro cingolare sembra limitare il suo campo di azione alla recezione viscerale, mentre il giro paraippocampico appare come zona affettivo-recettrice.

Il cingolo che associa tutte le aree del lobo limbico tra loro e con le aree vicine permette la diffusione degli stimoli nocicettivi e la reazione della parte affettiva in tutte le sensazioni dolorose.

RIASSUNTO: I CENTRI E I CIRCUITI

Abbiamo visto che le vie e i centri del dolore si presentano come una serie di nodi e di circuiti che permettono la filtrazione degli stimoli nocicettivi, filtrazione variante secondo lo stato di recezione stabilito dalle vie sopra e sottostanti.

Abbiamo trovato:

1) filtro spinale dipendente dalla periferia e dalla formazione reticolare bulbare;

2) formazione reticolare bulbopontina agente sul filtro spinale e dipendente dalla formazione reticolare mesencefalica;

3) formazione reticolare mesencefalica con capacità di modulare (attivazione ed inibizione) la funzione della formazione reticolare sottostante e di attivare i centri talamocorticali;

4) centri talamocorticali: sono attivati dalla formazione reticolare mesencefalica, integrano gli impulsi sensoriali, li selezionano e danno loro una tonalità affettiva.

Possono inoltre agire sulla formazione reticolare mesencefalica. (Probabilmente ciò si verifica nell'ipnosi e in alcuni esercizi yoga).

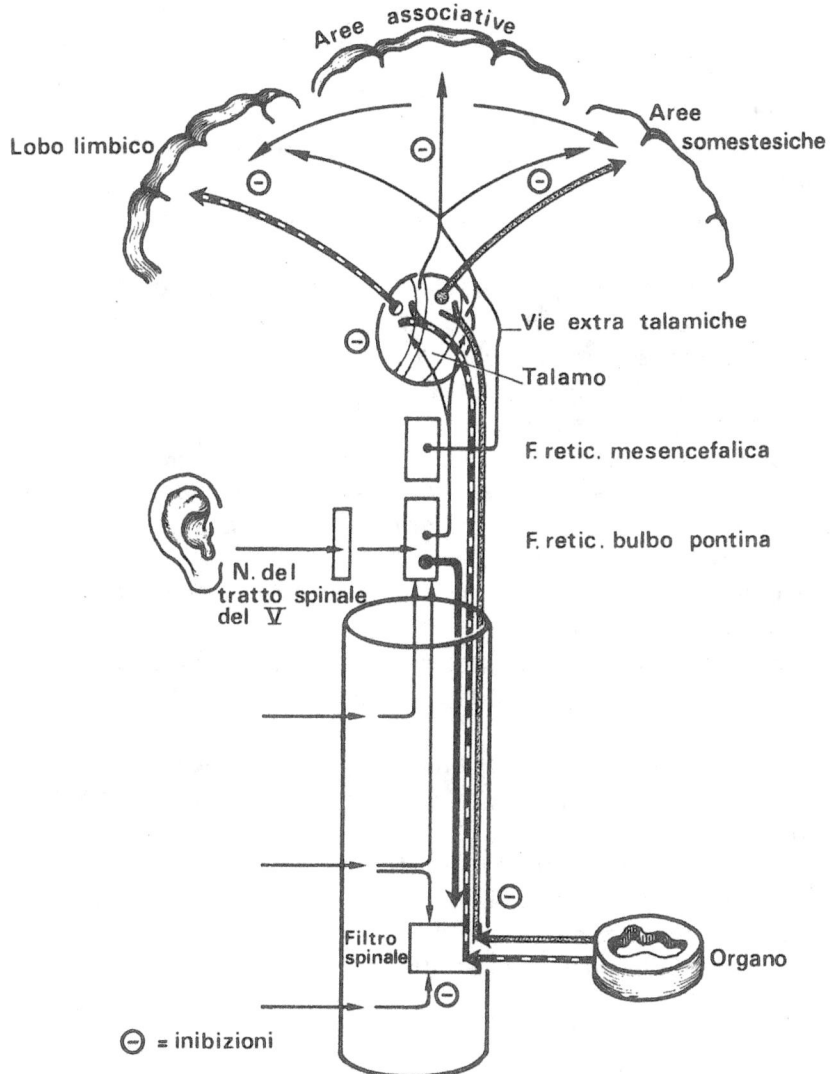

Fig. 36. — Schema sintetico delle vie e dei centri che partecipano alla analgesia per Agopuntura (da Bossy).

L'analgesia mediante agopuntura utilizza tutti questi circuiti, alcuni dei quali sono utilizzati con particolare frequenza (fig. 36).

Sicuramente nell'agopuntura l'origine dell'azione è periferica.

Per ottenere l'analgesia su di un organo o un territorio cutaneo bisogna stimolare, preferibilmente con impulsi elettrici, i punti di agopuntura corrispondenti ai dermatomeri della zona interessata.

Ciò inibisce il passaggio degli stimoli nocicettivi al fascio spino-talamico grazie al "gate control system" e di conseguenza viene ad essere impedita o limitata la sensazione dolorosa.

I territori privilegiati sono S_1, S_2 e C_7.

La ripartizione plurisegmentaria delle collaterali delle fibre radicolari posteriori spiegano inoltre l'azione analgesica su di una zona ampiamente estesa; a questo si aggiunge inoltre l'azione sulla formazione reticolare.

Il fenomeno del rilassamento ottenuto sia dall'agopuntura somatica, sia da quella auricolare è probabilmente dovuto alla formazione reticolare mesencefalica.

Tale formazione è responsabile dell'attivazione talamocorticale indispensabile alla percezione dolorosa.

In ogni caso bisogna ricordare che una componente corticale o talamocorticale è sempre presente. Infatti si è constatato che i risultati sono influenzati positivamente o negativamente dalla fiducia del paziente nella tecnica e nel medico.

Quindi anche la corteccia frontale e limbica intervengono nell'analgesia per agopuntura.

In ogni modo il centro più importante è la formazione reticolare mesencefalica che si ritrova nei più differenti tipi di anestesia od analgesia.

La maggior parte delle tecniche anestesiologiche generali classiche agiscono su questa formazione mediante un meccanismo prettamente chimico.

L'ipnosi agirebbe mediante un meccanismo nervoso corticoreticolare, l'agopuntura mediante una via cutaneo-midollo-reticolare.

Quest'ultima oltre alla assoluta mancanza di tossicità, è la sola che permette di conservare intatta la coscienza.

In questo lavoro si è inteso dimostrare la validità dell'ipotesi che l'analgesia mediante agopuntura sia dovuta essenzialmente ad una interazione inibitoria che avviene nel S.N.C.

Dal punto di vista neurofisiologico si può affermare che ciò avvenga per una interazione di differenti impulsi provenienti soprattutto da:

1) dal punto di agopuntura;

2) dall'area del dolore.

Tali impulsi vengono elaborati ed integrati nel cervello in modo tale da produrre un effetto inibitorio sul dolore.

L'azione integrativa si ritiene possa essere svolta principalmente dal Talamo.

Per provare la validità di questa ipotesi si è cercato di scoprire se uno stimolo nocicettivo può produrre nel S.N.C. mutamenti di potenziali elettrici rilevabili e se questa risposta, se presente, può essere inibita da uno stimolo innocuo.

Esperimenti sono stati condotti in ratti albini e conigli anestetizzati con cloralosio e miorilassanti. L'attività elettrica dei neuroni talamici è stata registrata con l'ausilio di microelettrodi di vetro contenenti KCl.

Tali esperimenti hanno provato che certi neuroni del nucleo parafascicolare (PF) ed anche del nucleo centrolaterale (CL) del Talamo possono dare origine ad un caratteristico complesso di scariche in risposta a stimoli nocicettivi e che queste scariche possono essere abolite con l'uso di morfina e con la tecnica agopunturale.

I risultati ottenuti sono i seguenti:

1) in risposta a stimoli dolorosi, certi neuroni del talamo sono stati trovati capaci di dare origine a particolari complessi di scariche, caratterizzate da una più lunga latenza con valori più alti, con un più prolungato periodo post-scarica, ed assenza di adattamento a stimoli ripetuti;

2) i neuroni sensitivi specializzati per la percezione del dolore sono distribuiti principalmente nei nuclei centro-laterali (CL) e

―――――――――
Nota dell'Autore: in questo capitolo viene riassunto il risultato di ricerche condotte dal prof. Chang-Hsiang-Tung dell'Istituto di Fisiologia di Shanghai. Il lavoro è stato pubblicato su "Scientia Sinica", Vol. XVI, n. 1, Febb. 1973.

nei nuclei parafascicolari (PF) del talamo mediale. Non sono stati trovati neuroni di tale tipo nel nucleo ventrale del talamo;

3) le scariche dei neuroni, specializzati per la percezione del dolore del talamo, persistono anche dopo sezione della colonna dorsale e non possono essere prodotte dalla stimolazione elettrica sopra la lesione. Ciò fa supporre che la principale via del dolore non è compresa nella colonna dorsale;

4) il prolungato periodo post-scarica dei neuroni parafascicolari agli stimoli nocicettivi scompare immediatamente in seguito ad iniezione intravenosa di solfato di morfina e comincia a ricomparire circa 7 minuti dopo. Si ritiene che la morfina aumenti l'adattabilità dei neuroni sensitivi del dolore a stimoli ripetuti;

5) le risposte nocicettive di alcuni neuroni del PF e del CL del talamo possono essere inibite da:

    a) stimolazione elettrica di certi punti di agopuntura;

    b) con la compressione del tendine di Achille;

    c) mediante debole stimolazione di un nervo sensoriale.

Da notare che una troppo forte stimolazione elettrica di un nervo provoca una esagerata risposta al dolore, dovuta apparentemente all'aumentata attivazione delle piccole fibre nervose;

6) le scariche ritmiche spontanee del particolare tipo di neuroni PF si pensa possa dipendere dall'incessante arrivo di impulsi nocicettivi provenienti dalla ferita chirurgica provocata negli animali da esperimento. Queste scariche possono essere ridotte da infusioni di procaina della ferita e completamente abolite con la morfina. Queste particolari scariche, come quelle dovute al dolore evocato, possono essere inibite mediante stimoli innocui, quali l'agopuntura, in particolari punti o mediante compressione del tendine di Achille;

7) la durata dell'inibizione delle scariche spontanee ritmiche dei neuroni PF dovute allo stimolo elettrico applicato ad un nervo sensitivo, varia in relazione della stimolazione, in altre parole, varia con il livello di eccitabilità del neurone.

Ciò fa pensare che l'efficacia dell'analgesia mediante agopuntura dipenda anche in gran parte dallo stato di eccitabilità del cervello.

Agopuntura cinese
I meridiani - I punti

Come già detto nella prefazione, non essendo questo un testo di specializzazione in Agopuntura, *mi limiterò, descrivendo i principali meridiani, a segnalare per ognuno di essi i punti che più frequentemente possono venire usati dal medico generico e che attraverso ricerche cliniche cinesi hanno dimostrato di avere un effetto terapeutico statisticamente valido.*

Rimando quindi a testi dove l'argomento è sviluppato più ampiamente, coloro che vogliono approfondire le loro conoscenze sull'azione di tutti i punti di Agopuntura esistenti.

Per ogni meridiano verrà dato il percorso anatomico e per i punti, oltre al numero, il nome cinese con la traduzione letterale, le principali indicazioni terapeutiche.

Non seguiremo nella descrizione dei meridiani l'ordine dato nei vari testi, in relazione alla circolazione dell'energia, ma seguendo un rapporto anatomico.

Inizieremo quindi col descrivere i meridiani degli arti superiori, poi quelli del tronco ed infine quelli degli arti inferiori.

Meridiani degli arti superiori:

Faccia mediale:
- meridiano del Polmone (P.);
- meridiano dei Vasi Sanguigni (Pericardio) (V.S.);
- meridiano del Cuore (C.).

Faccia laterale:
- meridiano del Grosso Intestino (G.I.);
- meridiano dell'Intestino Tenue (I.T.);
- meridiano del Triplo Riscaldatore (T.R.).

Meridiani del tronco:

Parete anteriore:
- meridiano di Jen-Mo (Vaso concezione - J.M.).

Parete posteriore:
- meridiano di Tou-Mo (Vaso governatore - T.M.).

Faccia mediale:
- meridiano del Fegato (F.);
- meridiano della Milza e del Pancreas (M.P.);
- meridiano dei Reni (R.).

Faccia laterale:
- meridiano di Vescica (V.);
- meridiano della Vescica biliare (V.B.);
- meridiano dello Stomaco (S.)

A. Decorso: dal bordo superiore del gran pettorale lungo la faccia anteriore del braccio raggiunge l'angolo ungueale laterale del 1° dito della mano (fig. 37).

B. Malattie trattate: tosse, respirazione faticosa, dispnea, faringo-laringite, raffreddore comune, influenza, dolori lungo la faccia mediale dell'avambraccio.

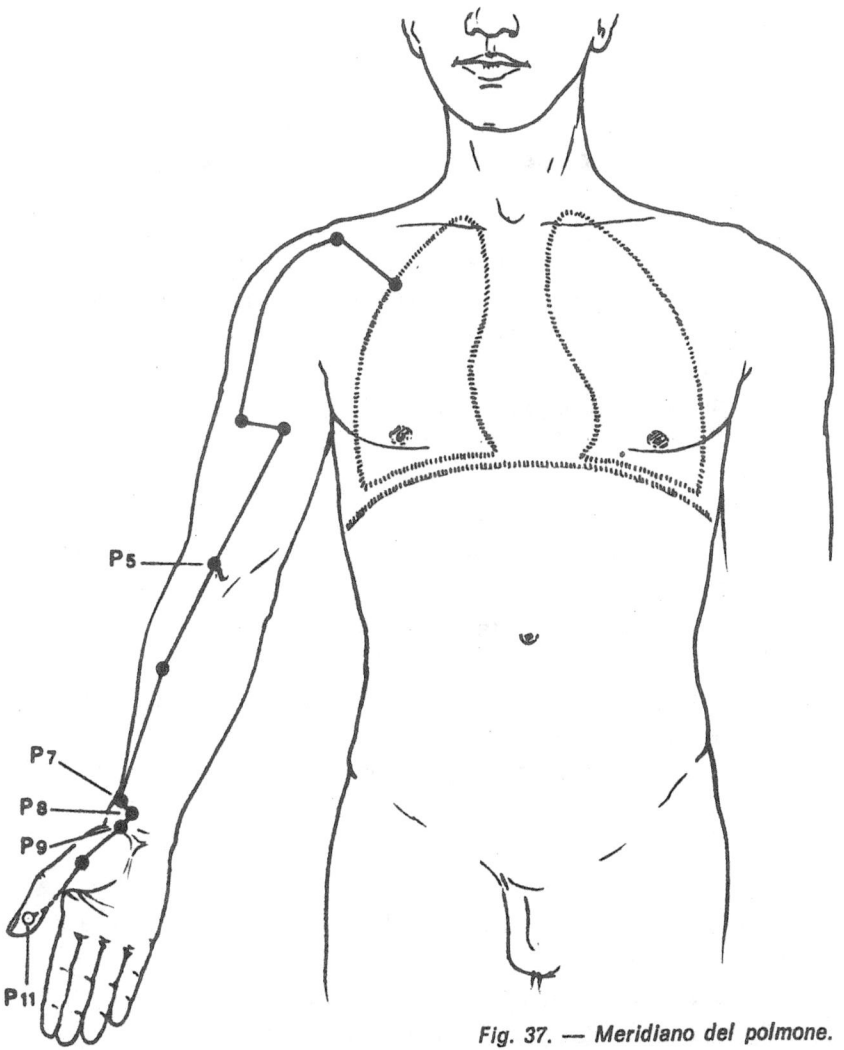

Fig. 37. — Meridiano del polmone.

123

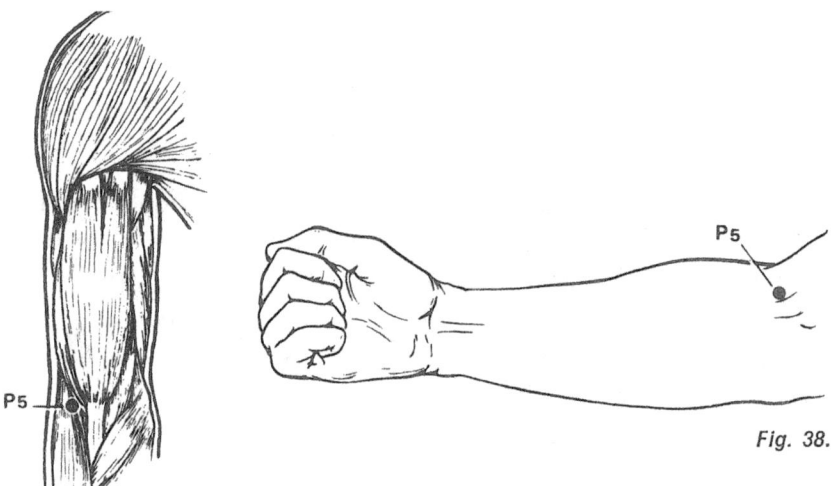

Fig. 38.

C. Punti di uso più frequente su questo meridiano (5 punti)

1) Tchre-Tsre (P. 5) "palude breve e stretta"
- *Sede:* nella piega del gomito sulla faccia radiale del tendine bicipite. È apprezzabile ad arto in lieve flessione (fig. 38).
- *Innervazione e irrorazione:* rami dell'arteria e della vena cefalica. Rami dei nervi cutanei e del nervo radiale.
- *Indicazioni:* tosse, affezioni respiratorie, dolori del gomito, algie gengivali, sensazioni di bruciore alle mucose orali, lingua, starnuti.
- *Agopuntura:* verticalmente 1-1,5 cm.
- *Moxibustione:* 3-5 minuti.

2) Lie-Tsiue: (P. 7) "insufficienza estrema"
- *Sede:* oltre la tuberosità radiale, 3 cm. circa al di sopra della piega articolare del polso, sull'arteria radiale (fig. 39).
- *Innervazione e irrorazione:* il punto è circondato da rami della vena cefalica e dell'arteria e vena radiale. È innervato dal nervo cutaneo e da rami del nervo radiale.
- *Indicazioni:* raffreddore comune, tosse, dispnea, asma bronchiale, oro-faringite, cefalea, algie urenti.
- *Agopuntura:* introdurre l'ago obliquamente alla profondità di 0,5 cm.
- Moxibustione: 3-7 minuti.

3) Tsing-Tsiue (P.8) "porta del meridiano".
- *Sede:* a livello della stiloide radiale sul lato interno del radio.
- *Innervazione e irrorazione:* come il P. 7
- *Indicazioni:* asma, bronchiti, cefalea
- *Agopuntura:* ago obliquo in profondità per 2-3 mm.

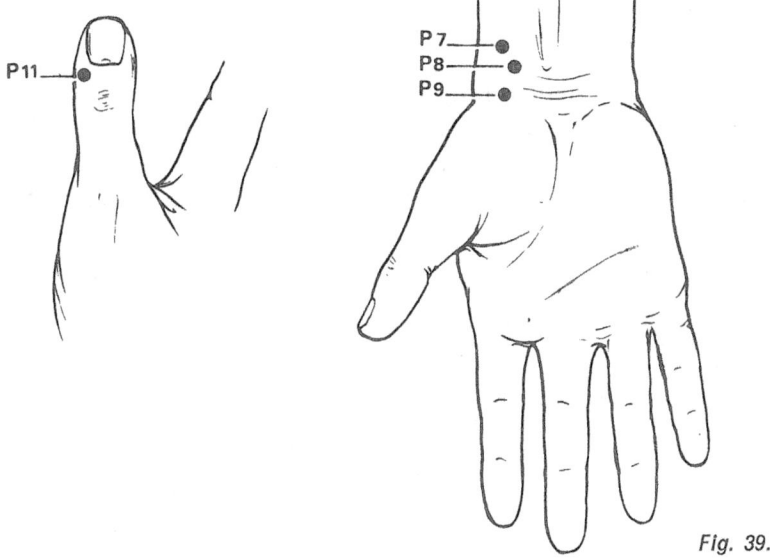

Fig. 39.

4) Trae-luann (P. 9) "grande golfo"
– *Sede:* sulla piega del polso tra l'arteria radiale e la depressione in corrispondenza della faccia laterale del radio.
– *Innervazione e irrorazione:* il punto è in prossimità dell'arteria e della vena radiale che decorrono lateralmente. È innervato da nervi cutanei e rami superficiali del nervo radiale.
– *Indicazioni:* respirazione faticosa, dispnea, asma, faringolaringite, emottisi, dolori toracici, polso filiforme, algie del polso, affezioni delle arterie.
– *Agopuntura:* verticalmente alla profondità di 0,5 cm.
– Moxibustione: 3 minuti.

5) Chao-Chang (P. 11) "giovane commerciante"
– *Sede:* sulla faccia radiale del pollice, 2 cm. dietro l'angolo ungueale.
– *Innervazione e irrorazione:* vi è un reticolo di anastomosi artero-venose e nervose da rami dei nervi radiale e mediale.
– *Indicazioni:* oro-faringiti, algie dentali, spasmi della mano, febbri, manie.
– *Agopuntura:* obliquamente alla profondità di 2 mm.
– Moxibustione: non impiegata.

A. Decorso: inizia sull'orizzontale del capezzolo, circa 3 cm. lateralmente; di qui all'ascella, scende poi lungo la superficie mediale del braccio, alla piega del gomito, tra il tendine palmare lungo e quello del flessore radiale del carpo, palmo della mano, punta del medio (fig. 40).

B. Malattie trattate: irritabilità, depressione, malattie del gomito.

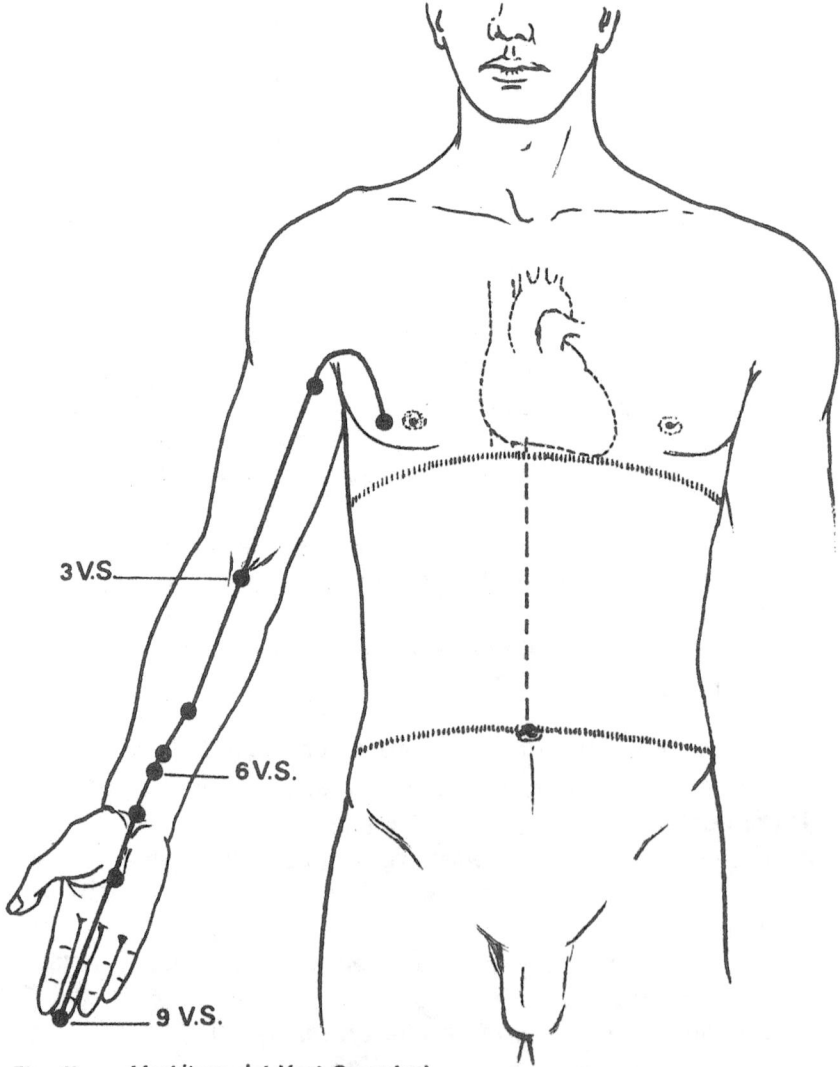

Fig. 40. — Meridiano dei Vasi Sanguigni.

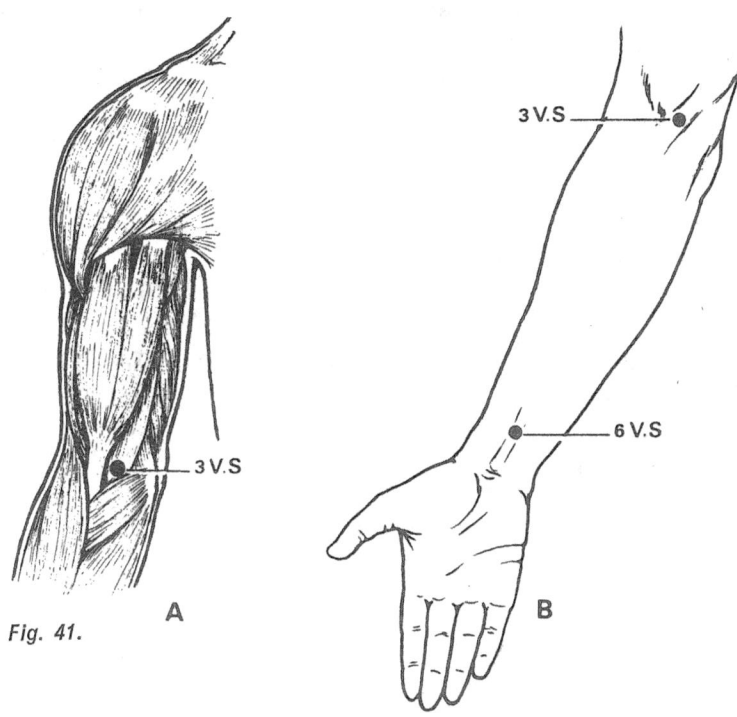

Fig. 41.

A   B

1) Tsiu-Tsre (V.S. 3) "stagno della curva"

— *Sede:* nella piega del gomito in flessione, all'interno del tendine del bicipite (fig. 41 A).

— *Innervazione e irrorazione:* arteria e vena brachiale, nervo mediano.

— *Indicazioni:* nausea, vomito in gravidanza, algie del gomito, tremori.

— *Agopuntura:* verticalmente alla profondità di 1-2 cm.

— Moxibustione: 3-7 minuti.

2) Nei-Koann (V.S. 6) "passaggio interno"

— *Sede:* circa 8 cm. al di sopra della piega del polso, tra il tendine del palmare lungo e quello del flessore radiale del carpo (fig. 41 B).

— *Innervazione e irrorazione:* arteria e vena mediana, arteria e vena interossea palmare, nervi cutanei, nervo interosseo volare.

— *Indicazioni:* nausea, vomito, insonnia, palpitazione, agalattia, spasmi degli arti superiori, schizofrenia (allucinazioni,

127

ossessioni, tentativi di autoannientamento), cistiti, prostati-
ti, cefalea, punto di analgesia chirurgica per collo e faccia.
— *Agopuntura:* verticalmente alla profondità di 1-2 cm.
— Moxibustione: 3-7 minuti.

3) Tchong-Tchong (V.S. 9) "flusso nel mezzo"
— *Sede:* in mezzo alla punta del dito medio.
— *Innervazione e irrorazione:* reticolo dell'arteria e vena digi-
tale palmare; rami del nervo mediano, nervi digitali volari e
propri.
— *Indicazioni:* febbre, sudorazione del palmo, precordialgie,
depressione.
— *Agopuntura:* obliquamente alla profondità di 3 mm.
— Moxibustione: 2 minuti.

Meridiano del Cuore (C.)

A. Decorso: dal margine esterno del gran pettorale all'ascella, faccia mediale del braccio, gomito, faccia mediale dell'avam-braccio, in prossimità dell'osso pisiforme, palmo, alla faccia mediale del mignolo alla cui punta termina (fig. 42).

B. Malattie trattate: irritabilità, insonnia, aritmie cardiache.

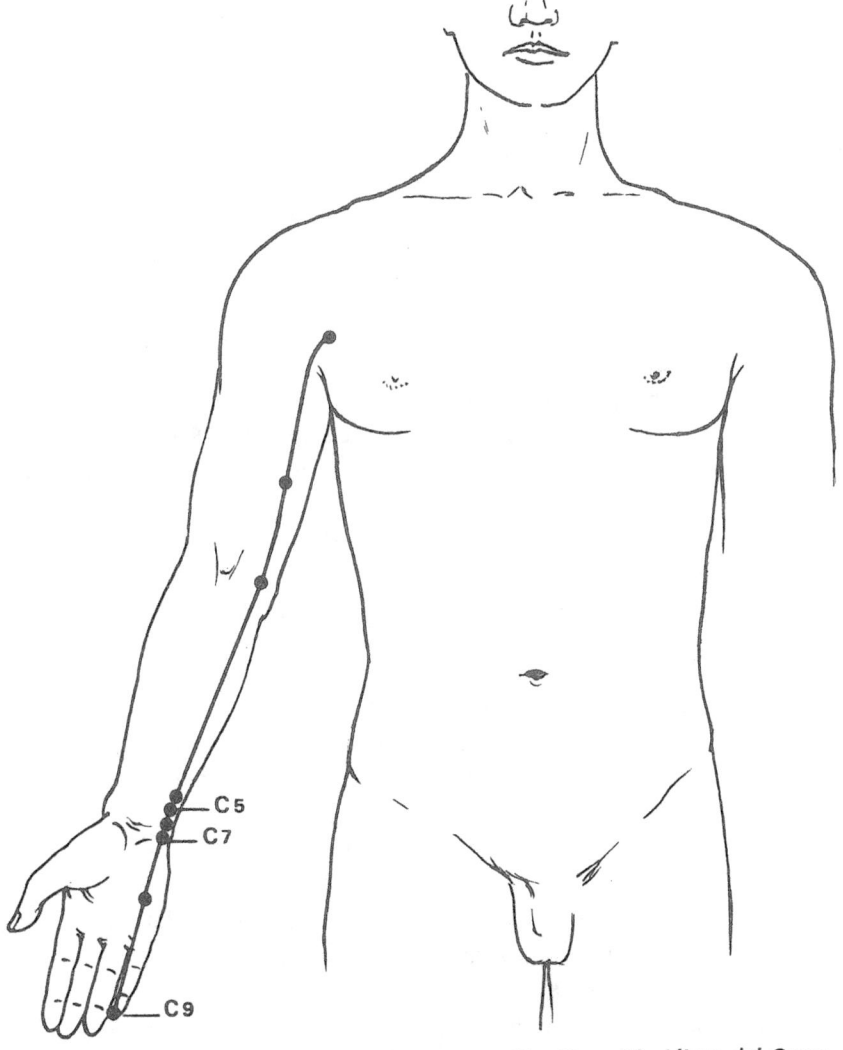

Fig. 42. — Meridiano del Cuore.

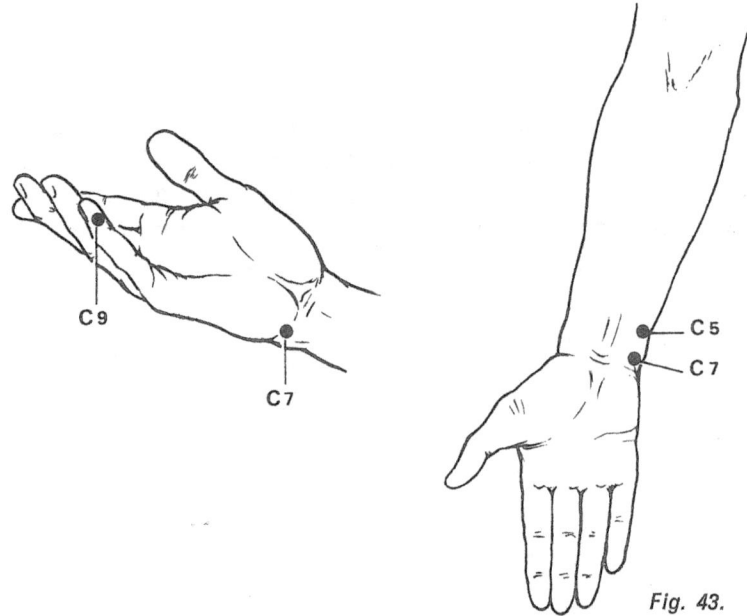

Fig. 43.

1) Trong-Li (C. 5) "comunicazione interna"
    − *Sede:* circa 2,5 cm. al di sopra della fossetta del lato radiale del muscolo flessore ulnare del carpo (fig. 43).
    − *Innervazione e irrorazione:* arteria ulnare, nervo ulnare e suoi rami.
    − *Indicazioni:* afonia, dolori degli arti inferiori, vertigini, orofaringite, cardiopalmo, emotività.
    − *Agopuntura:* verticalmente alla profondità di 1-2 cm.
    − Moxibustione: 3-5 minuti.

2) Chen-Men (C. 7) "porta divina"
    − *Sede:* a livello dell'articolazione tra il pisiforme e l'ulna: nella fossetta della faccia radiale del muscolo flessore ulnare del carpo (fig. 43).
    − *Innervazione e irrorazione:* arteria ulnare, nervo ulnare, come per il C. 5
    − *Indicazioni:* irritabilità, insonnia, tachicardia, epistassi, precordialgie, angina pectoris, nicturia, spermatorrea, ittero, amnesie, ipertensione.
    − *Agopuntura:* verticalmente alla profondità di 1-2 cm.
    − Moxibustione: 3-5 minuti.

3) Chao-Tchrong (C. 9) "assalto centrale"

— *Sede:* 2 mm. dietro l'angolo ungueale esterno del dito mignolo (fig. 43).

— *Innervazione e irrorazione:* reticolo artero-venoso della faccia dorsale del dito e rami dei nervi digitali propri.

— *Indicazioni:* angina pectoris, precordialgie, cardiopalmo, i-
potensione, euforia.

— *Agopuntura:* infilare l'ago obliquamente per una profondità
di 2-3 mm.

Meridiano del Grosso Intestino (G.I.)

A. **Decorso:** dalla punta dell'indice, lungo la faccia esterna del radio, superfice laterale del gomito, del braccio, sommità della spalla, parte anteriore della spalla, fossa claveare, collo, guancia. Il meridiano del G.I. sinistro va verso il lato destro del naso, mentre il meridiano del G.I. destro va verso il lato sinistro del naso; ambedue terminano ai lati dellenarici collegandosi al meridiano dello stomaco (fig. 44).

B. **Malattie trattate:** dolori addominali, diarrea, dissenteria, faringo-laringite, odontalgie, dolori di vario genere lungo il meridiano.

C. **Punti di uso più frequente:** (7 punti):
1) **Chang-Yang** (G.I. 1) "commerciante yang"
— *Sede:* faccia radiale dell'indice, a 2 mm. dietro l'angolo ungueale esterno (fig. 45).
— *Innervazione e irrorazione:* reticolo artero-venoso della faccia dorsale del dito e rami del nervo mediano e dei nervi digitali volari propri.
— *Indicazioni:* odontalgie, faringo-laringite, intorpidimento delle dita, febbre, coma.
— *Agopuntura:* introdurre l'ago obliquamente ad una profondità di circa 3 mm.
2) **Ro-Kou** (G.I. 4) "fondo delle valli"
— *Sede:* nell'angolo tra il primo ed il secondo metacarpo, in prossimità della faccia radiale del secondo metacarpale (fig. 45).
— *Innervazione e irrorazione:* reticolo artero-venoso sul dorso della mano dal nervo mediano e più profondamente dai nervi digitali volari propri.
— *Indicazioni:* raffreddore comune, febbre, cefalea, colpi di calore, ipertensione, rinite, sinusite, tosse, dispnea, dolori addominali, diarrea, dissenteria, eruzioni, dismenorrea, dolori del gomito, dolori del polso, lesioni traumatiche del polso, congiuntiviti, vertigini, odontalgia, oro-faringite, disuria, eccessiva sudorazione, convulsioni, punto di analgesia chirurgica per il collo e il capo.
— *Agopuntura:* verticalmente ad una profondità di 1-1,5 cm.
— Moxibustione: 3-7 minuti.
N.B. Vietata nelle donne gravide.

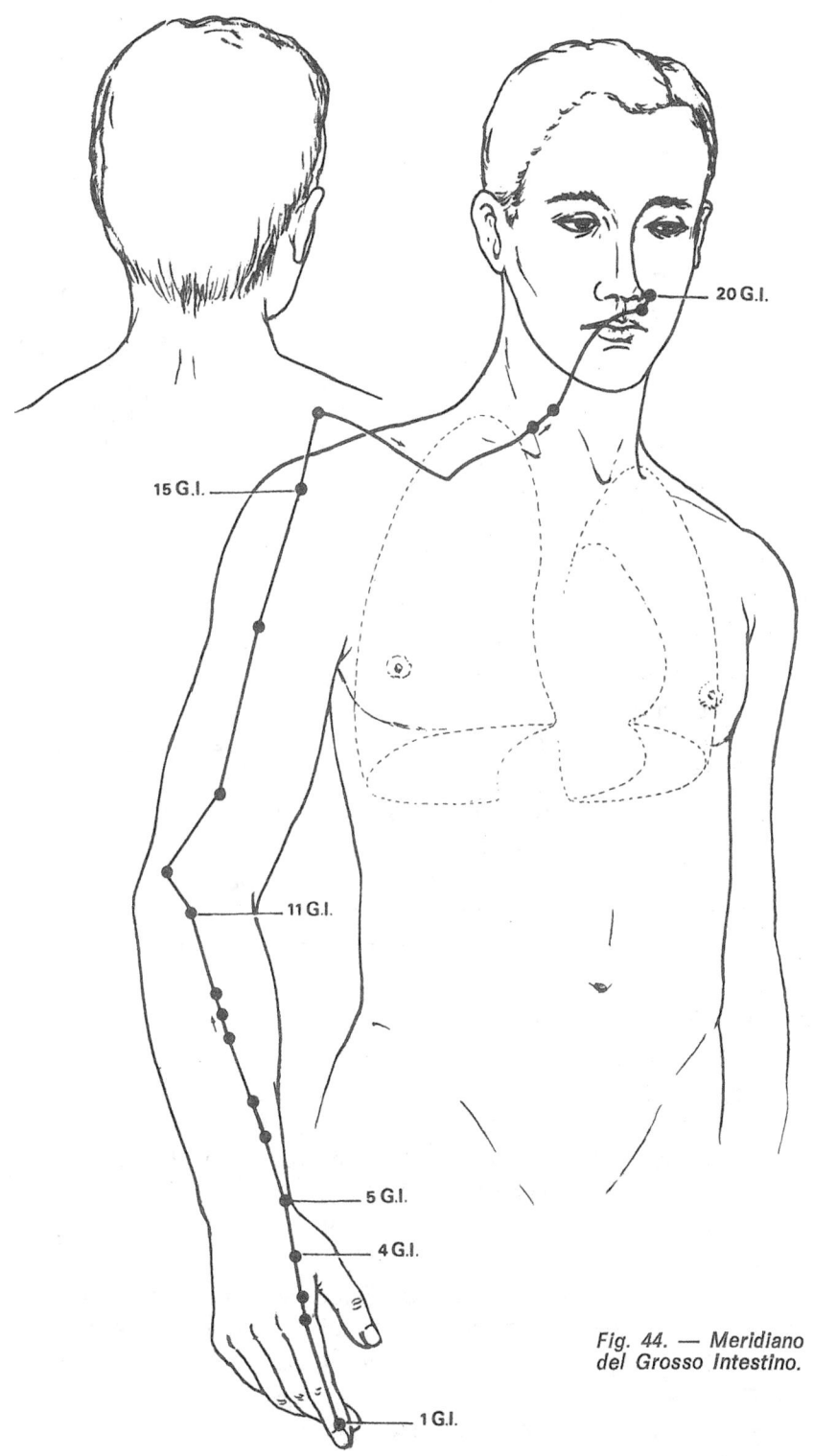

20 G.I.

15 G.I.

11 G.I.

5 G.I.

4 G.I.

1 G.I.

Fig. 44. — Meridiano
del Grosso Intestino.

133

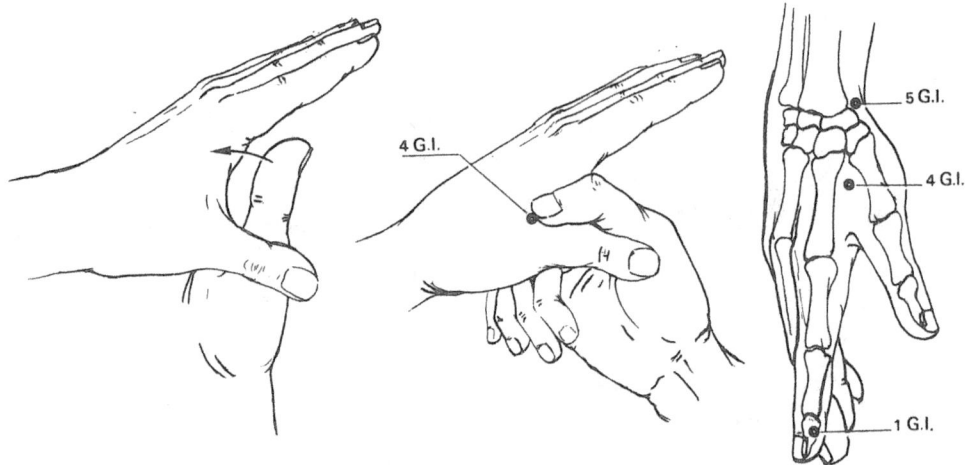

Fig. 45. — *Modalità per reperire facilmente il 4 G.I. (Ro-Kou).*

3) Yang-Tsri (G.I. 5) "corrente di sole"
— *Sede:* far estendere il pollice in alto ed all'indietro in modo
    che si formi una depressione tra l'estensore lungo del polli-
    ce: il punto si trova in tale fossetta vicino al lato radiale (fig.
    45).
— *Innervazione e irrorazione:* vena cefalica, rami dell'arteria
    radiale e rami superficiali dei nervi radiali.
— *Indicazioni:* traumi e dolori del polso, cefalea, sordità, o-
    dontalgie, faringo-laringiti, congiuntivite, dolori al pollice.
— *Agopuntura:* verticalmente alla profondità di 1-1,5 cm. ver-
    so il basso.
— Moxibustione: 3-5 minuti.

4) Sann-Li (G.I. 10) "terzo stadio"
— *Sede:* sul bordo supero-esterno del radio a 7-8 cm. circa
    sotto all'epicondilo in una depressione a circa 3-4 cm. dalla
    piega esterna di flessione del gomito (G.I. 11). Punto molto
    sensibile alla pressione profonda.
— *Innervazione e irrorazione:* rami della vena ed arteria radia-
    le e del nervo radiale.
— *Indicazioni:* punto tonico psico-fisico, nelle facili indigestio-
    ni, debolezza muscolare del braccio, emicrania bilaterale
    alternata. Punto di analgesia chirurgica per il torace insie-
    me al G.I. 14.
— *Agopuntura:* verticalmente 1-3 cm.

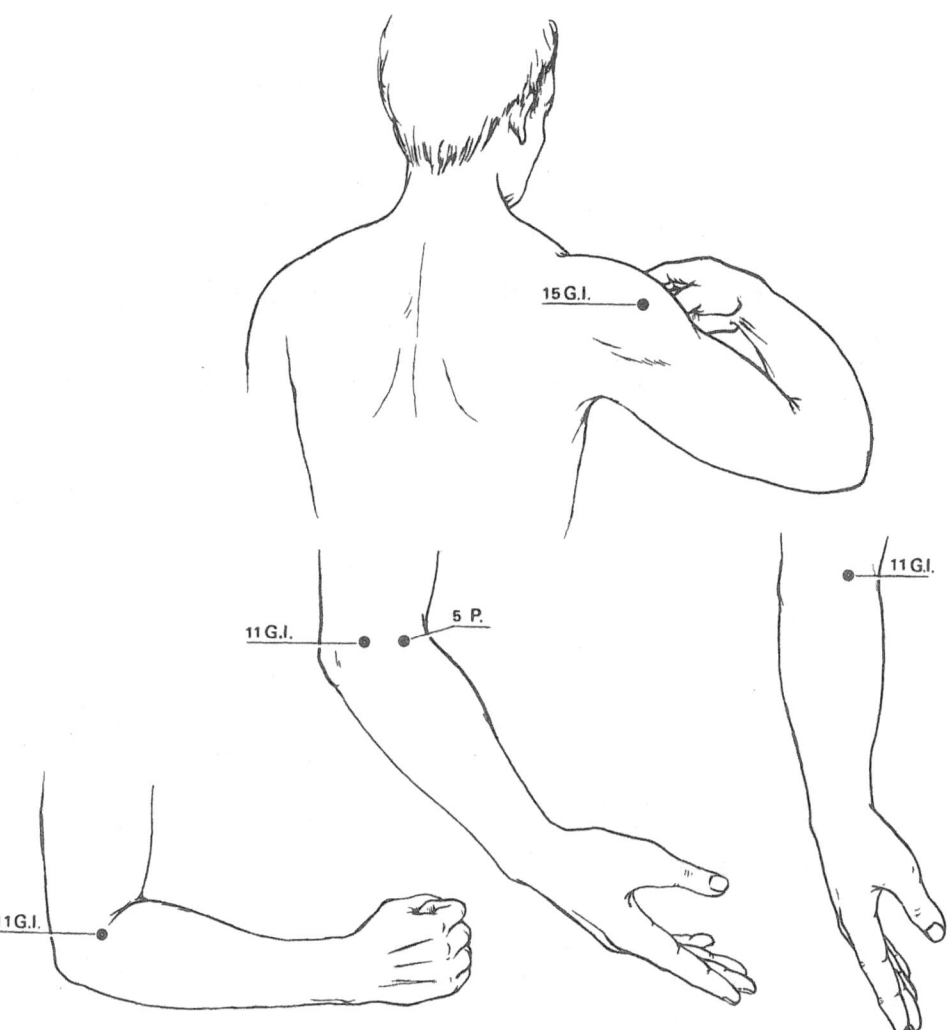

Fig. 46. — *Modalità per reperire facilmente l'11 G.I.*

5) Tsiu-Tchre (G.I. 11) "laghetto della curva"

— *Sede:* è situato nella depressione dell'estremità della piega del gomito flesso (fig. 46).

— *Innervazione e irrorazione,* rami della vena ricorrente radiale e nervi cutanei della faccia dorsale dell'avambraccio. Nello strato profondo decorre il nervo radiale.

— *Indicazioni:* paralisi dell'arto superiore, ipertensione, dissenteria, colpo di calore, convulsioni, paralisi infantile, do-

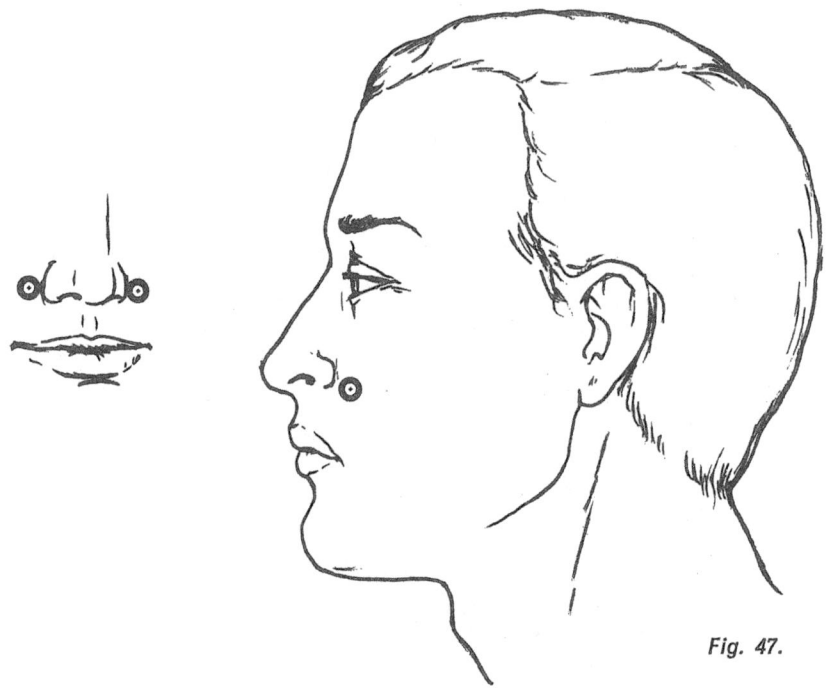

Fig. 47.

lori del gomito, traumi articolari del gomito, sinusite, rinite, algie facciali, algie delle spalle.

— *Agopuntura:* verticalmente 1-4 cm.
— Moxibustione: 3-7 minuti.

6) Tsien-Yu (G.I. 15) "osso della spalla"

— *Sede:* tra l'acromion e la grande tuberosità omerale nel mezzo della parte superiore del deltoide. Per individuare questo punto, il paziente deve estendere l'arto orizzontalmente, cosicchè compaiono due depressioni sotto l'acromion e la clavicola: la depressione più piccola ospita il punto (fig. 46).

— *Innervazione e irrorazione:* arteria e vena circonflessa omerale e rami del nervo sopraclaveare e del nervo ascellare.

— *Indicazioni:* artralgia della spalla, paralisi dell'arto superiore, paralisi infantile.

— *Agopuntura:* verticalmente alla profondità di 1,5 - 3,5 cm.
— Moxibustione: 5-10 minuti. È molto indicata nelle forme croniche.

7) Ying-Siang (G.I. 20) "fragranza benvenuta"

— *Sede:* all'esterno dell'ala del naso nel solco lungo la piega naso-labiale (fig. 47).

— *Innervazione e irrorazione:* rami dell'arteria facciale, vena facciale e arteria orbitaria inferiore, nervo infraorbitario e zigomatico facciale.

— *Indicazioni:* ostruzione nasale, riniti, prurito al viso, rinorrea e rinorraggia, sinusite mascellare, analgesia per canini ed incisivi superiori.

— *Agopuntura:* 0,5 cm.

A. Decorso: dalla faccia laterale del mignolo al bordo laterale del palmo, polso, processo stiloideo ulnare, superficie dorsale dell'avambraccio, tra l'olecrano e l'epicondilo mediale dell'omero, parte latero-dorsale del braccio, articolazione della spalla, scapola, incontra la 7ª vertebra, di qui alla regione cervicale, guancia, commessura palpebrale esterna, parte anteriore dell'orecchio (trago) (fig. 48).

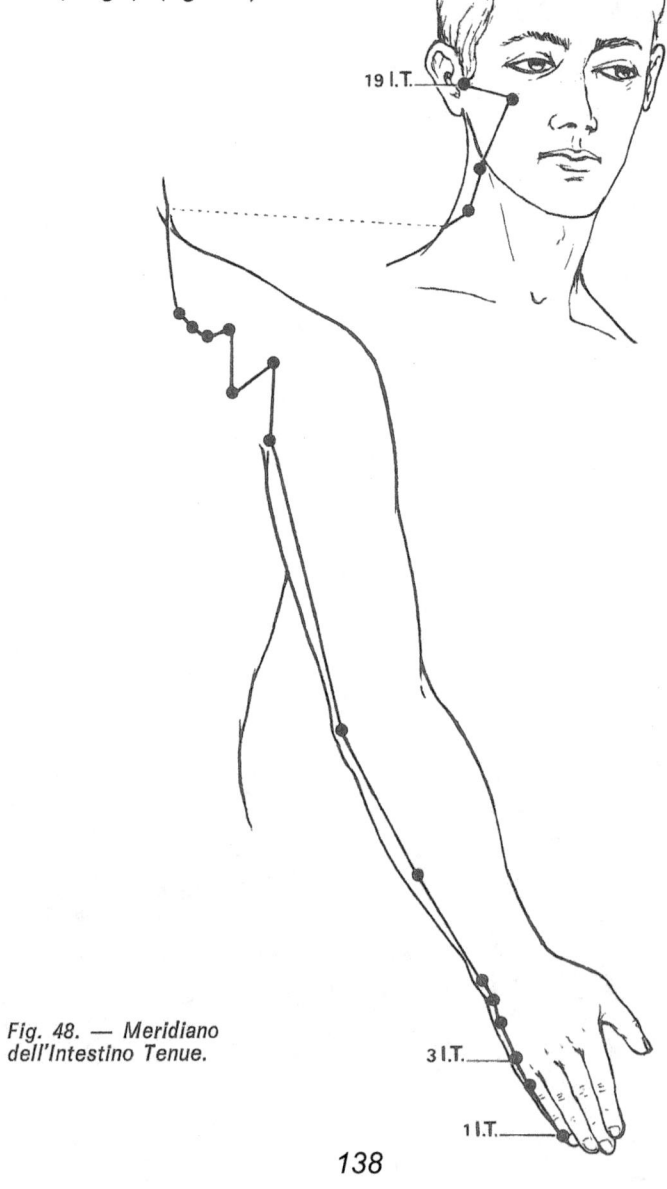

Fig. 48. — Meridiano dell'Intestino Tenue.

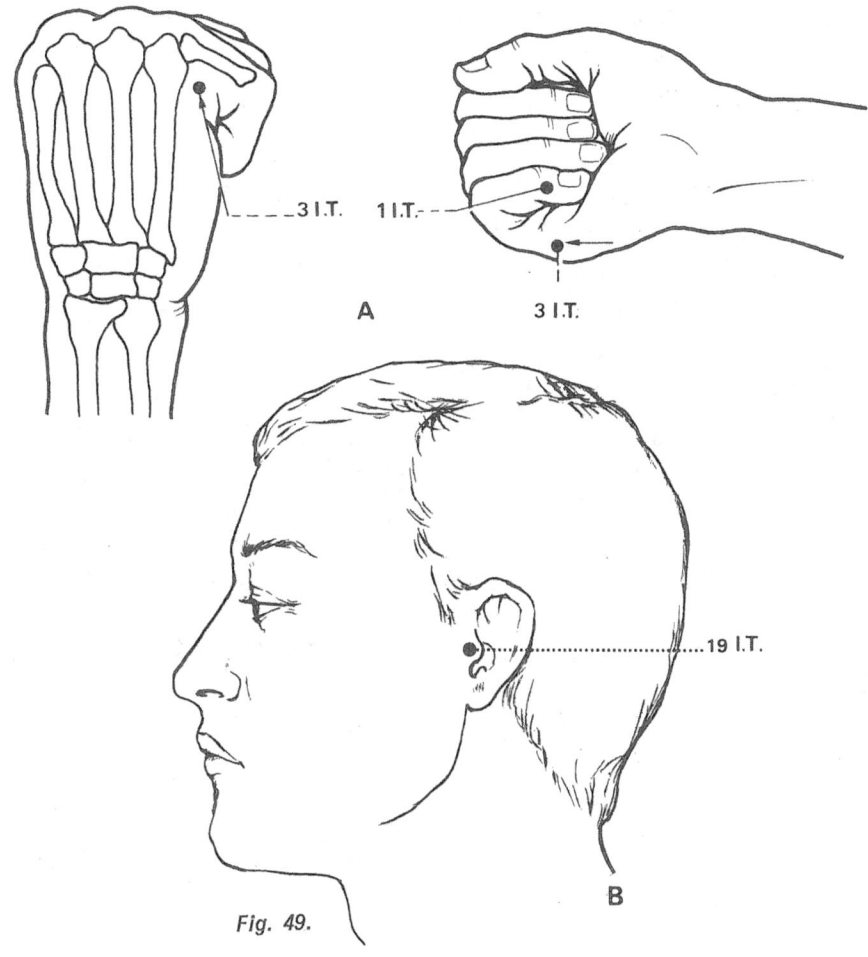

Fig. 49.

sordità, affezioni delle orecchie, algie a carico della spalla, della parte dorsale del braccio, della faccia.

C. Punti di uso più frequente (3 punti):

1) Chao-Tsre (I.T. 1) "piccola palude"

— *Sede:* a 2 mm. dietro l'angolo ungueale, lato libero del mignolo, simmetrico a 9 C (fig. 49 A).

— *Innervazione e irrorazione:* anastomosi artero-venose e nervose di rami dei nervi ulnare e mediale

— *Indicazioni:* sudorazione eccessiva, diuresi scarsa, contro le caldane in menopausa, per frenare le epistassi, nelle astenie.

— *Agopuntura:* obliqua 1-3 mm.

139

2) Reou-Tsri (I.T. 3) "corrente retrograda"

— *Sede:* a mano chiusa compare una piega dietro il 5° dito a livello del bordo ulnare della mano (fig. 49 A).

— *Innervazione e irrorazione:* arterie e vene volari superficiali e profonde, rami del nervo ulnare.

— *Indicazioni:* intorpidimento delle dita, cefalea, rigidità del collo, algie posteriori della spalla.

— *Agopuntura:* verticalmente alla profondita di 1-2 cm.

— Moxibustione: 3-7 minuti.

3) Ting-Kong (I.T. 19) "palazzo di ascolto"

— *Sede:* anteriormente al trago a livello della depressione che si forma aprendo lievemente la bocca (fig. 49 B).

— *Innervazione e irrorazione:* rami della vena e arteria temporale e rami del nervo facciale e della 3ª branca del trigemino.

— *Indicazioni:* acufeni, sordità, nevralgie facciali, paresi facciali.

— *Agopuntura:* verticalmente alla profondità di 1-3 cm.

— Moxibustione: 3-5 minuti.

N.B. Facili emorragie ed ematomi.

A. **Decorso:** dalla punta dell'anulare tra il 4° e il 5° metacarpo alla faccia dorsale del polso, lungo il bordo laterale dell'ulna, alla faccia laterale del braccio, sulla spalla. Di qui sul collo, dietro e sopra l'orecchio, sulla guancia sino all'orbità (fig. 50).

B. **Malattie trattate:** sordità, dolori alla spalla, al gomito, all'arto superiore.

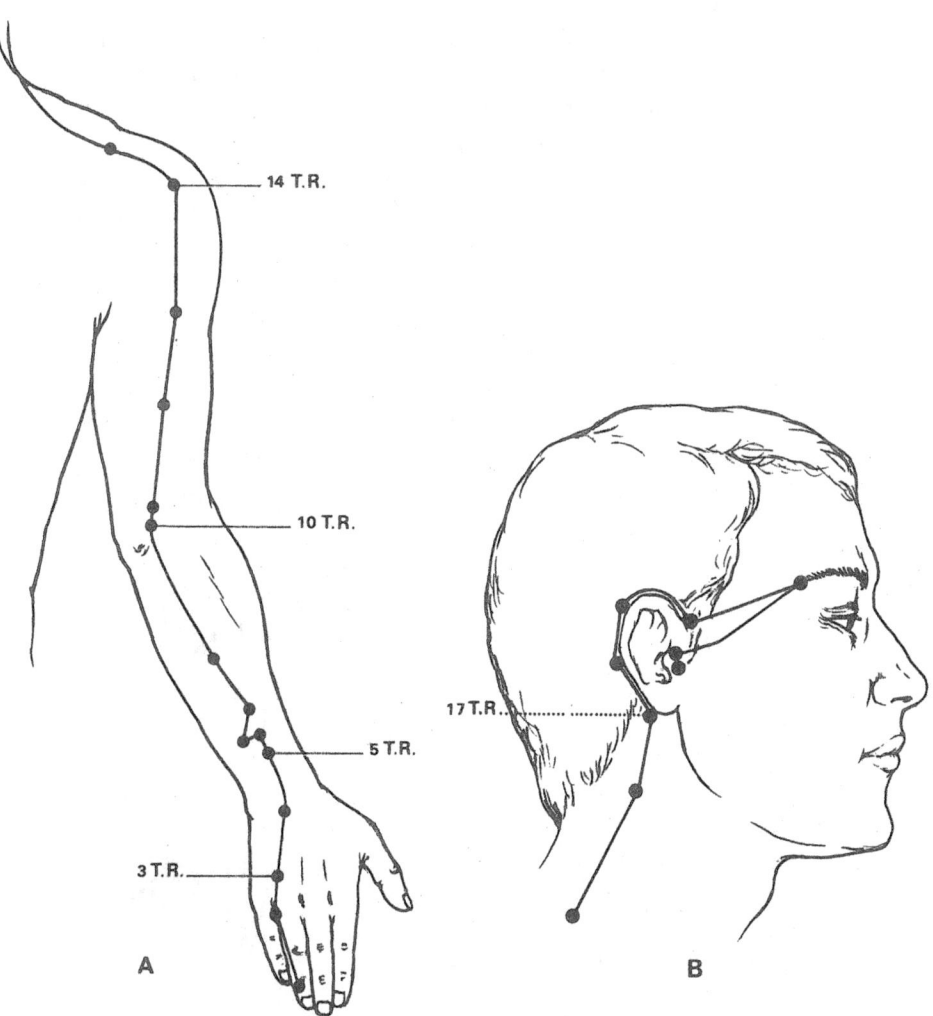

Fig. 50. — *Meridiano del Triplo Riscaldatore.*

1) Tchong-Tchou (T.R. 3) "isolotto centrale"
— *Sede:* sul dorso della mano nell'angolo formato dall'articola-
  zione tra il 4° e il 5° metacarpo (fig. 51 A).
— *Innervazione e irrorazione:* arterie e vene volari superficiali
  e profonde, rami del nervo ulnare.
— *Indicazioni:* algie del dorso della mano, sordità.
— *Agopuntura:* verticalmente alla profondità di 1-1,5 cm

2) Oe-Koann (T.R. 5) "Passaggio esterno"
— *Sede:* faccia posteriore dell'arto superiore, tra radio e ulna,
  a circa 5,5 cm. al di sopra della piega dorsale del polso in
  flessione, diametralmente opposto al Nei-Koann (fig. 51 A).
— *Innervazione e irrorazione:* arteria interossea dorsale e arteria interossea palmare; nervo cutaneo laterale, ramo interosseo dorsale del nervo radiale e ramo interosseo volare
  laterale del nervo mediano.

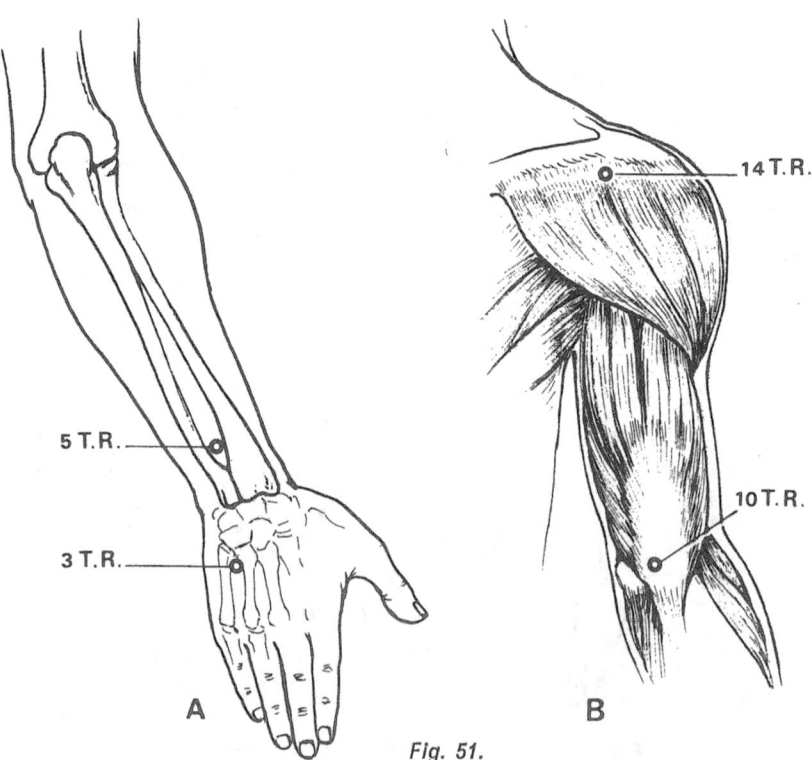

Fig. 51.

- *Indicazioni:* raffreddore comune, cefalea, dolori intercosta-li, sordità, paralisi infantile, dolori del gomito e dolori post-traumatici del polso.
- *Agopuntura:* verticalmente alla profondità di 2-5 cm.
- Moxibustione: 3-7 minuti.

3) Tien-Tsing (T.R. 10) "bene celeste"
- *Sede:* circa 2 cm. al di sopra dell'oleocrano nella depressio-ne che si forma flettendo il gomito (fig. 51 B).
- *Innervazione e irrorazione:* arterie ricorrenti anteriori, po-steriore ulnare e radiale; rami muscolari del nervo radiale e dei nervi cutanei laterali.
- *Indicazioni:* dolori del gomito, psicosi.
- *Agopuntura:* verticalmente alla profondità di 1-1,5 cm.
- Moxibustione: 3-7 minuti.

4) Tsien Tsiao (T.R. 14) "osso della spalla"
- *Sede:* superficie dorsale della spalla in fondo al solco for-mato inferiormente all'acromion quando si solleva il braccio (fig. 51 B).
- *Innervazione e irrorazione:* arteria circonflessa omerale po-steriore, ramo muscolare del nervo ascellare.
- *Indicazioni:* artralgie della spalla, paralisi infantile.
- *Agopuntura:* verticalmente od obliquamente verso il basso alla profondità di 2-3 cm.
- Moxibustione: 3-7 minuti.

5) Yi-Fong (T.R. 17) "schermo del vento"
- *Sede:* dietro il lobo dell'orecchio, davanti alla prominenza mastoidea (fig. 50 B).
- *Innervazione e irrorazione:* arteria e vena auricolare poste-riore, vena giugulare esterna; nervo grande auricolare, rami del nervo facciale.
- *Indicazioni:* sordità, acufeni, contratture mandibolari, odon-talgie.
- *Agopuntura:* verticalmente alla profondità di 1-2 cm.
- Moxibustione: 3-5 minuti.

A. Decorso: dal perineo alla linea mediana della regione pubica, dell'addome, del torace e del mento (fig. 52).

B. Malattie trattate: leucorrea, masse addominali ed ernie, affezioni urogenitali, asma.

C. Punti di uso più frequente (7 punti):
1) Kuan-Yuan (J.M. 4) "origine del passaggio"
- *Sede:* linea mediana dell'addome, leggermente al di sotto della metà della distanza ombelico-pubica (fig. 53).

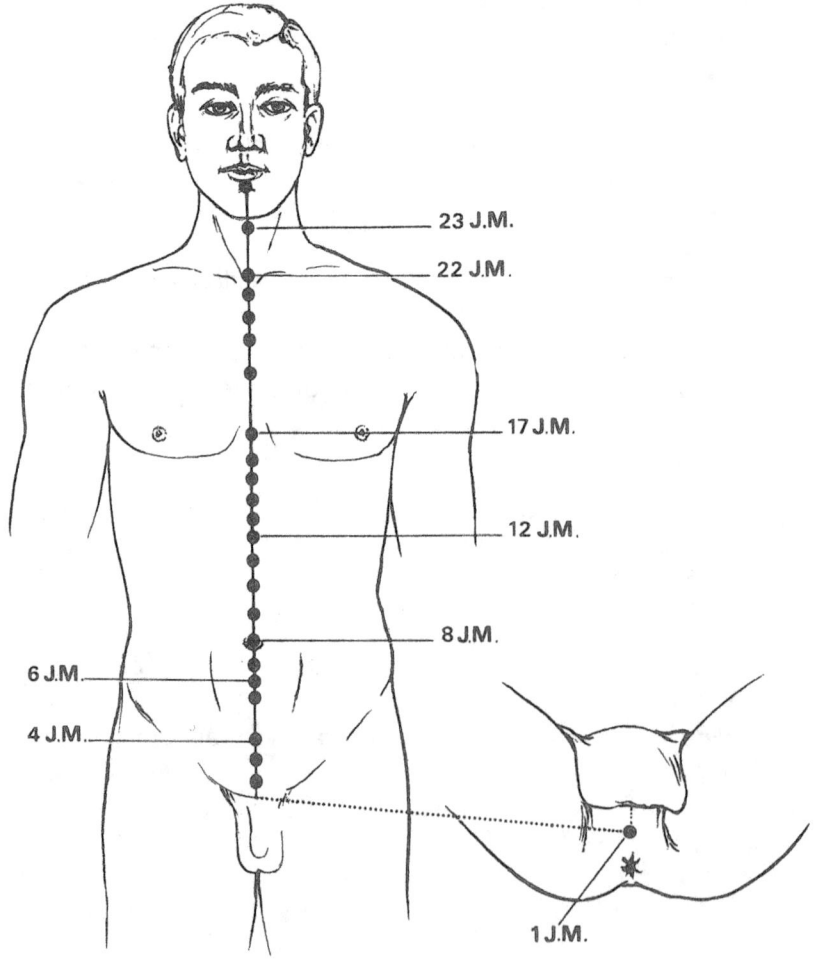

Fig. 52. — *Meridiano di Jen-Mo.*

144

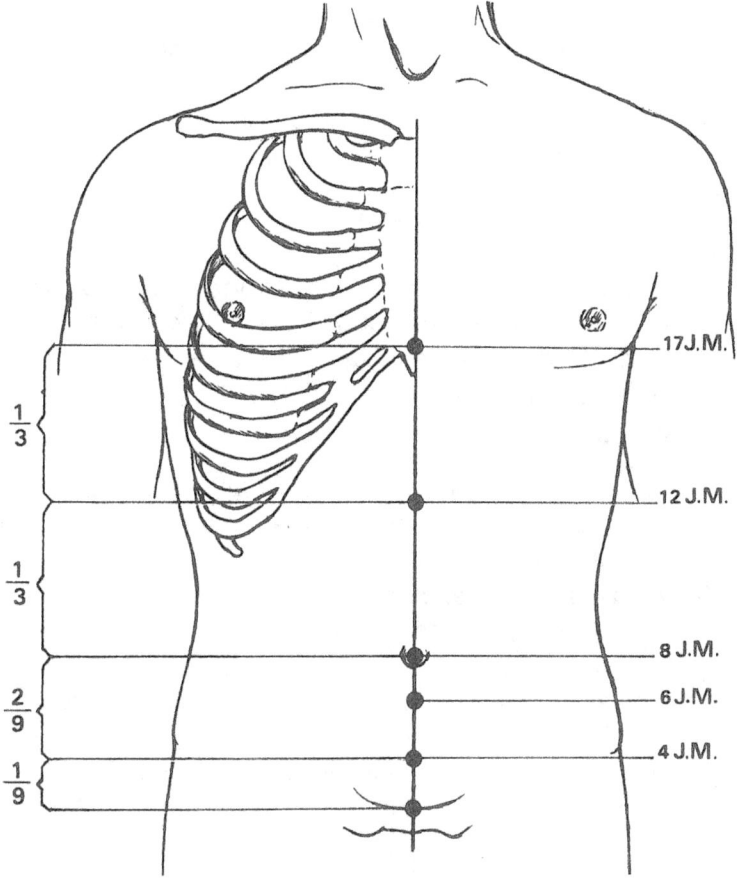

Fig. 53. — Modo di reperire i principali punti del meridiano di Jen-Mo.

- *Innervazione e irrorazione:* rami dell'arteria e vena epiga-strica superiore ed inferiore; nervi sottocostali e loro rami.
- *Indicazioni:* punto di tonificazione principale, impotenza e-rettiva, spermatorrea, nicturia, anuria, dismenorrea, diar-rea, incontinenza urinaria, enuresi.
- *Agopuntura:* verticalmente alla profondità di 2-3 cm.
- Moxibustione - 5-15 minuti.

2) Tsri-Rae (J.M. 6) "mare di vapore"
- *Sede:* circa 4 cm. al di sotto dell'ombelico lungo la linea mediana dell'addome (al quarto della distanza ombelico-pubica).
- *Innervazione e irrorazione:* come per J.M. 4. Inoltre, ramo cutaneo anteriore del 10° nervo intercostale.

145

- *Indicazioni:* asma, dolori gastrici, diarrea, impotenza eretti-va, spermatorrea, dismenorrea, punto di tonificazione prin-cipale.
- *Agopuntura:* verticalmente alla profondità di 2-3 cm.
- Moxibustione: 5-15 minuti o 1-2 ore.

3) Chenn-Koan (J.M. 8) "santuario spirituale"
- *Sede:* nell'ombelico.
- *Innervazione e irrorazione:* arteria e vena sottoepigastrica; ramo cutaneo anteriore del 10° nervo intercostale.
- *Indicazioni:* dolori addominali, diarrea profusa.
- *Agopuntura:* proibita.
- Moxibustione: 5-15 minuti o 1-2 ore.

4) Tchoeng-Koan (J.M. 12) "centro dell'epigastrio"
- *Sede:* linea addominale mediana, a metà tra ombelico ed a-pofisi ensiforme.
- *Innervazione e irrorazione:* arteria e vena epigastrica supe-riore; ramo cutaneo del 7° nervo intercostale.
- *Indicazioni:* nausea, vomito, diarrea, dissenteria, tosse, a-sma, gastriti, ulcere gastriche, astenia, raffreddore comu-ne.
- *Agopuntura:* verticalmente alla profondità di 2-3 cm.
- Moxibustione: 5-15 minuti.

5) Tran-Tchong (J.M. 17) "altare centrale"
- *Sede:* a metà dello sterno, a livello dei capezzoli; regolarsi con il 4° spazio intercostale.
- *Innervazione e irrorazione:* arterie e vena mammaria inter-na; ramo cutaneo del 4° nervo intercostale.
- *Indicazioni:* asma, agalattia, bronchite.
- *Agopuntura:* verso il basso lungo la cute alla profondità di 1-1,5 cm.
- Moxibustione: 3-7 minuti.

6) Henn-Tiu (J.M. 22) "prominenza del cielo"
- *Sede:* nella fossetta del bordo superiore dell'incisura sopra-sternale (fig. 54).
- *innervazione e irrorazione:* arco cervicale, arteria tiroidea inferiore, arco aortico; nervi sopraclaveari.
- *Indicazioni:* asma, tosse, oro-faringite, nausea, vomito, e-sofagiti, bolo isterico.

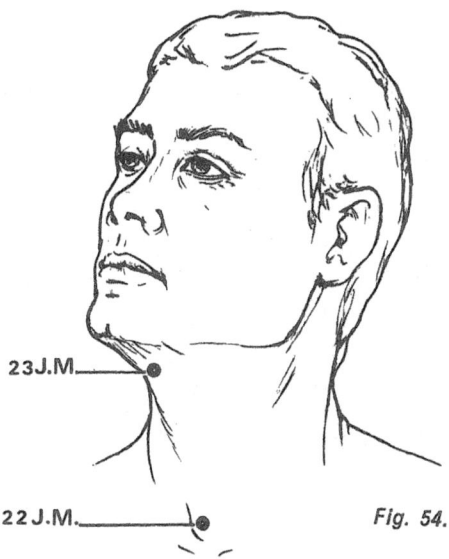

23J.M.

22 J.M.

Fig. 54.

— *Agopuntura:* obliquamente verso l'esterno alla profondità di 1-2 cm.
— Moxibustione: 3-7 minuti.

7) Tien-Tsiuann (J.M. 23) "sorgente di protezione"
— *Sede:* in corrispondenza della parte superiore dell'epiglottide e nella fossetta della cartilagine tiroidea.
— *Innervazione e irrorazione:* vena cervicale anteriore, nervi cutanei, rami del nervo sublinguale e del nervo laringeo inferiore.
— *Indicazioni:* colpo di calore e perdita della favella, edema sublinguale, laringiti, faringiti.
— *Agopuntura:* verticalmente alla profondità di 1 cm.
— Moxibustione: 2-3 minuti.

147

Meridiano del Tou-Mo (Vaso governatore) (T.M.)

A. **Decorso:** dalla punta del coccige, sulla linea interspinosa vertebrale, verso la sommità del capo, al vertice, fronte, dorso del
naso, termina sotto il labbro superiore tra le radici dei due incisivi (fig. 55).

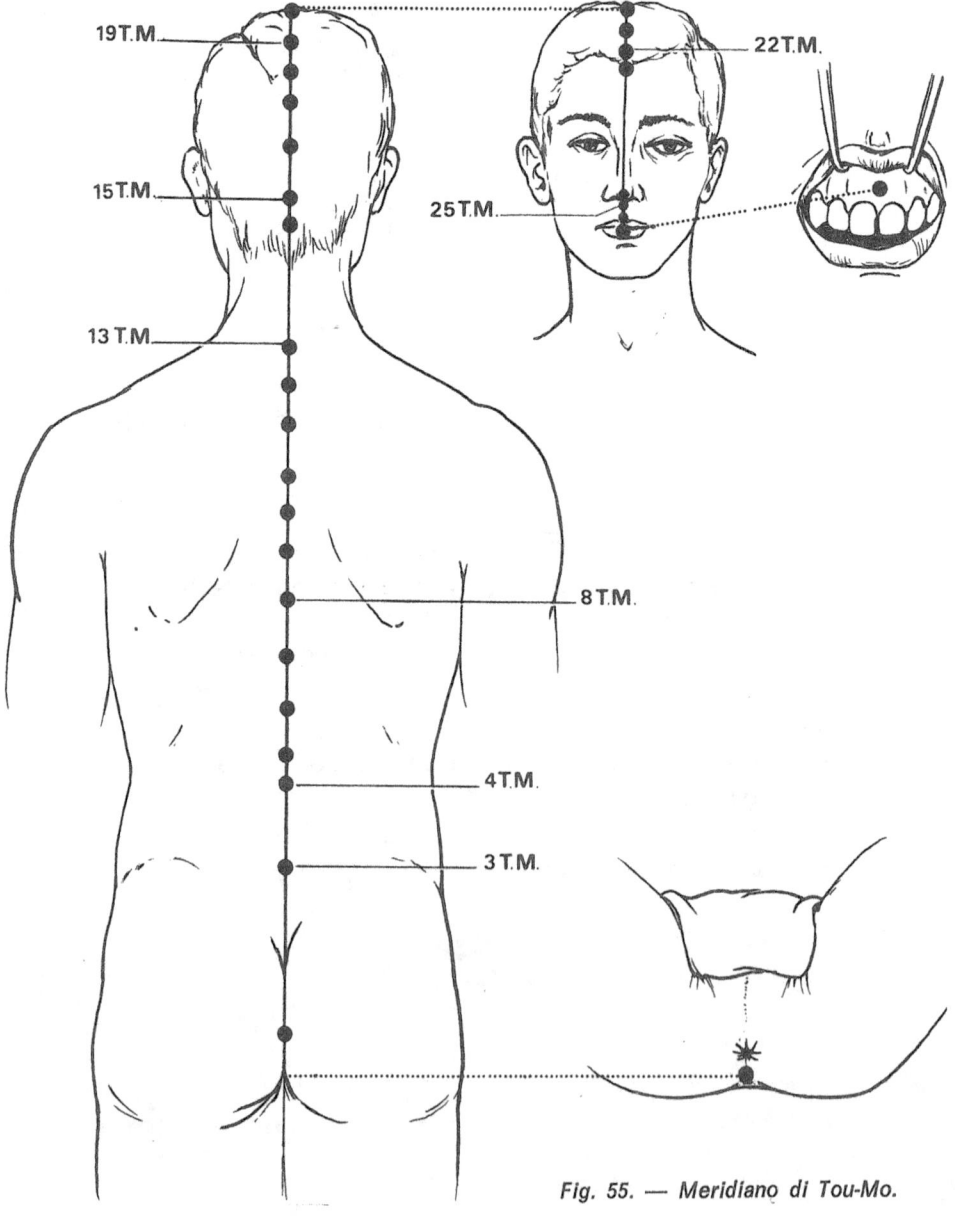

Fig. 55. — Meridiano di Tou-Mo.

tutti i punti di questo meridiano possono esse-
re usati per le algie del rachide, per artrosi vertebrali, ecc.

(8 punti):

1) (T.M. 3) "passaggio assolato lombare"

— *Sede:* inferiormente al processo spinoso della 4ª vertebra
lombare (fig. 56).

— *Innervazione e irrorazione:* vasi e nervi lombari.

— *Indicazioni:* sciatalgia, dismenorrea, spermatorrea, impotenza, lombalgie.

— *Agopuntura:* verticalmente alla profondità di 1-2 cm.

— Moxibustione: 3-7 minuti.

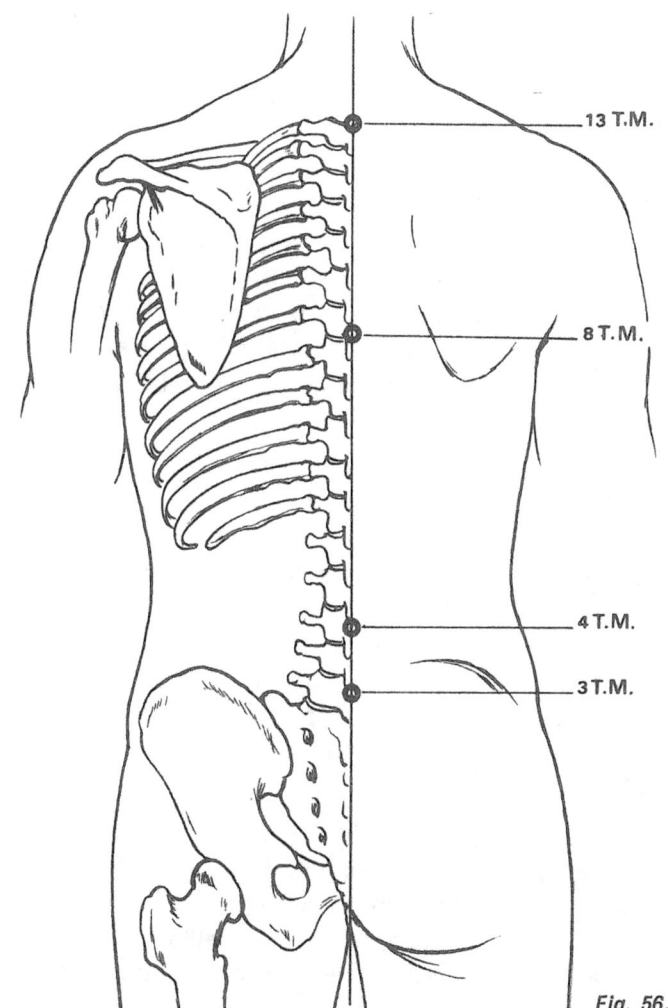

13 T.M.

8 T.M.

4 T.M.

3 T.M.

Fig. 56.

149

2) Ming-Men (T.M. 4) "porta della vita"
- *Sede:* al di sotto della 2ª vertebra lombare (fig. 56).
- *Innervazione e irrorazione:* analoga al T.M. 3.
- *Indicazioni:* lombalgie, diarrea, asma, leucorrea, impotenza e spermatorrea.
- *Agopuntura:* verticalmente alla profondità di 2 cm.
- Moxibustione: 3-15 minuti.

3) Chin-Yang (T.M. 8) "sole splendente"
- *Sede:* al di sotto della 7ª vertebra toracica (fig. 56).
- *Innervazione e irrorazione:* rami posteriori della 7ª arteria intercostale, ramo laterale del 7° nervo intercostale.
- *Indicazioni:* algie interscapolari, lombalgie, ittero, tosse, asma.
- *Agopuntura:* obliquamente verso l'alto alla profondità di 1-2 cm.
- Moxibustione: 3-5 minuti.

4) Pao-Lao (T.M. 13) "grossa vertebra"
- *Sede:* tra la 7ª vertebra cervicale e la 1ª toracica (fig. 56).
- *Innervazione e irrorazione:* arteria cervicale trasversa e rami dei nervi 8° cervicale e 1° toracico.
- *Indicazioni:* artrosi cervicale, febbre, raffreddore, colpo di calore, algie interscapolari, malaria, asma ed epilessia.
- *Agopuntura:* verticalmente alla profondità di 1 cm.
- Moxibustione: 5-15 minuti.

5) Fong-Fu (T.M. 15) "prefettura del vento"
- *Sede:* alla base dell'osso occipitale, tra l'atlante e l'epistrofeo (fig. 57).
- *Innervazione e irrorazione:* rami dell'arteria occipitale; nervo grande occipitale.
- *Indicazioni:* insufficienza vascolare cerebrale, raffreddore comune, paraplegie, trombosi cerebrale.
- *Agopuntura:* verticalmente alla profondità di 1 cm.; non penetrare troppo profondamente.
- Moxibustione: da evitare.

6) Pae-Roe (T.M. 19) "incontri a centinaia"
- *Sede:* sul vertice del cranio, a metà della linea che collega il bordo superiore delle orecchie (fig. 57).
- *Innervazione e irrorazione:* reticolo dell'arteria e vena temporale superficiale e della vena e arteria occipitale; nervo grande occipitale.

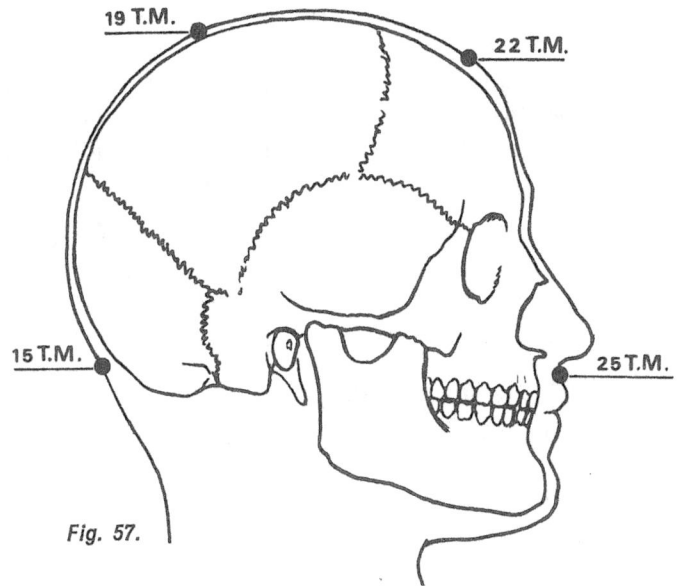

Fig. 57.

— *Indicazioni:* cefalea, colpo di calore, diarrea, anuria.
— *Agopuntura:* verso l'alto lungo la cute (tecnica laterale) in profondità per 1 cm.
— Moxibustione: 5-7 minuti.

7) Chang-Sing (T.M. 22) "super-stella"
— *Sede:* lungo la linea mediana, 2 cm. sopra la tangenziale superiore alle 2 bozze frontali, 1 cm. circa dietro la linea del capillizio (fig. 57).
— *Innervazione e irrorazione:* arteria e vena frontale, arteria e vena temporale superficiale, nervo frontale.
— *Indicazioni:* raffreddore, colpo di calore, manie, vertigini.
— *Agopuntura:* lateralmente verso l'alto lungo la cute, in profondità per 1 cm., oppure provocare sanguinamento con ago prismatico.
— Moxibustione: 3-5 minuti.

8) Shuei-Kou (T.M. 25) "fossa d'acqua"
— *Sede:* linea mediana della faccia, al di sotto del naso, alla base della columella (fig. 57).
— *Innervazione e irrorazione:* arteria e vena labiale superiore, rami temporali del nervo facciale e nervo infraorbitario.
— *Indicazioni:* colpo di calore, lipotimia, coma, crisi ipertensiva.
— *Agopuntura:* verso l'alto obliquamente, profondità 0,5 cm.

151

Meridiano del Fegato (F.)

A. Decorso: dalla faccia dorsale dell'alluce, lungo il piede, circa 3 cm. anteriormente al malleolo mediale lungo la faccia mediale della gamba, ginocchio e coscia, parte anteriore dell'addome e termina nella regione sovraepatica (fig. 58).

B. Malattie trattate: nausea, vomito, enuresi, nicturia, insufficienza epatica, eczemi, ritenzione urinaria, lombalgia, tensione toracica.

C. Punti di uso più frequente (5 punti):
1) Ta-Tun (F. 1) "grande montagna"
   - Sede: 2 mm. dietro l'angolo dell'unghia dell'alluce sul lato verso il 2° dito (fig. 59).
   - Innervazione e irrorazione: arteria e vena dorsale del piede, rami dorsali del nervo peroneale.
   - Indicazioni: enuresi, nicturia.
   - Agopuntura: obliquamente per 0,3-0,5 cm.
   - Moxibustione: 3-5 minuti.

2) Trae-Tchrong (F. 3) "grande flusso"
   - Sede: nella fossa tra il 1° e il 2° metatarso (fig. 59).
   - Innervazione e irrorazione: vena digitale comune e arcata venosa dorsale, arteria plantare profonda e arteria dorsale del 1° metatarso, rami del nervo peroneale.
   - Indicazioni: insufficienza epatica, eczemi, cefalea, dolori intercostali, gastralgia, acufeni, vertigini, paralisi infantile, sindromi depressive.
   - Agopuntura: verticalmente alla profondità di 1 cm.
   - Moxibustione: 3-5 minuti.

3) Tsiu-Tsiuan (F. 8) "fonte tortuosa"
   - Sede: faccia mediale del ginocchio, posteriormente alla tuberosità interna della tibia, a livello del lato mediale dell'estremità dei tendini del semitendinoso e semimembranoso (fig. 60).
   - Innervazione e irrorazione: vena safena, arteria superiore del ginocchio, nervo safeno.
   - Indicazioni: artralgie post-traumatiche del ginocchio, impotenza.
   - Agopuntura: verticalmente alla profondità di 1-2 cm.
   - Moxibustione: 3-7 minuti.

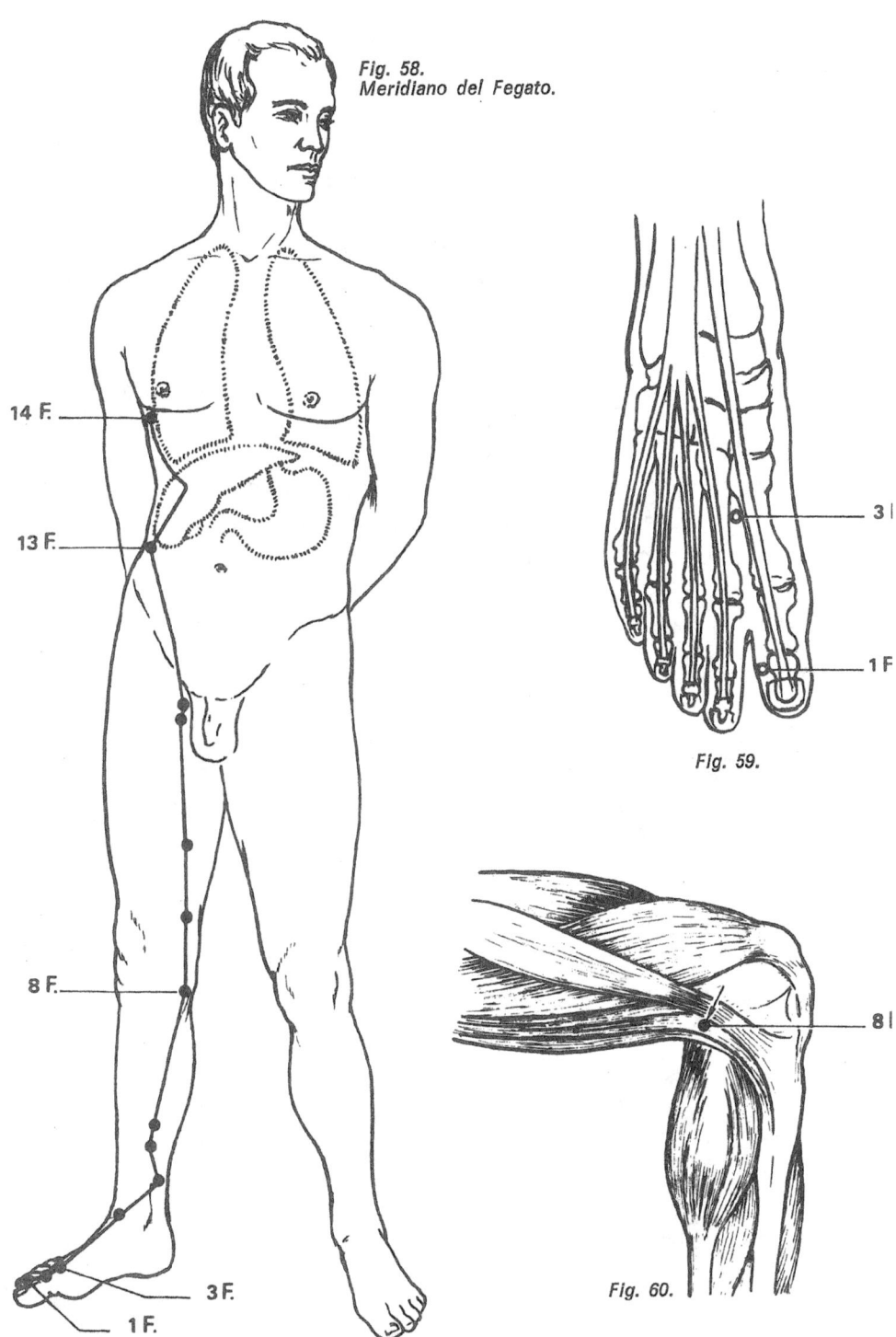

Fig. 58.
Meridiano del Fegato.

14 F.

13 F.

8 F.

3 F.

1 F.

3 l

1 F

Fig. 59.

8 l

Fig. 60.

153

4) Tchang- Men (F. 13) "porta larga"
- *Sede:* parte laterale dell'addome, sotto la 11ª costa (fig. 61).
- *Innervazione e irrorazione:* 10ª arteria intercostale e 10° nervo intercostale.
- *Indicazioni:* nausea, gastralgia, diarrea.
- *Agopuntura:* verticalmente alla profondità di 2-3 cm.
- Moxibustione: 3-7 minuti.

5) Tsri-Men (F. 14) "porta del tempo"
- *Sede:* 2 spazi intercostali al di sotto del capezzolo (fig. 61).
- *Innervazione e irrorazione:* 6ª arteria, vena e nervo intercostale.
- *Indicazioni:* gastralgia, dolori intercostali, agalattia.
- *Agopuntura:* obliquamente alla profondità di 1 cm.
- Moxibustione: 3-5 minuti.

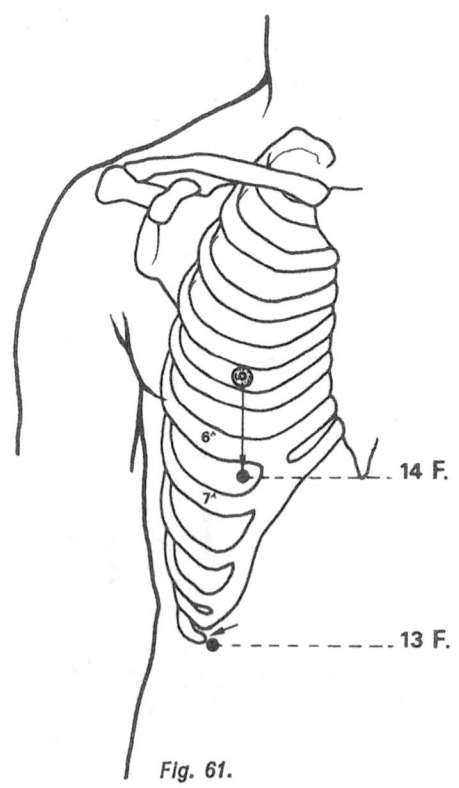

Fig. 61.

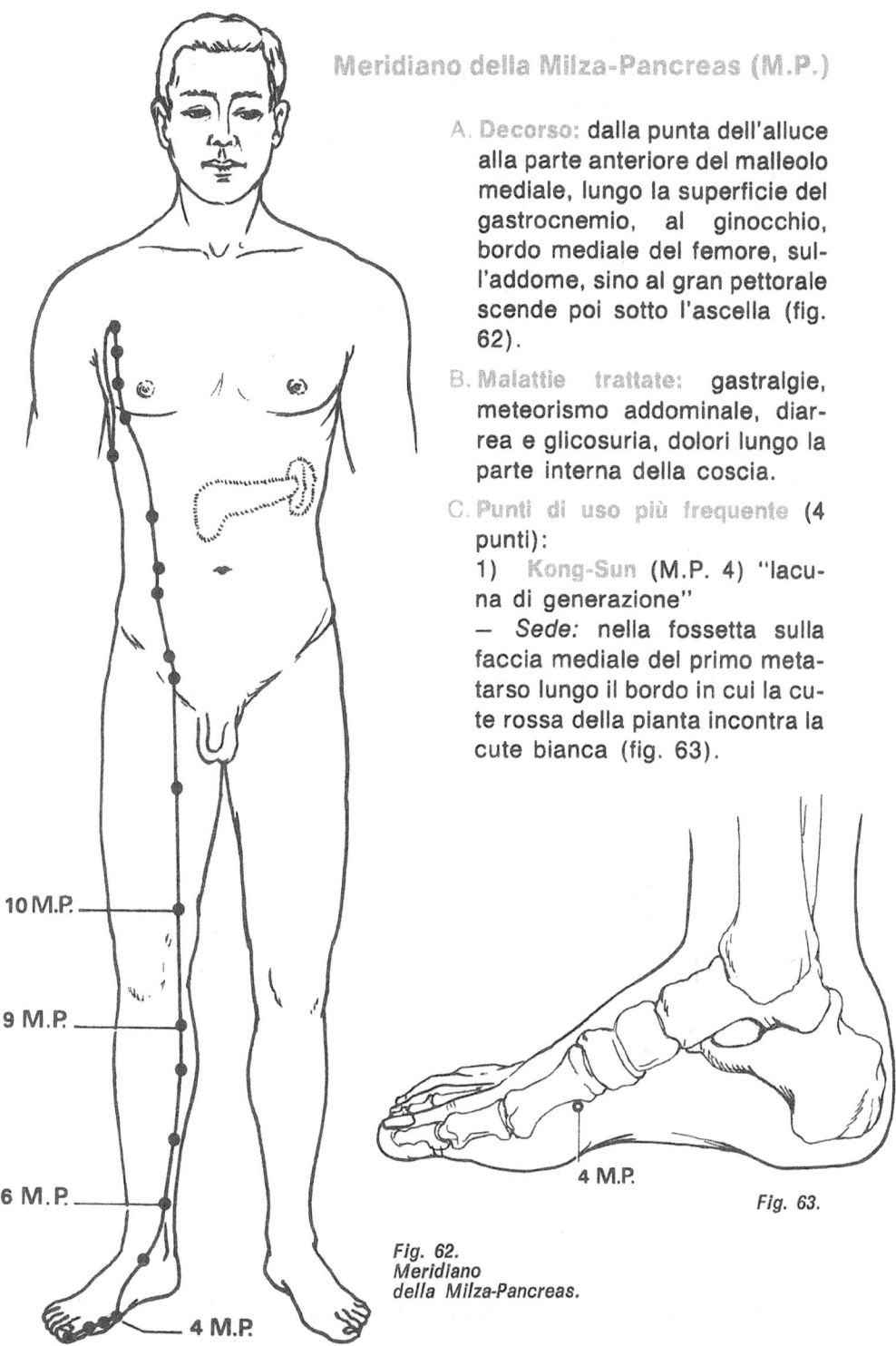

A. Decorso: dalla punta dell'alluce alla parte anteriore del malleolo mediale, lungo la superficie del gastrocnemio, al ginocchio, bordo mediale del femore, sull'addome, sino al gran pettorale scende poi sotto l'ascella (fig. 62).

B. Malattie trattate: gastralgie, meteorismo addominale, diarrea e glicosuria, dolori lungo la parte interna della coscia.

C. Punti di uso più frequente (4 punti):
1) Kong-Sun (M.P. 4) "lacuna di generazione"
— Sede: nella fossetta sulla faccia mediale del primo metatarso lungo il bordo in cui la cute rossa della pianta incontra la cute bianca (fig. 63).

10 M.P.

9 M.P.

6 M.P.

4 M.P.

4 M.P.

Fig. 63.

Fig. 62.
Meridiano
della Milza-Pancreas.

155

- *Innervazione e irrorazione:* arteria plantare mediale e reticolo venoso sulla faccia dorsale del piede. Nervo peroneale superficiale e rami della vena safena profonda.
- *Indicazioni:* intorpidimento delle dita dei piedi, tosse, nausea e vomito, dolori addominali, tensione gastrica.
- *Agopuntura:* verticalmente alla profondità di 2-3 cm.
- Moxibustione: 3-5 minuti

2) Sann-Inn-Tsiao (M.P. 6) "crocevia dei tre Inn"
- *Sede:* circa 6 cm. sopra il malleolo mediale, lungo il bordo posteriore della tibia (fig. 64).
- *Innervazione e irrorazione:* vena safena, arterie e vena tibiale posteriore; nervo cutaneo laterale e del tessuto profondo il nervo tibiale.
- *Indicazioni:* anuria, meteorismo, diarrea, dolori addominali, dolori toracici, insonnia, spermatorrea notturna, acne, dismenorrea, artralgie post-traumatiche della caviglia, iperglicemia.
- *Agopuntura:* verticalmente alla profondità di 1-2 cm.
- Moxibustione: 5-10 minuti.

  N.B. Proibito durante la gravidanza.

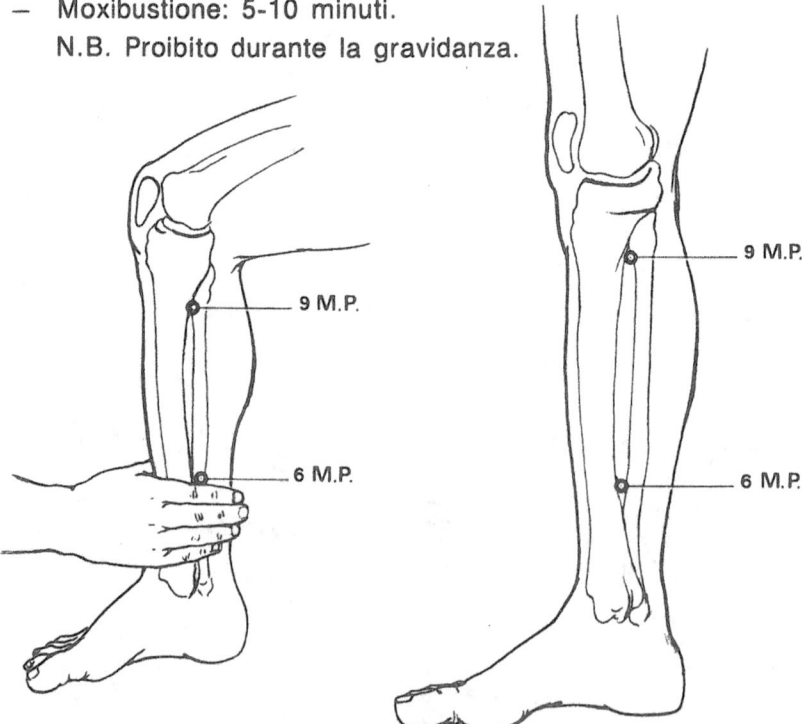

Fig. 64. — Modo di reperire il 6 M.P. (Sann-Jnn-Tsiao) e il 9 M.P.

3) Inn-Ling-Tsiuann (M.P. 9) "primavera con montagna ombrosa"

— *Sede:* nella fossetta tibiale, inferiormente al condilo mediale della tibia (fig. 64).

— *Innervazione e irrorazione:* anteriormente si trova la grande vena safena, l'arteria superiore del ginocchio, l'arteria e la vena tibiale posteriore, nervi cutanei e in profondità il nervo tibiale.

— *Indicazioni:* anuria, meteorismo addominale, diarrea, gonalgie, coxartrosi, crampi.

— *Agopuntura:* verticalmente alla profondità di 1-2 cm. verso il basso.

— Moxibustione: 3-5 minuti.

4) Siue-Rae (M.P. 10) "mare di sangue"

— *Sede:* circa 5 cm. al di sopra della rotula, a livello della prominenza del muscolo vasto mediale. Quando il ginocchio è piegato ad angolo retto tener la rotula con la mano: in corrispondenza della punta del pollice si trova il punto (fig. 65).

— *Innervazione e irrorazione:* rami dell'arteria e vena femorale e rami del nervo femorale e rami di nervi cutanei.

— *Indicazioni:* dismenorrea, amenorrea, dolori lungo la coscia.

— *Agopuntura:* verticalmente alla profondità di 1-4 cm.

— Moxibustione: 3-5 minuti.

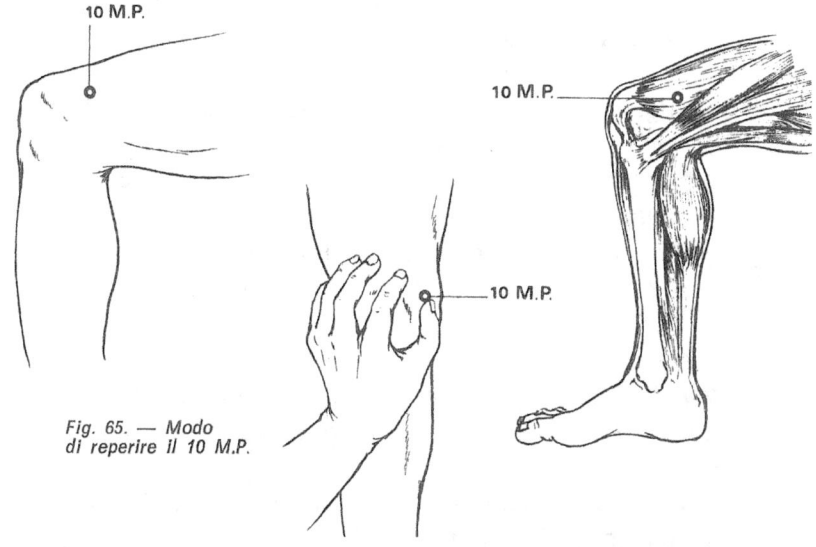

10 M.P.

10 M.P.

10 M.P.

Fig. 65. — Modo di reperire il 10 M.P.

A. Decorso: dalla pianta del piede al di sotto della tuberosità dello scafoide, al malleolo mediale, calcagno. Parte mediale del polpaccio, del poplite, bordo mediale posteriore del femore. Di qui verso l'alto sulla parete dell'addome, a circa 2 cm. dalla linea mediana, per dirigersi sul torace all'altezza delle articolazioni sterno-costali e terminare sotto la clavicola. (fig. 66).

B. Malattie trattate: lombalgia, faringo-laringite, diarrea, asma, edema, affezioni ginecologiche.

C. Punti di uso più frequente (3 punti):

1) Yong-Tsiuan (R. 1) "primavera piovosa"
   - Sede: sotto la pianta del piede alla distanza di ⅓ dalla punta del 3° dito del piede nella piega che si forma quando viene flesso (fig. 67).
   - Innervazione e irrorazione: rami dell'arteria dorsale del piede e dell'arco; nervi digitali plantari comuni.
   - Indicazioni: raffreddore nei lattanti, faringodinie e afonia, coma, algie ai piedi.
   - Agopuntura: verticalmente alla profondità di 1-1,5 cm.
   - Moxibustione: 3-7 minuti.

2) Trae-Tsri (R. 3) "grande ruscello"
   - Sede: nella fossetta tra il malleolo mediale ed il tendine d'achille (fig. 68).
   - Innervazione e irrorazione: arteria e vena tibiale posteriore; nervo cutaneo mediale e nervo tibiale.
   - Indicazioni: lombalgia, spermatorrea, acufeni e sordità, odontalgie, faringodinia, tosse, diarrea, dolore malleolare, impotenza, dismenorrea.
   - Agopuntura: verticalmente alla profondità di 1,5 cm.
   - Moxibustione: 3-7 minuti.

3) Fu-Leu (R. 7) "ripetutamente inattivo"
   - Sede: circa 5,5 cm. al di sopra di R. 3, sul bordo del tendine di Achille (fig. 68).
   - Innervazione e irrorazione: arteria e vena tibiale posteriore; nervi cutanei surali e rami peroneali, nervo tibiale.
   - Indicazioni: raffreddore comune, sudorazione notturna, edema perimalleolare.
   - Agopuntura: verticalmente alla profondità di 1-1,5 cm.
   - Moxibustione: 3-7 minuti.

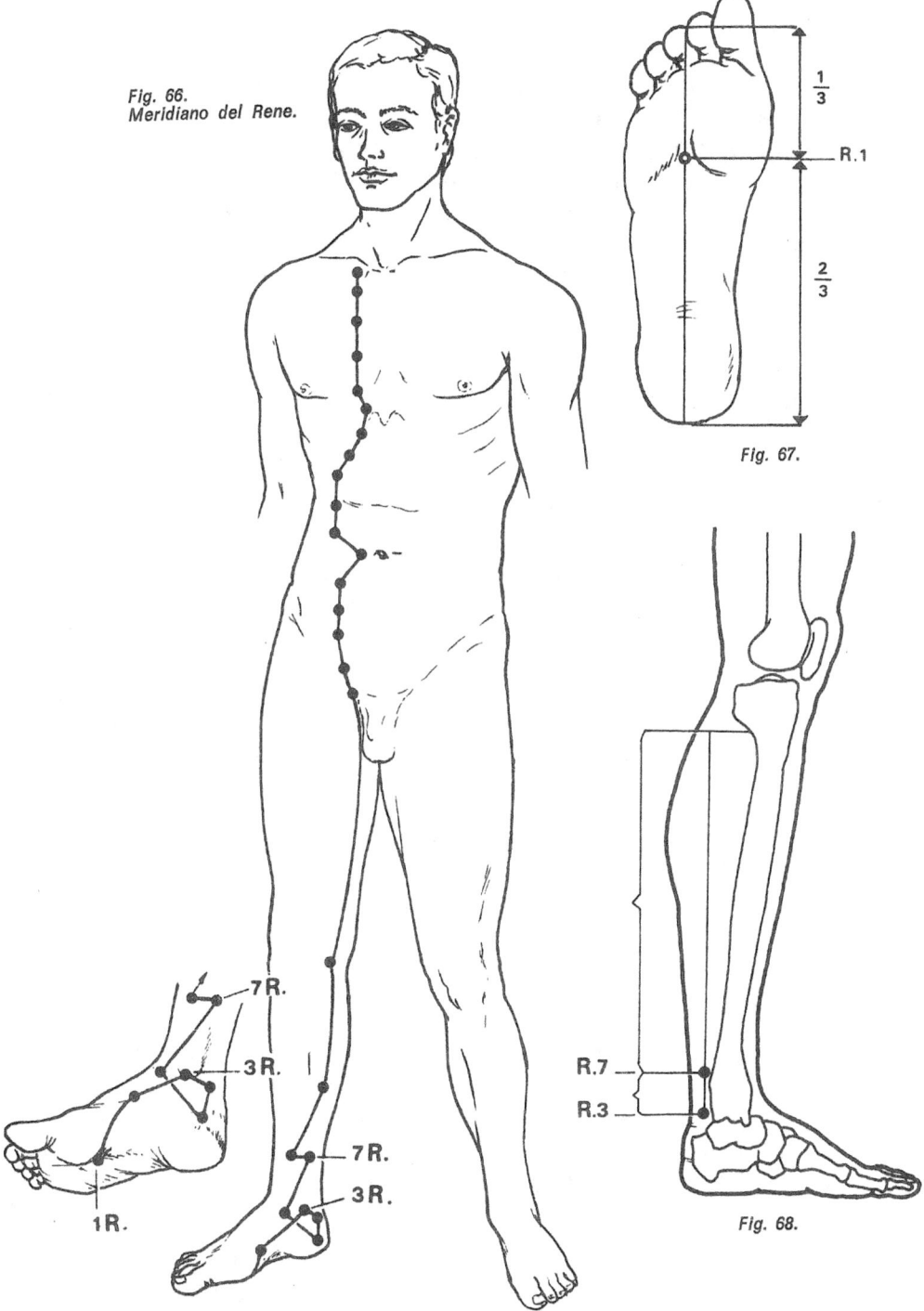

Fig. 66.
Meridiano del Rene.

$\frac{1}{3}$

R.1

$\frac{2}{3}$

Fig. 67.

7R.

3R.

7R.

3R.

1R.

R.7

R.3

Fig. 68.

A. Decorso: commessura palpebrale interna, fronte, paravertice del cranio, parte posteriore del collo, regione toracica e lombare paravertebrale, natiche. Di qui il meridiano risale, con un ramo, lateralmente sino al bordo interno della scapola, mentre il ramo principale scende lungo la faccia laterale della coscia, fossa della regione poplitea. Di qui al polpaccio, dietro il malleolo laterale, prominenza del 5° metatarso, bordo laterale del 5° dito (fig. 69).

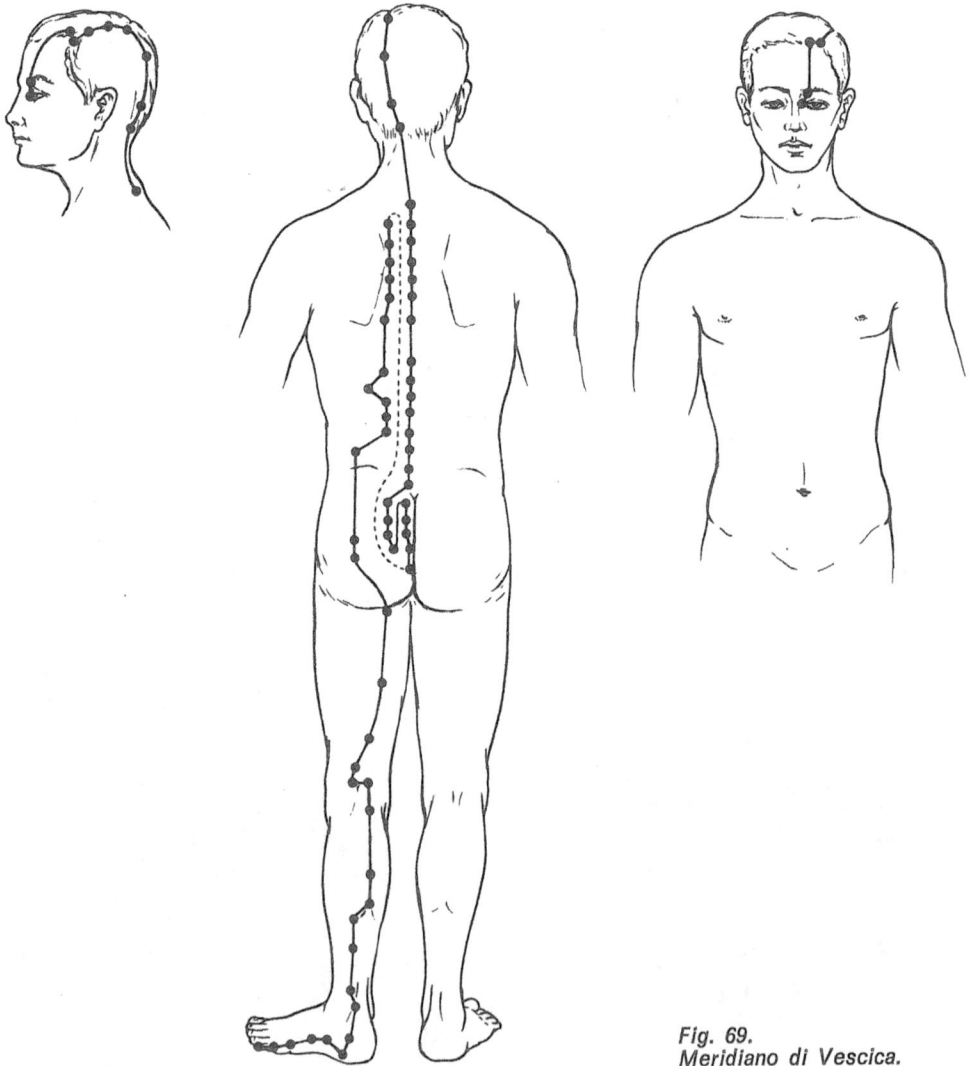

Fig. 69.
Meridiano di Vescica.

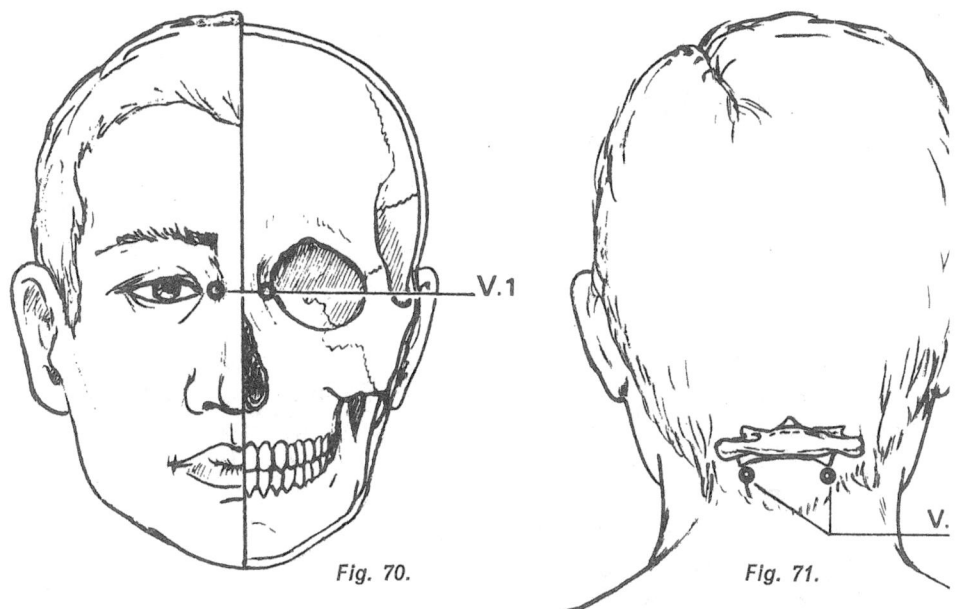

Fig. 70.

Fig. 71.

B. Malattie trattate: ritenzione urinaria, nicturia, cefalea, dolori cervicali, lombari, glutei e del lato dorsale degli arti inferiori.

C. Punti di uso più frequente (20 punti):

1) Tsing-Ming (V. 1) "occhio splendente"

- *Sede:* al centro del solco della commessura interna dell'occhio (fig. 70).

- *Innervazione e irrorazione:* rami dell'arteria e vena oftalmica, nervo sopra e infratrocleare e nervo ottico.

- *Indicazioni:* congiuntiviti dolorose, vertigini, deficit visivo, cecità per i colori, lacrimazione eccessiva o insufficiente, sinusiti frontali e mascellari.

- *Agopuntura:* lungo il bordo dell'occhio, verticalmente alla profondità di 0,5-2 mm.

- Moxibustione: proibita.

  N.B. Proibita la rotazione dell'ago.

2) Tien-Tciu (V. 10) "pilastro celeste"

- *Sede:* subito al di sotto della prima vertebra cervicale a livello del suo processo trasverso (fig. 71).

- *Innervazione e irrorazione:* vena e arteria occipitale, grande nervo occipitale.

- *Indicazioni:* traumi e rigidità del collo, cefalea, ostruzione nasale, artrosi cervicale.

- *Agopuntura:* verticalmente alla profondità di 1,5 cm.

- Moxibustione: 3-5 minuti.

3) Fong-Men (V. 12) "porta del vento"
- *Sede:* lateralmente alla 2ª vertebra toracica (fig. 72).
- *Innervazione e irrorazione:* 2ª vena e arteria intercostale, 2° nervo intercostale e cutaneo laterale.
- *Indicazioni:* raffreddore comune, artralgia della spalla, tosse e febbre.
- *Agopuntura:* obliquamente alla profondità di 1,5 cm.
- Moxibustione: 3-5 minuti.

N.B. Stabilire 3 divisioni della zona che va dalla linea mediana posteriore al bordo interno della scapola. I punti paravertebrali del meridiano della Vescica (da V. 12 a V. 28) sono 1,5 divisioni dalla linea mediana.

4) Fei-Yu (V. 13) "punto del polmone"
- *Sede:* 1,5 divisioni lateralmente al processo spinoso della 3ª vertebra toracica (fig. 72).
- *Innervazione e irrorazione:* 3ª arteria e vena intercostale, 3° nervo intercostale e nervo cutaneo laterale toracico.
- *Indicazioni:* tosse, dispnea, asma, emottisi, sudorazione notturna.
- *Agopuntura:* obliquamente verso il basso alla profondità di 1,5 cm.
- Moxibustione: 5-15 minuti.

5) Sin-Yu (V. 15) "punto del cuore"
- *Sede:* 1,5 divisioni lateralmente al processo spinoso della 5ª vertebra toracica (fig. 72).
- *Innervazione e irrorazione:* 5ª arteria e vena intercostale, 5° nervo intercostale e cutaneo laterale toracico.
- *Indicazioni:* irritabilità, insonnia, amnesie, precordialgie, nevrosi cardiaca.
- *Agopuntura:* obliquamente verso il basso per 1 cm.
- Moxibustione: 5-15 minuti.

6) Ko-Yu (V. 17) "punto del diaframma"
- *Sede:* 1,5 divisioni lateralmente al processo spinoso della 7ª vertebra dorsale (fig. 72).
- *Innervazione e irrorazione:* 7ª arteria e vena intercostale, 7° nervo intercostale e cutaneo laterale toracico.
- *Indicazioni:* anemia, dolori costali, emottisi, asma, tutte le malattie del sangue, singhiozzo.
- *Agopuntura:* obliquamente per 1,5 cm.
- Moxibustione: 5-15 minuti.

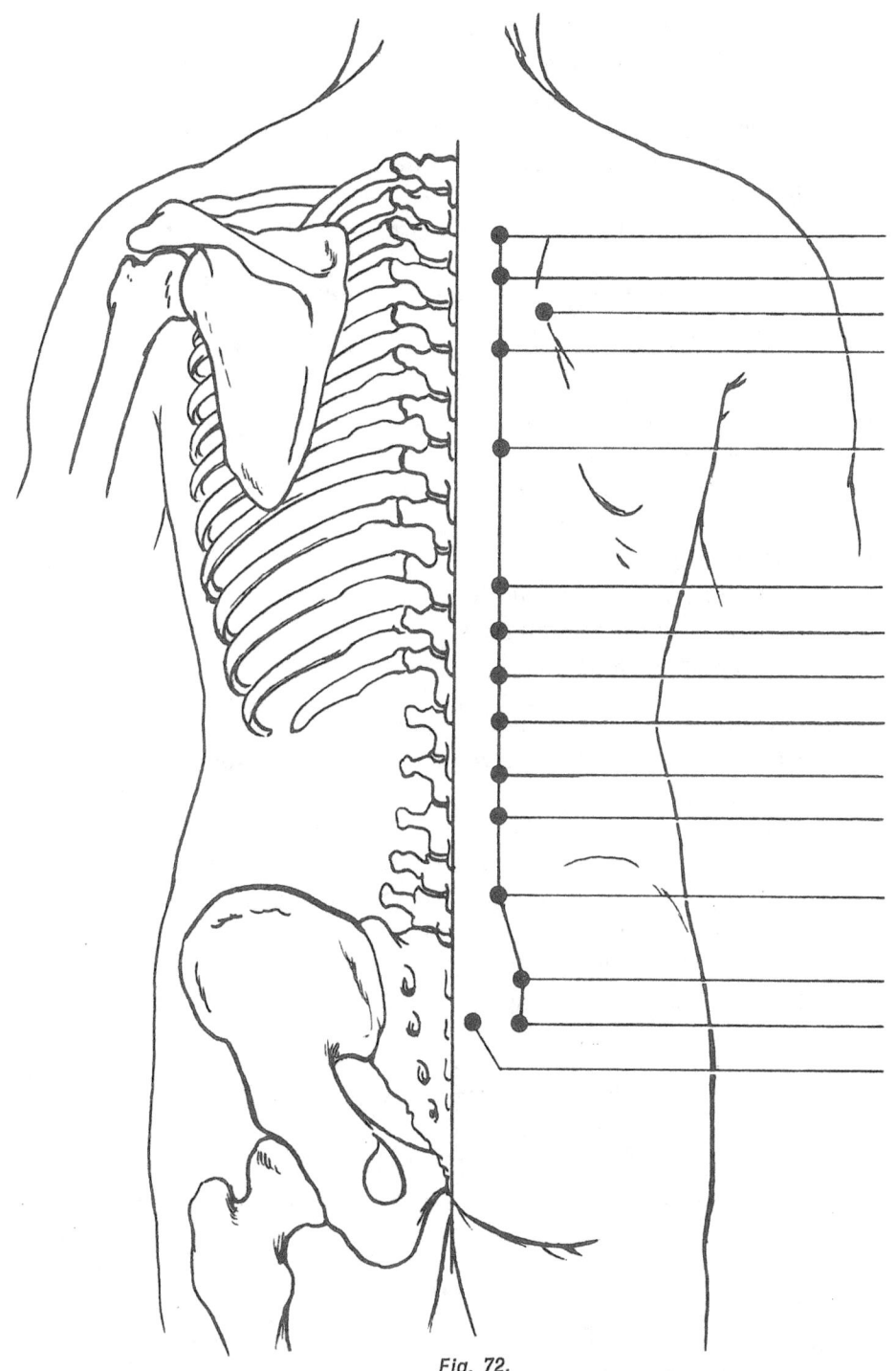

Fig. 72.

7)   Kan-Yu (V. 18) "punto del fegato"
- *Sede:* 1,5 divisioni lateralmente al processo spinoso della 9ª vertebra toracica (fig. 72).
- *Innervazione e irrorazione:* 9ª arteria e vena intercostale, 9° nervo intercostale e cutaneo laterale toracico.
- *Indicazioni:* dolori intercostali, congiuntivite dolorosa, vertigini, insonnia, agalattia, ittero, affezioni gastriche, cirrosi epatiche.
- *Agopuntura:* obliquamente alla profondità di 1,5 cm.
- Moxibustione: 5-15 minuti.

8)   Tan-Yu (V. 19) "punto della cistifellea"
- *Sede:* 1,5 divisioni lateralmente al processo spinoso della 10ª vertebra toracica (fig. 72).
- *Innervazione e irrorazione:* 10ª vena e arteria intercostale, 10° nervo intercostale e cutaneo laterale toracico.
- *Indicazioni:* dolori intercostali, insonnia, congiuntivite dolorosa, vertigini, deficit visivo, coliche biliari.
- *Agopuntura:* obliquamente alla profondità di 1,5 cm.
- Moxibustione: 5-15 minuti.

9)   Pi-Yu (V. 20) "punto della milza"
- *Sede:* 1,5 divisioni lateralmente al processo spinoso della 11ª vertebra toracica (fig. 72).
- *Innervazione e irrorazione:* 11ª arteria e vena intercostale, 11° nervo intercostale e cutaneo laterale toracico.
- *Indicazioni:* gastralgie, nausea e vomito, diarrea, anoressia, dissenteria, asma, dismenorrea.
- *Agopuntura:* obliquamente alla profondità di 1,5 cm.
- Moxibustione: 5-10 minuti.

10) Oe-Yu (V. 21) "punto dello stomaco"
- *Sede:* 1,5 divisioni lateralmente al processo spinoso della 12ª vertebra toracica (fig. 72).
- *Innervazione e irrorazione:* 12ª vertebra e vena sottocostale, rami del 12° nervo costale e dal 12° nervo cutaneo laterale.
- *Indicazioni:* dolori addominali, dissenteria, gastralgia, vomito incoercibile, lombalgia, arteriti.
- *Agopuntura:* obliquamente alla profondità di 1,5 cm.
- Moxibustione: 5-15 minuti.

11) San-Tsiao-Yu (V. 22) "punto del tripode del calore"
- *Sede:* 1,5 divisioni lateralmente al processo spinoso della 1ª vertebra lombare (fig. 72).
- *Innervazione e irrorazione:* rami posteriori della 1ª arteria e vena lombare, 10° nervo cutaneo laterale toracico e 1° nervo lombare.
- *Indicazioni:* anuria, nefropatie, lombaggine, facilita il parto, punto di analgesia (ernia), arteriti.
- *Agopuntura:* obliquamente alla profondità di 1,5 cm.
- Moxibustione: 5-15 minuti.

12) Shen-Yu (V. 23) "punto del rene"
- *Sede:* 1,5 divisioni lateralmente al processo spinoso al livello della 2ª vertebra lombare (fig. 72).
- *Innervazione e irrorazione:* rami posteriori della 2ª arteria e vena lombare. Rami del 1° nervo lombare e del cutaneo laterale.
- *Indicazioni:* lombalgia, nicturia, spermatorrea, acufeni, sordità, dismenorrea, diarrea, asma, paralisi infantile, arteriti, punto di analgesia (ernia).
- *Agopuntura:* verticalmente alla profondità di 1,5 cm.
- Moxibustione: 5-15 minuti.

13) Ta-Tchrang-Yu (V. 25) "punto del grosso intestino"
- *Sede:* 1,5 divisioni lateralmente al processo spinoso della 4ª vertebra lombare a livello del piano tra le apofisi trasverse (fig. 72).
- *Innervazione e irrorazione:* rami posteriori della 4ª arteria e vena lombare e del 3° nervo lombare.
- *Indicazioni:* affezioni del colon, diarrea, stipsi.
- *Agopuntura,* verticalmente alla profondità di 1,5 cm.
- Moxibustione: 5-15 minuti.

14) Siao-Tchrang-Yu (V. 27) "punto dell'intestino tenue"
- *Sede:* nella fossetta a livello del 1° forame sacrale e 1,5 divisioni lateralmente alla linea centrale dorsale (fig. 72).
- *Innervazione e irrorazione:* rami posteriori della vena e arteria sacrale laterale; rami laterali del 1° nervo sacrale.
- *Indicazioni:* dissenteria, spermatorrea, impotenza coeundi, sciatalgia.
- *Agopuntura:* verticalmente alla profondità di 1,5 cm.
- Moxibustione: 5-15 minuti.

15) Prang-Koang-Yu (V. 28) "punto della vescica"
- *Sede:* nella fossetta a livello del 2° forame sacrale e 1,5 divisione della linea del meridiano (fig. 72).
- *Innervazione e irrorazione:* rami posteriori della vena e arteria sacrale laterale; rami posteriori del 2° nervo sacrale.
- *Indicazioni:* anuria, disuria, nicturia, impotenza coeundi, sciatalgia.
- *Agopuntura:* verticalmente alla profondità di 1,5 cm.
- Moxibustione: 5-15 minuti.

16) Tsre-Tsiao (V. 32) "osso secondario"
- *Sede:* in corrispondenza del 2° forame sacrale.
- *Innervazione e irrorazione:* rami posteriori della vena e arteria sacrale laterale; rami posteriori del 2° nervo sacrale (fig. 72).
- *Indicazioni:* leucorrea, paralisi infantile, impotenza coeundi.
- *Agopuntura:* verticalmente alla profondità di 2 cm.
- Moxibustione: 5-15 minuti.

17) Kao-Roang-Yu (V. 38) "organi vitali"
- *Sede:* lateralmente alla 4ª vertebra toracica contro il bordo della scapola: per localizzare il punto fare unire le braccia al paziente (fig. 72).
- *Innervazione e irrorazione:* rami della 4ª arteria intercostale; rami del 2° e 3° nervo toracico e rami scapolari.
- *Indicazioni:* tosse, artralgie della spalla, asma, amnesie.
- *Agopuntura:* obliquamente alla profondità di 1-1,5 cm. verso la scapola.
- Moxibustione: 7-15 minuti.

18) Oe-Tchong (V. 54) "meridiano comandante"
- *Sede:* nella fossa poplitea tra il bicipite femorale ed il semitendinoso (fig. 73).
- *Innervazione e irrorazione:* vena sacrale, vena poplitea, arteria poplitea, nervo tibiale e nervi cutanei.
- *Indicazioni:* lombalgia, trauma cranico, nausea e vomito, paraplegia, contrattura in flessione del ginocchio, affezioni del ginocchio, dermatosi.
- *Agopuntura:* verticalmente alla profondità di 2-3 cm.
- Moxibustione: sconsigliata.

19) Tchreng-Chann (V. 57) "collina di sostegno"
- *Sede:* nel muscolo gastrocnemio: estendendo la gamba compare una depressione lungo il gastrocnemio (fig. 73).

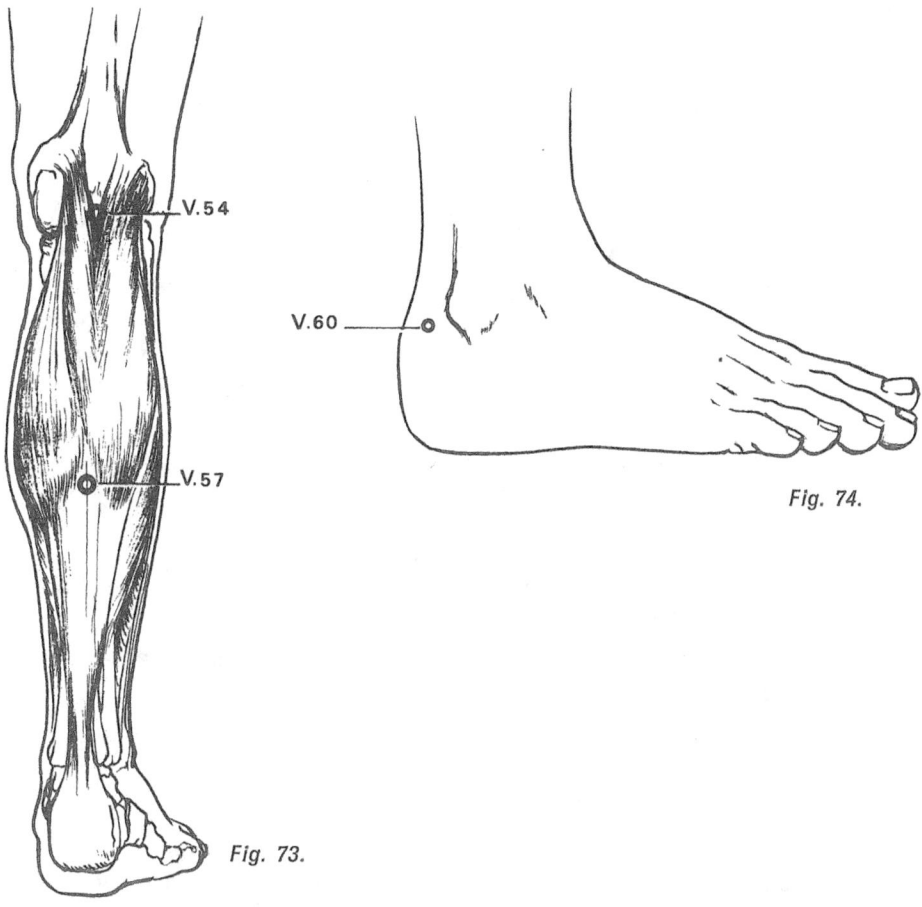

Fig. 74.

Fig. 73.

— *Innervazione e irrorazione:* rami della vena safena e dell'arteria e vena tibiale; nervi cutanei, tibiale e sacrale.

— *Indicazioni:* intorpidimento degli arti inferiori, emorroidi, lombalgie, sciatica, punto anti-emorragico.

— *Agopuntura:* verticalmente alla profondità di 1-2 cm.

— Moxibustione: 5-10 minuti.

20) Kroun-Lun (V. 60) "montagna di Kroun-Lun"

— *Sede:* tra il malleolo esterno ed il tendine di Achille (fig. 74).

— *Innervazione e irrorazione:* vena piccola safena e arteria e vena malleolare laterale posteriore; nervo sacrale.

— *Indicazioni:* cefalea, artralgie della caviglia, distorsioni della caviglia, travaglio difficile, punto di analgesia generale, sciatalgia.

— *Agopuntura:* verticalmente alla profondità di 1 cm.

— Moxibustione: 3-5 minuti.

N.B. Proibito in gravidanza.

A. Decorso: dalla commessura palpebrale esterna, dopo alcune circonvoluzioni, al davanti dell'orecchio, sul temporale, sul parietale, dietro l'orecchio, sull'occipitale, scende poi sul lato del collo e con un percorso a zig-zag sul torace e sull'addome scende lungo la faccia laterale della coscia e della gamba per raggiungere la faccia laterale del 4° dito del piede (fig. 75).

B. Malattie trattate: cefalee, dolori oculari, malattie interessanti la faccia laterale del torace, la coscia, la gamba, arteriti.

C. Punti di uso più frequente (10 punti):

1) Trong-Tse-Tsiao (V.B. 1) "fondo della pupilla"
— Sede: alla commessura dell'occhio sull'angolo dell'osso malare (fig. 75).
— Innervazione e irrorazione: ramo lacrimale del V, arteria e vena temporale superficiale.
— Indicazioni: tutte le affezioni dell'occhio, fotofobie, nevralgia del trigemino (1° ramo), cefalea, algie facciali.
— Agopuntura: obliquo verso l'occipite 0,5 - 1 cm.

2) Yang-Pao (V.B. 10) "bianco disteso"
— Sede: circa 3 cm. sopra il sopracciglio, sulla fronte, sull'asse verticale pupillare, con lo sguardo diritto (fig. 75).
— Innervazione e irrorazione: ramo frontale del V, arteria e vena temp. superficiale
— Indicazioni: cefalea, nevralgia trigeminale e facciale, insonnia, tutte le affezioni dell'occhio.
— Agopuntura: 1-2 mm.

3) Fong-Tchre (V.B. 20) "laghetto del vento"
— Sede: in sede occipitale nella fossa formata dal trapezio e dallo sterno-cleido-mastoideo (fig. 76).
— Innervazione e irrorazione: arteria e vena occipitale, nervo piccolo occipitale.
— Indicazioni: raffreddore comune, cefalea, congiuntivite, vertigini, abbassamento della vista, arteriosclerosi cerebrale, nevrastenia, miopia.
— Agopuntura: verso il globo oculare direttamente in profondità per 1-2 cm.
— Moxibustione: 3-7 minuti.

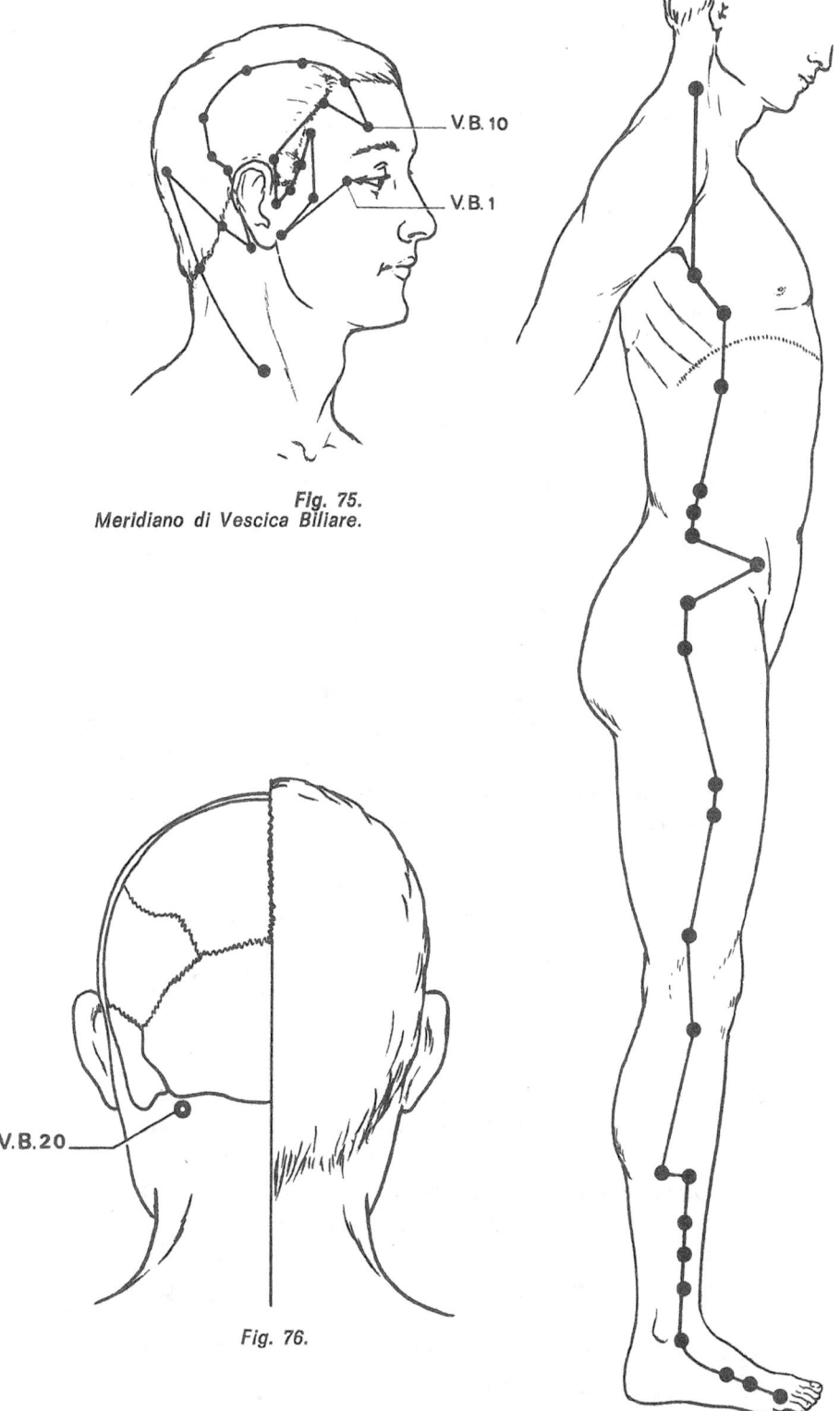

V.B. 10

V.B. 1

Fig. 75.
Meridiano di Vescica Biliare.

V.B. 20

Fig. 76.

4) Tien-Tsing (V.B. 21) "bene della spalla"
— *Sede:* sulla spalla a metà della linea tra la 7ª cervicale e l'a-cromion (fig. 77).
— *Innervazione e irrorazione:* arteria e vena cervicale trasver-sa, ramo posteriore del nervo sopraclaveare e rami del plesso cervicale.
— *Indicazioni:* dolori alla spalla, nevralgie brachiali, torcicollo.
— *Agopuntura:* verticalmente alla profondità di 1,5 cm.
— Moxibustione: 3-7 minuti.

5) Tae-Mo (V.B. 26) "meridiano della cintura"
— *Sede:* a livello dell'ombelico, sulla linea ascellare mediana (fig. 78).
— *Innervazione e irrorazione:* arteria e vena e nervo interco-stale.
— *Indicazioni:* leucorrea, amenorrea, spasmi uterini, coliche biliari, colecistite.
— *Agopuntura:* verticalmente alla profondità di 1-3 cm.
— Moxibustione: 3-7 minuti.

6) Roan-Tsiao (V.B. 30) "salto circolare"
— *Sede:* ad ⅓ della distanza dal gran trocantere all'ultimo fo-rame sacrale: localizzare il punto in posizione coricata su un lato a ginocchia flesse (fig. 79).
— *Innervazione e irrorazione:* arteria e vena infraglutea, nervi sacrali.
— *Indicazioni:* dolori post-traumatici dell'anca, coxartrosi, do-lori della coscia, sciatalgia, paralisi degli arti inferiori, para-lisi infantile.
— *Agopuntura:* verticalmente alla profondità di 4-7 cm.
— Moxibustione: 5-10 minuti.

7) Fong-Tche (V.B. 31) "mercato al vento".
— *Sede:* faccia laterale della coscia, circa 16-17 cm. al di so-pra della piega del ginocchio: alla punta del dito medio della mano, nella posizione di attenti (fig. 80).
— *Innervazione e irrorazione:* arteria e vena femorale circon-flessa, nervo femorale cutaneo laterale ed altri rami del ner-vo femorale.
— *Indicazioni:* paralisi infantile, emiparesi, pruriti generalizza-ti.
— *Agopuntura:* verticalmente alla profondità di 2-3 cm.
— Moxibustione: 5-7 minuti.

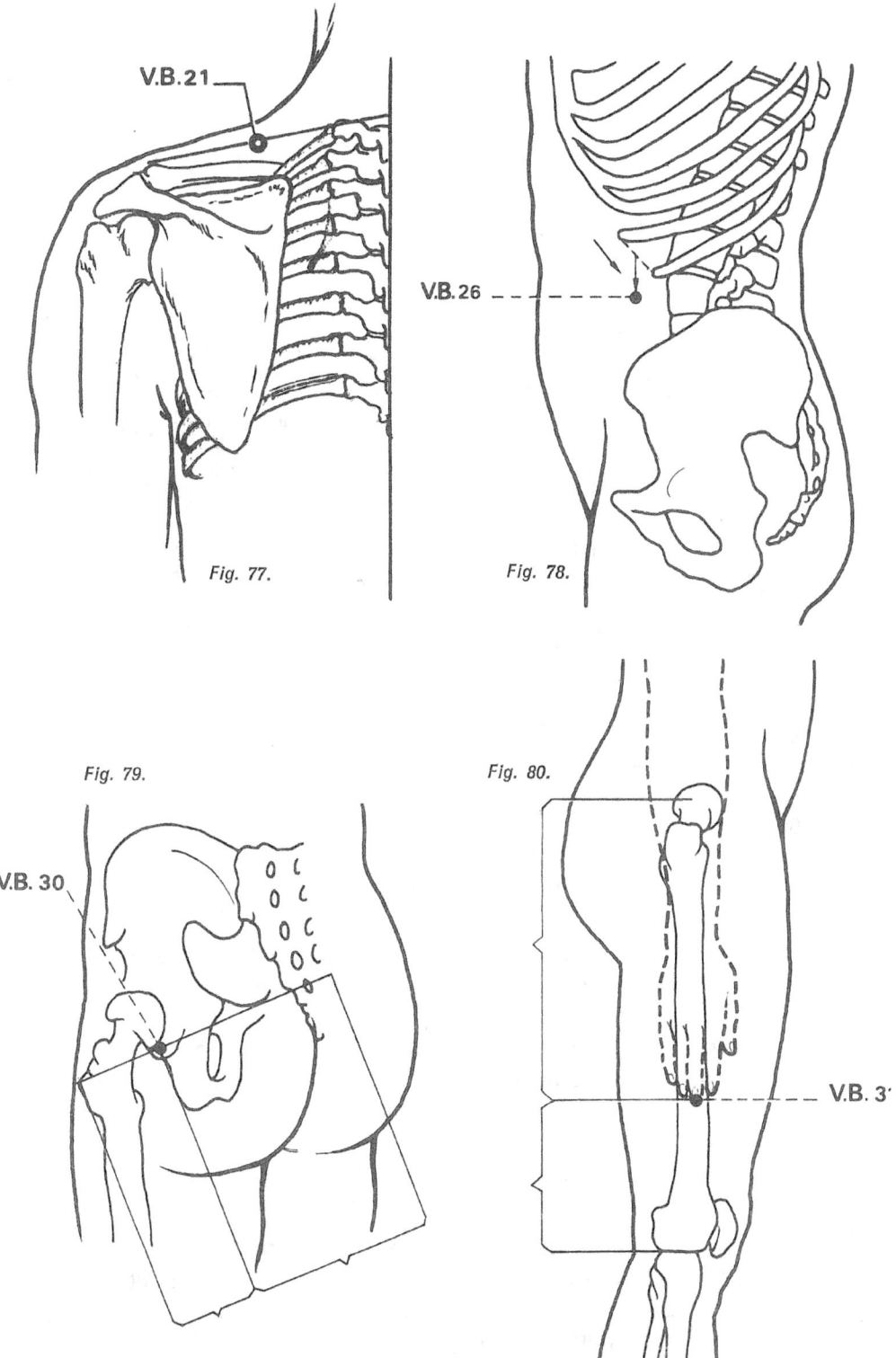

V.B.21

Fig. 77.

V.B.26

Fig. 78.

Fig. 79.

V.B. 30

Fig. 80.

V.B. 3·

171

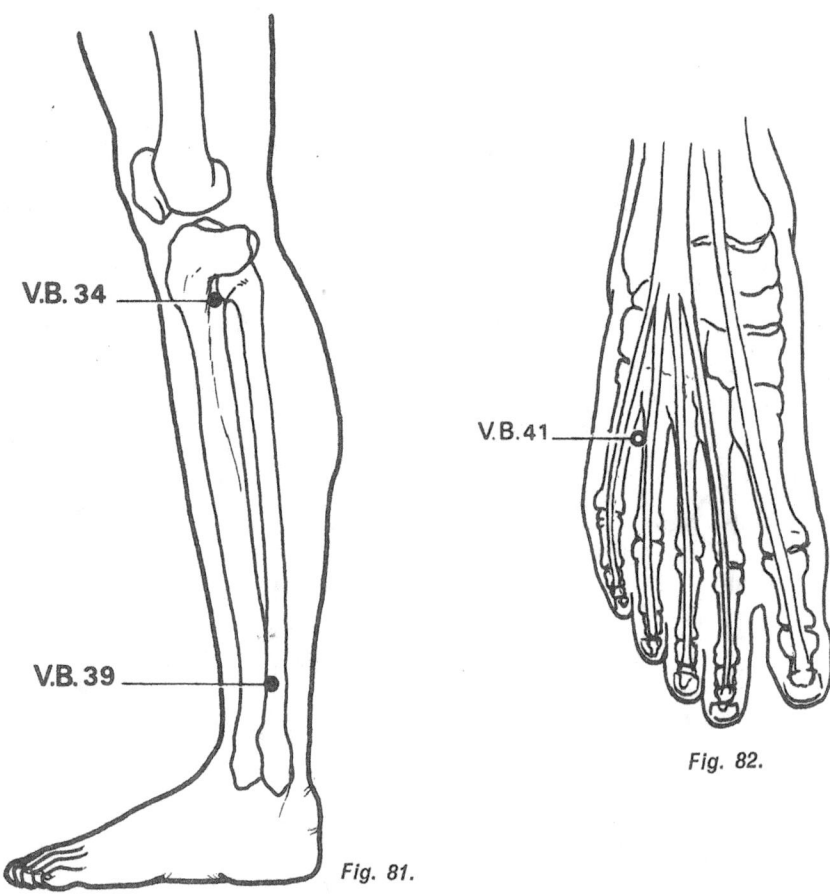

V.B. 34

V.B. 39

Fig. 81.

V.B.41

Fig. 82.

8) Yang-Ling-Tsiuan (V.B. 34) "primavera sulla collina asso-
lata"

— *Sede:* al di sotto della testa del perone nella fossa tra i muscoli (fig. 81).

— *Innervazione e irrorazione:* arteria e vena inferiore laterale
del ginocchio; nervi peronei profondi, superficiali e comuni-
canti.

— *Indicazioni:* tutte le malattie dei muscoli, paraplegie, artralgie del ginocchio e dell'anca, dolori post-traumatici dell'anca, dolori intercostali, paralisi infantile, sciatalgie, sciatica,
asma, ansia.

— *Agopuntura:* verticalmente alla profondità di 2-3 cm.

— Moxibustione: 5-7 minuti.

9) Siuan-Tchong (V.B. 39) "campana appesa"

— *Sede:* circa 4 cm. sopra il malleolo laterale a livello del bordo posteriore del perone tra i tendini dei muscoli peroneo
lungo e peroneo breve (fig. 81).

172

- *Innervazione e irrorazione:* arteria e vena tibiale anteriore, nervo peroneo superficiale.
- *Indicazioni:* intorpidimento degli arti inferiori, anuria, prurito generalizzato, paresi degli arti inferiori.
- *Agopuntura:* verticalmente alla profondità di 1,5 cm.
- Moxibustione: 3-7 minuti.

10) Lin-Tsri (V.B. 41) "sul punto di piangere"
- *Sede:* nella depressione tra il 4° e il 5° metatarso (fig. 82).
- *Innervazione e irrorazione:* arteria e vena dorsale del piede, arteria e vena dorsale del 4° metatarso, rami profondi dei nervi plantari mediali.
- *Indicazioni:* dismenorrea, reumatismo articolare acuto, algie del collo del piede.
- *Agopuntura:* verticalmente alla profondità di 1-1,5 cm.
- Moxibustione: 3-5 minuti.

A. Decorso: incomincia dalla parte laterale della fronte, scende sino all'angolo della mandibola, risale sotto l'occhio per scendere lungo la bocca, la faccia anteriore del collo, del torace, dove raggiunge il capezzolo per poi piegare verso l'interno. Scende sino al pube, lungo la faccia laterale della gamba, faccia anteriore della caviglia per terminare all'angolo ungueale esterno del 2° dito del piede (fig. 83).

B. Malattie trattate: meteorismo addominale, gastralgie, nausea e vomito, ptosi labiale, faringo-laringiti, odontalgie e gonalgie, algie lungo il meridiano.

C. Punti di uso più frequente (11 punti):

1) Treu-Oe (S. 1) "sostegno del capo"

— Sede: all'angolo della fronte subito all'interno della linea del capillizio, sopra il bordo esterno del sopracciglio (fig. 84).

— Innervazione e irrorazione: rami delle vene-arterie temporali superficiali della fronte, rami dei nervi facciale e temporale, 1° ramo del V.

— Indicazioni: cefalee, nevralgie e paralisi facciali, congiuntiviti, ambliopia.

— Agopuntura: inserire l'ago verso il basso e all'indietro alla profondità di 1-3 cm.

2) Sia-Koan (S. 2) "passaggio inferiore".

— Sede: nel solco tra l'arcata zigomatica e la parte anteriore della incisura mandibolare, dietro il bordo posteriore del massetere. Chiudere la bocca per identificare questo punto (fig. 84).

— Innervazione e irrorazione: la zona è irrorata dall'arteria e dalla vena facciale, dalla vena e dall'arteria mascellare, e da rami dei nervi temporale e pterigoideo interno, 2° ramo del V.

— Indicazioni: odontalgie, sordità o ipoacusia, immobilità della mandibola.

— Agopuntura: verticalmente per 0,5-1,5 cm.

— Moxibustione: 3-5 minuti.

3) Tshia-Tchre (S. 3) "mascellare"

— Sede: premendo la massa muscolare prominente che si forma nella chiusura forzata della bocca, si nota una depressione in corrispondenza dell'angolo della mandibola, in questa sede si trova il punto (fig. 84).

174

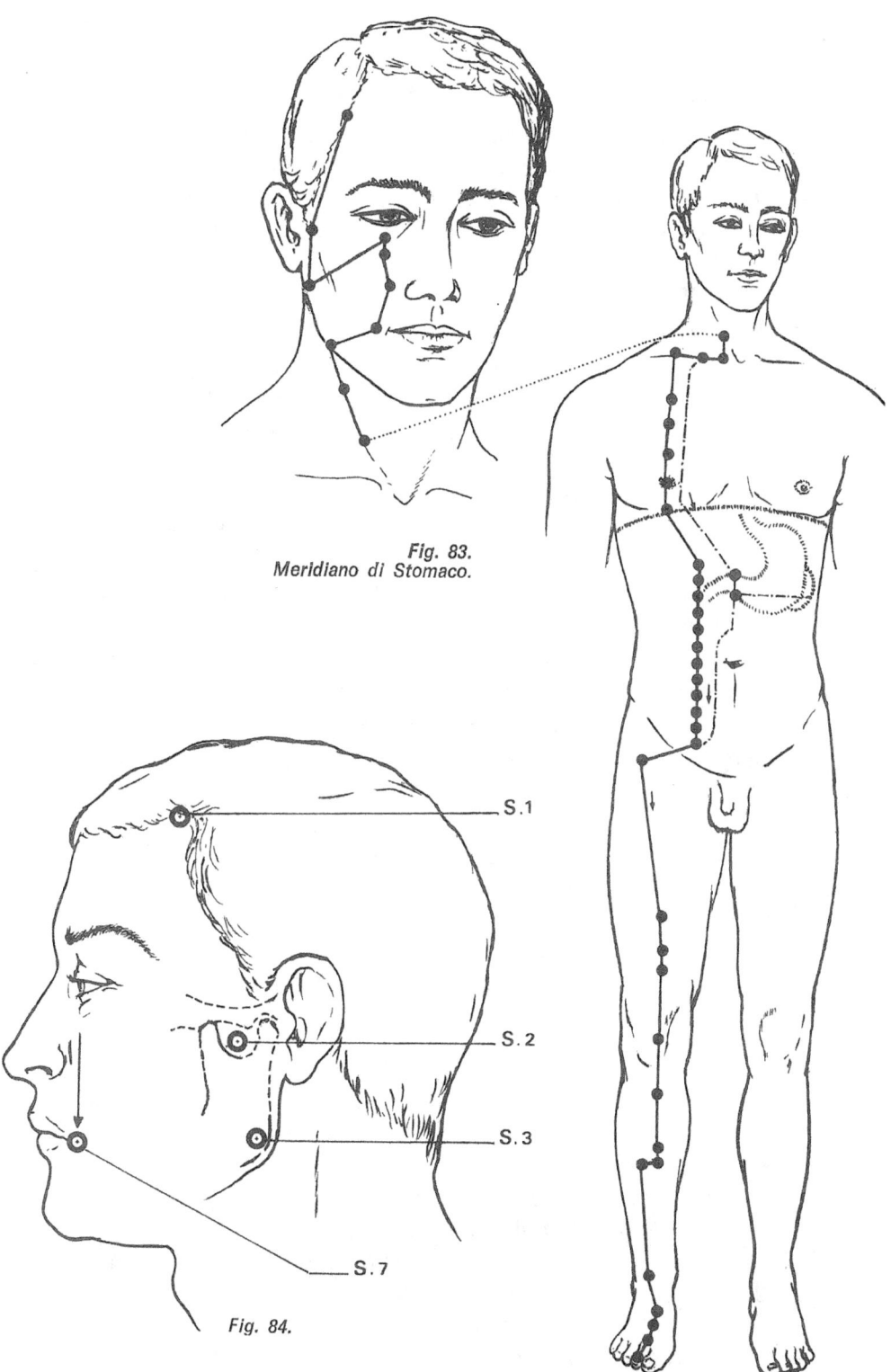

Fig. 83.
Meridiano di Stomaco.

S.1

S.2

S.3

S.7

Fig. 84.

- *Innervazione e irrorazione:* la zona è rivestita dal ramo incisivo dell'arteria mascellare interna e dai nervi grande auricolare, facciale e masseterino, 3° ramo del V.
- *Indicazioni:* nevralgia trigeminale, odontalgie, edema delle guance, contrattura mascellare e algie del collo.
- *Agopuntura:* verticalmente 0,5-1,5 cm. verso il basso o puntura verso S. 4.
- Moxibustione: 3-7 minuti.

4) Ti-Tsrang (S. 7) "granaio terrestre"
- *Sede:* 1 cm. lateralmente all'angolo della bocca direttamente al di sotto delle pupille che fissano in avanti, all'infinito (fig. 84).
- *Innervazione e irrorazione:* arteria e vena facciale, rami del nervo facciale, del nervo infraorbitario e del nervo buccale, 1°-2° ramo del V.
- *Indicazioni:* scialorrea, tic dolorosi, ptosi labiale da paralisi facciale.
- *Agopuntura:* obliquamente verso la bocca per circa 1,5 cm.
- Moxibustione: 3-7 minuti.

5) Tien-Tchru (S. 25) "perno celeste"
- *Sede:* circa 5,5 cm. lateralmente all'ombelico sul bordo laterale del muscolo retto (fig. 85).
- *Innervazione e irrorazione:* rami della 10ª arteria e vena intercostale e rami del 10° nervo intercostale.
- *Indicazioni:* diarrea, dissenteria, dolori peri-ombelicali o addominali, stipsi, borborigmi, gastrite, ulcera gastro-duodenale, dismenorrea, ascite.
- *Agopuntura:* verticalmente 2-4 cm. verso l'ombelico.
- Moxibustione: 5-15 minuti.

6) Leang-Tsiu (S. 34) "montagna del raggio"
- *Sede:* nella fossetta a circa 5,5 cm. al di sopra dell'estremità inferiore del femore, lateralmente (fig. 86).
- *Innervazione e irrorazione:* rami discendenti dell'arteria circonflessa femorale e rami dei nervi cutaneo-femorale anteriore e cutaneo femorale laterale.
- *Indicazioni:* artralgie del ginocchio, paralisi della gamba, gastralgie, e crampi dello stomaco.
- *Agopuntura:* verticalmente 1,5-3 cm. verso il basso.
- Moxibustione: 3-7 minuti.

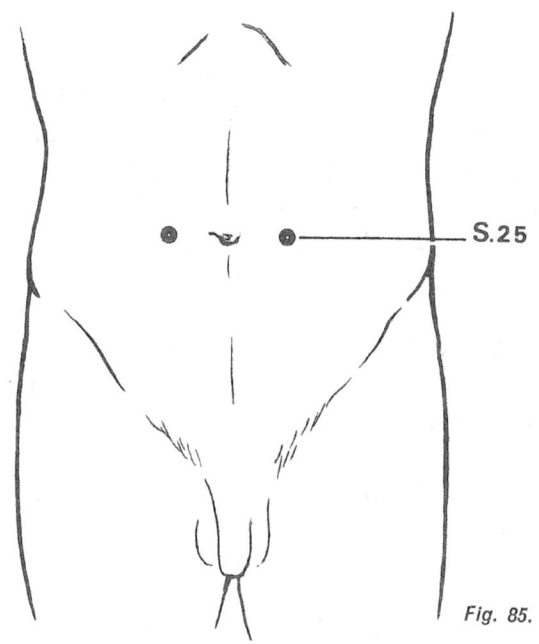

S.25

Fig. 85.

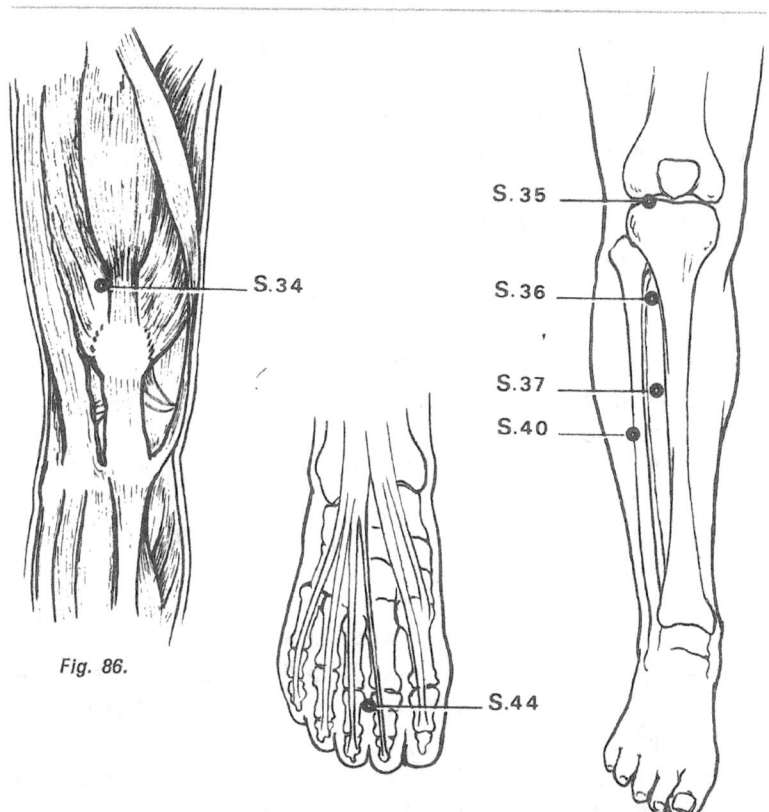

S.34

Fig. 86.

S.35

S.36

S.37

S.40

S.44

177

7) Tu-Pi (S. 35) "naso di vitello"
- *Sede:* piegare il ginocchio ad angolo retto, il punto si trova lateralmente al legamento rotuleo (fig. 86).
- *Innervazione e irrorazione:* anastomosi circumpatellare e rami dei nervi peroneale e cutaneo.
- *Indicazioni:* artralgie del ginocchio, intorpidimento, traumi del ginocchio, difficoltà alla flesso-estensione del ginocchio.
- *Agopuntura:* posizione lievemente obliqua verso la faccia anteriore della gamba, alla profondità di 2-3 cm.
- Moxibustione: 5-10 minuti.

8) Tsu-San-li (S. 36) "terzo stadio"
- *Sede:* circa 8 cm. al di sotto del 35 S., un dito traverso al di sotto della tuberosità tibiale, sulla sommità del muscolo tibiale anteriore, tra tibia e perone (fig. 86).
- *Innervazione e irrorazione:* arteria e vena tibiale, rami del nervo peroneale profondo e cutaneo.
- *Indicazioni:* punto principale per la tonificazione, gastralgie, dolori addominali, nausea, vomito, diarrea, dissenteria, tosse, dispnea, anoressia, dismenorrea, agalattia, paralisi degli arti inferiori, paralisi infantile, ipotensione, punto antidepressivo.
- *Agopuntura:* verticalmente 1-1,5 cm. verso il basso.
- Moxibustione: 5-11 minuti.

9) Shang-Lien (S. 37) "vuoto enorme"
- *Sede:* circa 17 cm. al di sotto del 35 S, (fig. 86).
- *Innervazione e irrorazione:* le distribuzioni vascolari e nervose sono le stesse del 36 S.
- *Indicazioni:* diarrea, dissenteria, crampi e meteorismo addominale.
- *Agopuntura:* verticalmente alla profondità di 1-4 cm.
- Moxibustione: 5-10 minuti.

10) Fong-Long (S. 40) "ricco e prospero"
- *Sede:* appena al di sotto della metà della faccia esterna della gamba, a due dita trasverse dietro il bordo anteriore della tibia (fig. 86).
- *Innervazione e irrorazione:* rami dell'arteria e della vena tibiale anteriore e nervi peronei superficiali.

— *Indicazioni:* dispnea, escreato abbondante, algie toraciche e cefalee.
— *Agopuntura:* verticalmente 1-4 cm. verso il basso.
— Moxibustione: 5-10 minuti.

11) Nei-Ting (S. 44) "corte interna"
— *Sede:* tra il 2° e il 3° dito del piede, nel solco della depressione delle seconde falangi (fig. 86).
— *Innervazione e irrorazione:* anastomosi del dorso del piede e rami dei nervi peronei superficiali.
— *Indicazioni:* odontalgie, gastralgie, diarrea, dissenteria, orofaringite, ptosi labiale;
— *Agopuntura:* verticalmente 1-1,5 cm. verso il basso.
— Moxibustione: 3-5 minuti.

1) Yin-T'ang "sala dei sigilli" (chiamato anche 23 bis del Tou-Mo).
   - *Sede:* tra le due sopracciglie (fig. 87).
   - *Indicazioni:* rinorrea, cefalea.
   - *Agopuntura:* lungo la cute per la profondità di 1 cm., oppure provocare sanguinamento con ago prismatico.
   - Moxibustione: 3 minuti.

2) T'ai-yang "gran solare".
   - *Sede:* un dito trasverso lateralmente al sopracciglio ed alla commessura esterna, nella fossetta (fig. 87).
   - *Indicazioni:* cefalea, edema palpebrale, vertigini.
   - *Agopuntura:* verticalmente o obliquamente alla profondità di 1 cm., oppure provocare sanguinamento con ago prismatico.

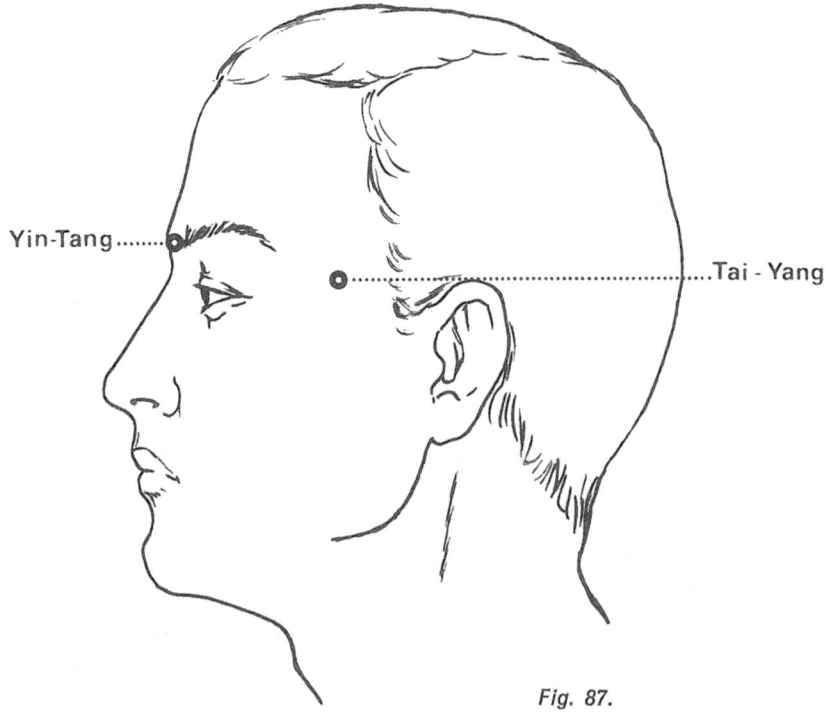

Fig. 87.

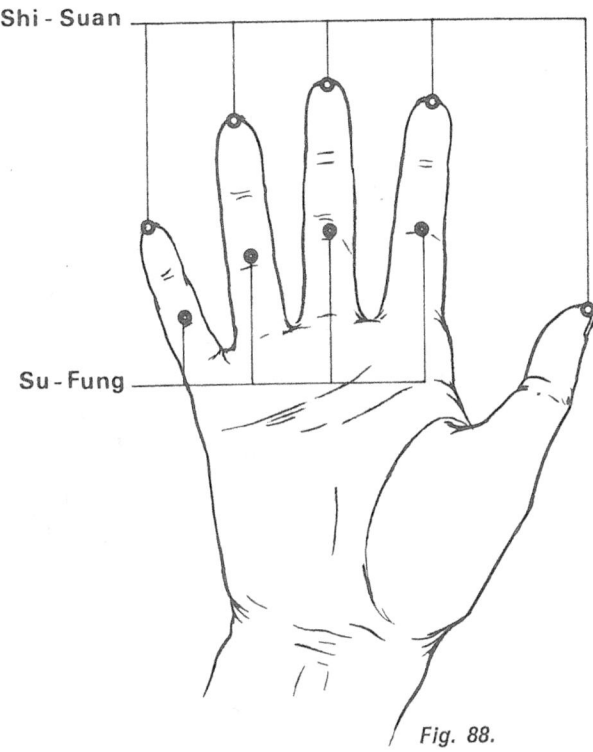

Shi - Suan

Su - Fung

Fig. 88.

3) Su-Fung "quattro giunture".

— *Sede:* nella piega tra la 1ª e la 2ª falange delle 4 dita della mano, dal lato palmare (fig. 88).
— *Indicazioni:* malattie infantili.
— *Agopuntura:* provocare sanguinamento con ago prismatico.
— Moxibustione: proibita.

4) Shih-Suan "dieci dichiarazioni".
— *Sede:* alla punta delle 10 dita della mano (fig. 88).
— *Indicazioni:* colpo di calore, febbre, coma, raffreddore nel lattante.
— *Agopuntura:* provocare sanguinamento con ago prismatico.
— Moxibustione: proibita.

5) Pa-Sie "otto diavoli".
— *Sede:* negli spazi interdigitali della mano (fig. 89).
— *Indicazioni:* intorpidimento delle dita, paralisi infantile, algie della mano.
— *Agopuntura:* verso l'alto 0,5-1 cm. di profondità.
— Moxibustione: 3-5 minuti.

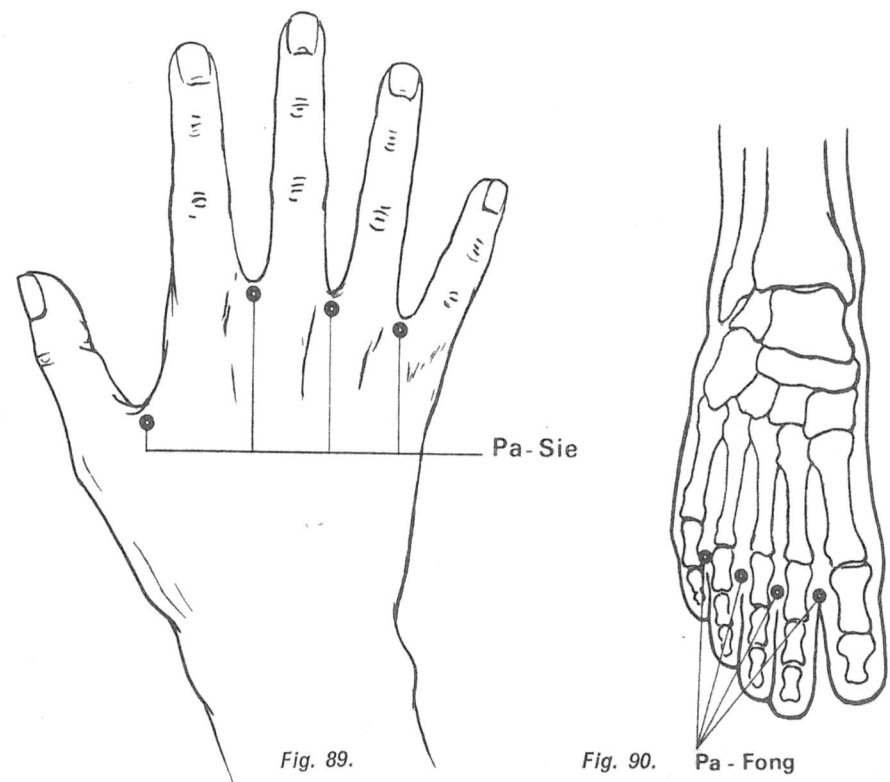

Pa-Sie

Fig. 89.   Fig. 90.   Pa - Fong

6) Pa-Fung "otto venti".

— *Sede:* negli spazi interdigitali dei piedi (fig. 90).

— *Indicazioni:* intorpidimento del piede, paralisi infantile, algie del piede.

— *Agopuntura:* verso l'alto in profondità per 0,5 cm.

— Moxibustione: 3-5 minuti.

PREFAZIONE AL CAPITOLO AURICOLOTERAPIA DEL TESTO "INSEGNAMENTI DI AGOPUNTURA" DEL PROF. LUCIANO ROCCIA

Dott. Carlo Ripa

DESIDERO prima di ogni altra divagazione ringraziare il Prof. Luciano Roccia che, nell'ambito del suo progetto "di ricercare e proporre basi scientifiche all'insegnamento delle cosiddette altre medicine", mi ha consentito, in qualità di traduttore e direttore dei loro rispettivi insegnamenti, di conoscere e frequentare per 20 anni il Dott. R. Bourdiol e poi per 10 anni il Dott. D. Alimì.

Questi due grandi maestri forti del loro importante bagaglio di conoscenze anatomo-neurofisiologiche si sono prodigati nel proporre dei modelli corretti e capaci di interpretare, anche grazie alle nuove metodiche di imaging, le differenti metodiche terapeutiche.

In particolare il Dr. D. Alimì, allievo diretto del Dr. Kovacs, ha dedicato i suoi studi nell'intento di fornire all'Auricoloterapia le basi scientifiche necessarie per essere riconosciuta dalla Comunità Medica Internazionale.

Il Dott. D. Alimì :

- è docente presso l' Università di Parigi XI e XIII,

- E' ricercatore presso l' Unità di Esplorazioni Funzionali, Ospedale C. Foix (Gruppo Pitié-Salpetriere) dal 1983 al 1997

- Incaricato per i consulti e le ricerche in agopuntura auricolare presso il Centro di valutazione e di trattamento del dolore dell' Istituto Gustave Roussy a Villejuif, dal 1997 ad oggi.

- Incaricato per i consulti in agopuntura auricolare presso il centro di valutazione di trattamento del dolore del C.H.U. Kremlin a Villejuif, da settembre 2008 ad oggi.

- L'O.M.S.nel 2011ha riconosciuto che le sue cartografie debbono essere universalmente prese a modello.

L' Auricoloterapia è una metodica medica riflessa capace di indurre nell' organismo delle modificazioni di senso contrario alla malattia e/o di attivare specifici filtri del dolore (sostanza reticolare, talamo, corteccia).

Questa pratica ha acquisito il ruolo di "medicina dell' evidenza", grazie soprattutto alle esperienze ed agli studi fatti dal Dott. D. Alimì e dai suoi collaboratori.

L' auricoloterapia, mediante la stimolazione di specifici punti dell' orecchio, può influenzare precise zone del sistema nervoso centrale affinchè recuperino la loro migliore configurazione omeostasica (legge di Kahler).

L' orecchio in virtù della sua innervazione privilegiata (V-VII-IX-X nervo cranico e plesso cervicale superficiale) è collegato al cervello in modo bidirezionale ed usufruisce pertanto di un continuo scambio di informazioni tra orecchio, cervello, organi ed apparati periferici.

Tali evidenze sono state dimostrate con indagini scientifiche come la risonanza magnetica funzionale,l'EEG,la termografia, che sono stati eseguite sia dal Dr. Alimì che da altri ricercatori.

L'auricoloterapia è una medicina funzionale che si basa su una diagnostica ed una terapia neurofisiologica che esalta le potenzialità e capacità di un medico di fare diagnosi, conoscere e capire le cause e le origini della patologia secondo i canoni piu' moderni e scientifici, di cui le neuroscienze sono gli interpreti principali e verificarne la autenticità sul padiglione auricolare.

L'auricoloterapia si serve comunemente di punture eseguite con piccoli aghi posti in modo estemporaneo e/o con aghi semipermanenti lasciati a dimora per alcuni giorni.

La crioauricoloterapia rappresenta una novità, che il gruppo del Dott. David Alimi sperimenta da alcuni anni nei suoi centri di ricerca e che può sostituire l'uso degli aghi. Tale metodica consiste nella stimolazione dei punti di auricoloterapia eseguita con l' ausilio di un particolare strumento che per mezzo di uno stimolo puntiforme, ottenuto con l' iniezione di azoto liquido, procura una microustione superficiale da freddo sulla zona trattata. Tale tecnica ha una efficacia simile alla stimolazione fatta con gli aghi e libera il paziente dal fastidio di dover tenere gli aghi semipermanenti infissi nell'orecchio per alcuni giorni. Ed è proprio agendo sui punti specifici auricolari, che sono la rappresentazione delle stazioni nervose responsabili della patologia in atto, che il cervello è stimolato ad agire, al fine di ristabilire la migliore omeostasi organica.

L' orecchio è infatti uno schermo tattile collegato all' emisfero cerebrale opposto.Stimolando tali punti è possibile agire sui filtri del dolore, se questo è presente, stimolare le zone cerebrali che funzionano male ed indurre il cervello a ritornare alla migliore omeostasi, riportando equilibrio negli organi malfunzionanti.

In pratica, l'auricoloterapia è in grado di intervenire su qualsiasi patologia per sconfiggerla o attenuarla. Per avere la possibilità di una guarigione, è dunque essenziale inviare al cervello il messaggio idoneo e coretto nei riguardi delle strutture che concorrono nel creare la disfunzione».

Affinche' tale messaggio sortisca l'effetto desiderato, il medico deve fare una giusta diagnosi che può essere confermata da un fenomeno particolare: i punti auricolari da stimolare sono facilmente individuabili perché sono ben percepibili quando evidenziano uno stato patologico della zona del corpo che vi corrisponde e, inoltre, la pressione diretta su di essi provoca dolore.

La diagnosi può essere confermata a volte mediante un piccolo dispositivo che serve a evidenziare il potenziale elettrico dei vari punti: in caso di anomalia, quello che corrisponde all'organo o al tessuto sofferente è più alto del normale.

Una volta determinati i punti da stimolare, il medico li punge mediante piccoli aghi di 3 mm, sterili e monouso, che nei giorni successivi cadranno da soli, dopo aver svolto la propria funzione terapeutica».

Tale tecnica può agire praticamente su tutte le patologie.

Tra i suoi principali bersagli ci sono, per esempio:

dolori osteoarticolari, reumatici, nevralgici o traumatici acuti o cronici, tendinite, sciatica, cefalea, cervicalgia ed herpes zoster; disturbi psicosomatici come gastroduodenite, ipertensione lieve, ansia, stanchezza cronica, stati depressivi leggeri, disturbi del sonno e allergie.. E' utile nella preparazione e recupero da interventi chirurgici, arreca miglioramenti nelle sequele da patologie vascolari, nel Parkinson associata alla terapia ufficiale di cui permette una certa diminuzione nei dosaggi. Infine, è molto efficace per combattere nausea, vomito, mestruazioni dolorose e disturbi alimentari e della menopausa, ma anche per dimagrire e smettere di fumare. In caso di sovrappeso, infatti, è possibile agire su una zona riflessa dell'ipotalamo, nella zona centrale del cervello tra i due emisferi, per ridurre lo stimolo della fame. In alcuni casi l'auricoloterapia può essere risolutiva: soprattutto se il paziente soffre di dolori acuti, possono bastare due o tre sedute, e a volte perfino una sola, come avviene per esempio nell'indurre fumatori accaniti da decenni ad abbandonare definitivamente le sigarette. In altre situazioni, invece, riesce solo ad attenuare i sintomi».

Il Dott. Alimì afferma che una cura corretta richiede generalmente tre trattamenti. Ogni processo patologico infatti è immagazzinato in tre livelli di memoria: la memoria cellulare, la memoria tissulare e la memoria organica. I trattamenti sono in genere effettuati a tre, quattro settimane di distanza l' uno dall' altro.

L'auricoloterapia viene eseguita in studi medici specializzati.

E, a parte la sensazione lievemente fastidiosa, solo momentanea, che può provocare in alcune persone più sensibili, è praticamente priva di effetti collaterali.Alcuni punti devono essere evitati di fronte a particolari patologie come il tumore(p. sintesi)o patologie particolari come ad es.il diabete che controindicano lo stimolo di specifiche zone auricolari.

La puntura del padiglione auricolare è controindicata quando lo stesso è interessato da un processo infiammatorio.

Si tratta pertanto di una terapia che comporta una diagnosi medica da cui deriva una terapia che poggia su salde basi neurofisiologiche che mirano a correggerne il malfunzionamento. Deve pertanto essere praticata solo da medici esperti seguendo una procedura che è loro propria e che, con la pratica, non può che rinvigorire e rinfrescare le loro conoscenze.

Per maggiori informazioni: A.I.N.A. (Associazione italiana di neuro-aurico-
loterapia): e-mail info@auricoloterapiaitalia.it.I
DR. CARLO RIPA Presidente A.I.N.A. (Associazione Italiana di Neuroau-
ricoloterapia)

L'Auricoloterapia di Nogier

P. Nogier 氏認为人体各部分內脏和諸器官組織在耳廓有相应反应点出现，引起了世界各國学者的重視。德国医学博士 Gerhard Bachmann 于56年年会时，請其赴 Wiesbaden 作演講。Bachmann 氏又将其論文譯成德文，登刊于 Dentsche、Zeitschrift für skupunktur 杂志上。国內学者叶肯麟氏对此新的发现，曾作研究。

根据法国医学博士 P. Nogier 所述的身体各处在耳部的反射区及反射点（詳見"耳針疗法介紹"叶肯麟譯，上海中医薪杂志 1958 年 12 月号，本文不再重述），經过診治各种疾病的临床实践之后，觉得 P. Nogier 經过多年的观察实验与实踐，所確定的身体各处在耳部的反射区及反射点，是符合临床上各种疾病的表现的。目前我院探測針刺点的方法，是首先確定患病的确切部位，然后在其耳部的反射区內（根据 P. Nogier 所述身体各处在耳部的反射区图）以直徑约 1 毫米的探針探压之，找到敏感点时，患者有剧烈痛感，因而会出现蹙眉咬牙、逃避并口述疼痛等表现，如果一时手巾无探針可用，可用毫針的針柄代替探針，亦可达到上述要求。

耳部針刺，我国民間較多用于眼病、喉病、发热病，应用面不广。法国 P. Nogier 氏则进一步加以研究，通过对临床病例的精密探測，確定出各部穴位，应用針刺治疗，效果確实。

(Tratto da "L'Agopuntura dell'orecchio", pag. 106, edizioni: gruppo di studi sull'Agopuntura dell'orecchio, Shanghai).

P. Nogier pensava che sul padiglione auricolare si manifestassero dei punti riflessi corrispondenti a diverse parti del corpo umano ed ai vari organi interni, scoperta che gli attirò l'attenzione degli scienziati di tutto il mondo. Il medico tedesco Gerhard Bachmann lo invitò in occasione del congresso annuale del 1956 a tenere una conferenza a Wiesbaden. Bachmann in seguito pubblicò questa conferenza sulla Deutsche Zeitschrift für Akupunktur. Il nostro specialista Yek-Hsiao-lin ha iniziato ricerche su questa nuova scoperta...

Sino al 1960 nella cartografia cinese dell'agopuntura non era mai rappresentato il padiglione auricolare. Solo pochi punti di agopuntura erano situati sul trago. Soltanto nel periodo tra il 1960 ed il 1970, in seguito alle prime notizie dell'auricoloterapia di Nogier, appaiono i punti auricolari negli atlanti di agopuntura cinese.

INTRODUZIONE. CENNI STORICI

L'auricoloterapia o auricolomedicina, come viene designata oggi dal suo scopritore P. Nogier, medico francese di Lione, è una nuova branca della medicina con poco più di vent'anni di vita. *Ha per scopo lo studio del padiglione dell'orecchio a fini diagnostici e terapeutici.*

Quando diciamo vent'anni di vita, intendiamo dire che circa vent'anni fa Nogier, per la sua curiosità, si soffermò sul padiglione dell'orecchio per cercare di spiegare attraverso quale meccanismo la cauterizzazione della parte alta dell'antielice dell'orecchio guariva la sciatica (fig. 91).

Per la mente razionale di un medico era difficile ammettere che la stimolazione di un punto dell'orecchio potesse ottenere un tale risultato. Eppure tale pratica era in uso da millenni. La si pratica

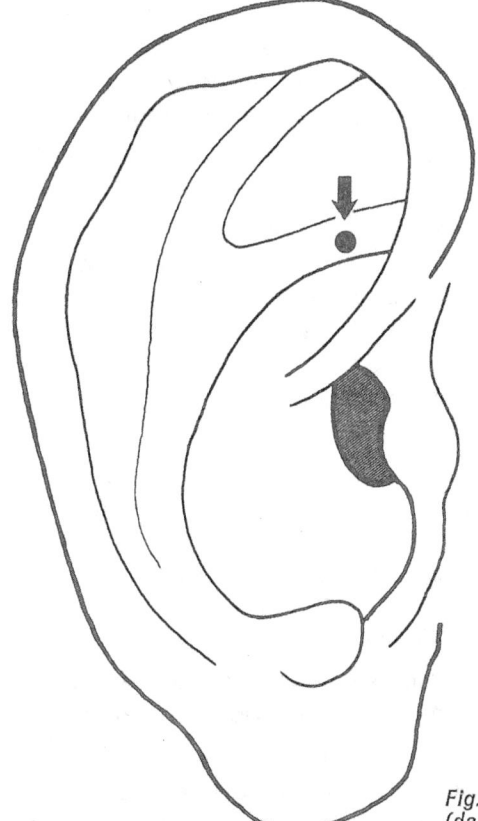

Fig. 91. — *Punto della sciatica (da Nogier).*

tutt'ora in Italia e in Francia. Non se ne conosce esattamente l'origine; forse partì dall'estremo Oriente e attraverso la Persia giunse in Egitto ove, riferisce l'egittologo Alessandro Varille, le donne che non volevano più bambini si facevano pungere un punto dell'orecchio. Ippocrate senza parlare della cauterizzazione indica nelle sue opere alcuni metodi di cura attraverso l'orecchio. Nel 1700, Valsalva indica le sedi del padiglione che erano cauterizzate nelle odontalgie.

Nel secolo scorso le notizie su questo metodo di cura si fanno più frequenti. I medici se ne interessano, e sperimenti vengono eseguiti dal prof. Malgaigne, all'Ospedale San Luigi di Parigi, con risultati sorprendenti. Sul giornale delle conoscenze medicochirurgiche del 1850 e anni seguenti appaiono numerosi lavori di medici che praticano la cauterizzazione dell'orecchio con un ferro rovente ottenendo risultati miracolosi.

Poichè in medicina nessun metodo è infallibile e ai risultati miracolosi si contrapponevano insuccessi altrettanto clamorosi, non potendo inoltre essere data scientificamente una spiegazione alla cessazione della nevralgia dello sciatico attraverso la cauterizzazione di una zona del padiglione dell'orecchio, la medicina ufficiale e tradizionale lasciò cadere questo metodo terapeutico che continuò ad essere esercitato empiricamente da guaritori, da frati ed anche da medici.

Quando il dott. Nogier iniziò le sue ricerche egli ignorava tutti questi precedenti. Affrontò quindi il problema senza preconcetti, come un problema nuovo. Alcuni suoi pazienti, che presentavano delle escare alle orecchie, gli dissero che erano stati cauterizzati per nevralgia dello sciatico ribelle ad ogni cura medica, e che dopo mesi di sofferenze erano finalmente guariti.

La curiosità del dott. Nogier unita alla sua genialità e alla sua pazienza di osservatore, alla sua originalità di ricercatore, armato di una tenace perseveranza, dopo anni di infruttuose ricerche ebbe un giorno la chiave del mistero. Fu il ricordo di una frase di un suo collega, col quale aveva lavorato anni prima, che gli diceva: la sciatica è il problema della 5ª vertebra lombare.

Fu un lampo, il punto di partenza di tutte le ricerche successive tutt'ora in evoluzione e cioè l'identificazione somatotopica del rachide con l'antielice e grossolanamente *la rappresentazione riflessa del feto rovesciato all'interno dell'utero* (fig. 92).

A mano a mano che egli elaborava teorie, elencava osservazioni, rilevava dei fatti e documentava i risultati ottenuti, i membri del

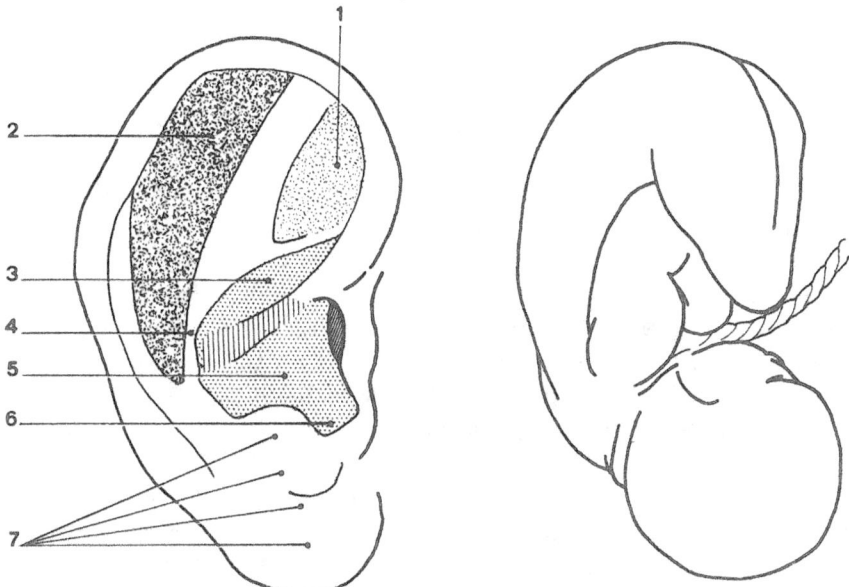

Fig. 92. — *Rappresentazione schematica del padiglione auricolare e sue correlazioni con la posizione fetale: 1) arto inferiore; 2) arto superiore; 3) addome; 4) rachide; 5) torace; 6) zona ghiandolare; 7) estremità cefalica (da Nogier).*

gruppo lionese di studi medici, portavano il loro contributo di verifica e di critica costruttiva. Oggi con lo studio meticoloso ed approfondito di anatomici e neurofisiologi francesi e di medici di molte nazioni, tra i quali non dimentichiamo il nostro maestro A. Quaglia Senta, il padiglione dell'orecchio dal lato embriologico anatomico e neurofisiologico è stato esaminato nei minimi dettagli.

GENERALITÀ

Bossy alle 7ᶜ giornate di Agopuntura, Auricoloterapia e medicina manuale, che ebbero luogo a Besançon nel '70, riferì, in una brillante ed approfondita esposizione, avvalendosi delle ultime ricerche dell'embriologia e della neurologia, delle considerazioni neuroanatomiche e neuroembriologiche che potrebbero servire di base alla spiegazione delle riflessoterapie cutanee. Citando il suo esposto egli dice: *"Per l'Agopuntura, l'auricoloterapia, la riflessoterapia endonasale, le manipolazioni vertebrali, il medico si propone di agire il più delle volte a distanza su di un organo che non è in relazione diretta o topografica con la zona ove si applicherà la terapia".*

È attraverso il sistema nervoso nel senso più largo del termine che passeranno questi circuiti terapeutici; e per essere completi bisogna aggiungere che l'azione finale può essere vascolare o umorale, ma in ogni caso bisogna ammettere una partecipazione nervosa primaria.

Bossy si chiede come sono organizzati questi circuiti terapeutici.

Se paragoniamo lo schema fetale riflesso nell'orecchio con lo schema dell'innervazione cutanea del padiglione constatiamo che il ramo auricolare del vago innerva la conca, sede dei visceri, il nervo mandibolare, terzo ramo del V, innerva l'area del tronco e dei membri, cioè la parte compresa tra il bordo dell'antielice e l'orletto del padiglione, mentre il plesso cervicale superficiale innerva l'orletto e il lobulo (fig. 93).

Inoltre secondo Sinclair, Weddel e Zander il padiglione dell'orecchio non conterrebbe corpuscoli sensitivi, ciò nonostante è sensibile al caldo, al freddo, al tatto, al dolore.

Questo può essere spiegato dal fatto che l'orecchio è riccamente innervato e vascolarizzato. Noi sappiamo che lo stimolo doloroso partito dalla periferia ha la sua prima tappa nel midollo spinale o nel tronco cerebrale.

A livello spinale, secondo Melzack e Wall, subisce una selezione inibitrice nella sostanza gelatinosa del corno posteriore ad opera del sistema nervoso centrale, che agisce sulle fibre di grosso e piccolo calibro (Gate control system).

Gli stimoli dolorosi che chiedono una reazione immediata, utilizzano, per la loro trasmissione, fibre di grosso calibro a conduzione rapida, mentre gli stimoli profondi utilizzano le fibre a piccolo

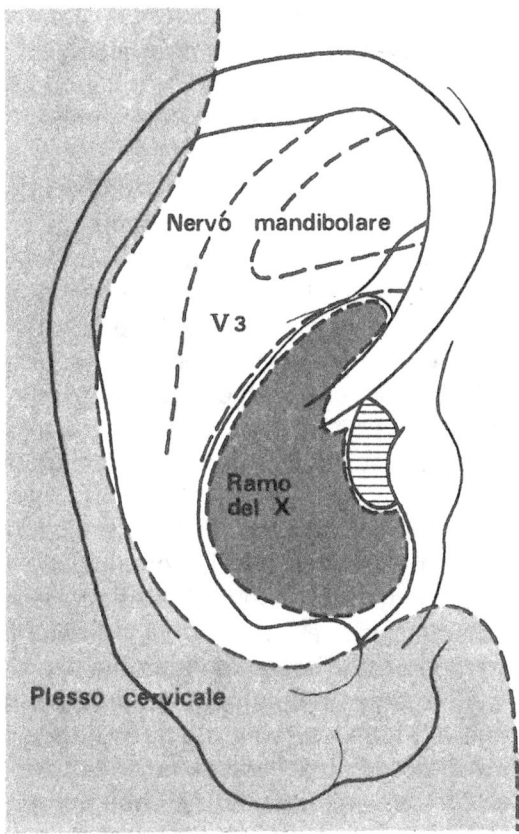

Nervo mandibolare

V 3

Ramo del X

Plesso cervicale

Fig. 93. — *Topografia sensitiva del padiglione auricolare (da Nogier).*

calibro a conduzione più lenta. Dopo questo primo stadio lo stimolo doloroso secondo Rabischong segue all'incirca due vie: una utilizza il lemnisco mediale e laterale, il talamo e quindi la corteccia, assicurando così la localizzazione dello stimolo e la sua identificazione; l'altra via segue il tratto neospinotalamico, verso la formazione reticolare del tronco cerebrale, il cervello limbico e l'ipotalamo e, attraverso il sistema ascendente paramediale, il talamo mediale.

Quest'ultimo circuito sarebbe responsabile della tonalità psicoaffettiva data all'eccitazione dolorosa e alle qualità del dolore percepito.

Da queste vie ascendenti, sempre secondo Rabischong, si elaborano dei sistemi di reazione più o meno complessi che si risolvono in movimenti di retro azione o, a mezzo del diencefalo, in perturbazioni neurovascolari che possono colpire più o meno profon-

197

damente la funzionalità normale degli organi. Quando una lesione anatomica provoca un dolore, questo può essere di breve durata oppure inserirsi nei circuiti corticali della sofferenza e diventare permanente, si crea un circuito parassita che bisogna interrompere per fare cessare il dolore.

Il padiglione auricolare è innervato da due nervi cranici ed un nervo rachidiano. I rami afferenti di questi nervi sono in intima relazione con la formazione reticolare del tronco cerebrale. La formazione reticolare è costituita di cellule e fibre scaglionate nel nevrasse, la parte istmica di questa formazione è quella che più interessa nelle riflesso-terapie; essa comprende numerosi nuclei raggruppati in un certo numero di regioni con diverse funzioni. Si distinguono una regione paramediana cerebellare, una regione facilitatrice, una regione ricettrice ed associativa, una regione inibitrice, ecc.

Questi gruppi hanno il ruolo molto complesso di facilitare o inibire la trasmissione degli stimoli nei grandi sistemi di conduzione ascendenti o discendenti, rappresentati da fasci di fibre nervose che hanno una certa somatotopia, cioè la corrispondenza delle varie parti del corpo con i centri nervosi. Questa somatotopia la ritroviamo a tutti i livelli del sistema nervoso ed è molto importante nella spiegazione dei fenomeni di riflesso-terapia. Le ricche afferenze nervose del padiglione dell'orecchio si mescolano nella formazione reticolare alle fibre dei fasci ascendenti del tronco cerebrale in una disposizione che giustifica la cartografia auricolare di Nogier, che non è altro che la proiezione somatotopica della somatotopia delle fibre nervose del padiglione. Data la ricchezza di connessioni reticolari dei nervi cranici e in particolare del trigemino, si può supporre che una eccitazione attraverso il padiglione dell'orecchio possa interrompere un circuito parassita, sia questo provocato da manifestazioni dolorose somatiche, che viscerali.

Abbiamo visto in modo succinto attraverso quali vie si riflette nel padiglione dell'orecchio la somatotopia del corpo umano e in che modo per via riflessa i circuiti terapeutici possono interrompere il dolore. Prima di descrivere la cartografia del padiglione bisognerà prendere contatto con la descrizione dettagliata delle differenti regioni dell'orecchio sede delle proiezioni somatotopiche del rachide dei membri e dei visceri.

PADIGLIONE AURICOLARE

Anatomia

Il padiglione dell'orecchio è un'espansione lamellare situata sulle parti laterali della testa davanti all'apofisi mastoidea e dietro all'articolazione temporo-mandibolare ad uguale distanza tra l'angolo esterno dell'occhio e la protuberanza occipitale esterna, è compreso tra due linee orizzontali: la superiore, tirata dalla coda del sopracciglio, e l'inferiore tracciata un poco al di sotto del sottosetto nasale, la sua altezza è in media da 5 a 8 cm. e largo 3-4 cm. La lamina elastica che costituisce il padiglione dell'orecchio ha forma ovalare a grand'asse verticale colla grossa estremità diretta in alto (fig. 94).

Fig. 94. — *Anatomia dell'orecchio: 1) ramo superiore dell'antelice; 2) tubercolo di Darwin; 3) ramo inferiore dell'antelice; 4) doccia dell'elice; 5) conca; 6) conca; 7) solco posteriore dell'auricola; 8) antitrago; 9) solco sopralobulare; 10) angolo elico-lobulare; 11) lobo; 12) solco prelobulare; 13) area prelobulare; 14) incisura intertragica; 15) trago; 16) condotto uditivo esterno; 17) solco antitrago; 18) tubercolo sopratragico; 19) incisura anteriore; 20) radice dell'elice; 21) fossetta navicolare (da Bossy).*

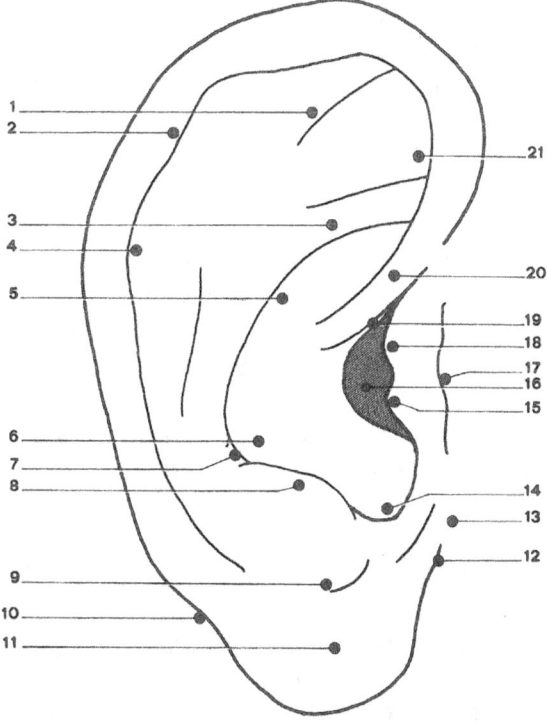

Si considerano in esso una faccia esterna, una faccia interna ed una circonferenza.

La faccia esterna presenta numerose sporgenze e depressioni che bisogna sapere individuare molto bene perchè, in funzione di questi rilievi, è stabilita la ripartizione cartografica riflessa delle regioni anatomiche del corpo.

Al centro della faccia esterna si scorge una profonda escavazione nota col nome di conca, una depressione a forma di imbuto il cui fondo, rivolto verso l'interno, si continua direttamente con il condotto uditivo esterno. Ha un'altezza da mm. 20 a 25 ed una larghezza di poco minore.

Attorno alla conca e delimitandola, si dispongono 4 sporgenze: l'*elice*, l'*antielice*, il *trago*, l'*antitrago* e in basso il *lobulo.*

a) L'elice è quella piega curvilinea che forma il bordo del padiglione; si origina nella cavità della conca con un'estremità più o meno sottile, *la radice dell'elice,* che divide tale cavità in due parti: l'una superiore più stretta, di forma ovalare, l'altra inferiore, molto maggiore, e di forma triangolare, in quest'ultima si apre il condotto uditivo esterno. Originatosi dalla conca l'elice contorna a semicerchio la parte superiore dell'orecchio e ridiscende sino alla parte postero-inferiore della concà ove termina con una estremità più o meno affilata detta *coda dell'elice.* Nel suo decorso l'elice si ripiega all'infuori verso il centro del padiglione delimitando al di sotto della sua porzione ripiegata, e accartocciata su sè stessa, una docciatura conosciuta sotto il nome di *docciatura dell'elice.*

b) L'antielice è una saglienza che nasce in avanti e un po' al di sopra della coda dell'elice, si porta verticalmente in alto allargandosi e si divide in due branche che delimitano una depressione più o meno profonda detta *fossetta dell'antielice* o, per la sua configurazione, fossetta triangolare o ancora *fossetta navicolare.*

c) Il trago è una sporgenza lamellare di forma triangolare posta alla parte anteriore della conca, alquanto al di sotto dell'elice da cui è separata mediante un solco, il *solco anteriore dell'orecchio.* La faccia esterna del trago si continua con la pelle della faccia. La faccia interna guarda la cavità della conca e copre il condotto auditivo esterno.

d) L'antitrago, come indica il suo nome, s'innalza di fronte al trago alla parte posteriore ed inferiore della conca. È una sporgenza ovoidea o piriforme, colla grossa estremità diretta in basso ed in avanti. La sua superficie è fortemente convessa, in dietro e in alto, un solco più o meno marcato separa l'antitrago dall'origine dell'antielice. In avanti e in basso è delimitato verso il trago, da una incavatura profonda: l'incavatura della conca o *incisura inter-tragica*.

e) Il lobulo: il 5° inferiore del padiglione dell'orecchio è costituito da una formazione molle e floscia designata col nome di lobulo dell'orecchio. È formato da una ripiegatura della pelle senza interposizione di lamina cartilaginea e posto immediatamente al di sotto della coda dell'elice del trago e dell'antitrago, a volte è separata da queste formazioni da un solco orizzontale detto *solco sopralobulare*.

La faccia interna o faccia mastoidea guarda indietro, è molto ineguale e tali ineguaglianze sono esattamente le stesse di quelle della faccia esterna ma con inversa configurazione. La convessità della conca è circoscritta da una docciatura che corrisponde all'antielice.

La circonferenza è costituita essenzialmente dall'elice completata in avanti dal trago e in basso dal lobulo.

L'orecchio aderisce al cranio colla faccia interna attraverso il *solco cefalo auricolare*.

La conoscenza dell'anatomia dell'orecchio è molto importante, non basta aver sott'occhio la cartografia con i punti di corrispondenza somatotopica. *I punti sono intimamente legati alle sporgenze e depressioni e soltanto la conoscenza perfetta di essi permette l'esatta localizzazione del punto*. Non bisogna dimenticare che tutte le orecchie nei loro rapporti dimensionali e nella loro forma sono diverse l'una dall'altra; oltre alle numerose varietà di forma anche l'età interviene a modificare l'aspetto aggiungendo col passare degli anni, nuovi solchi e angolazioni, a quelli preesistenti.

La variazione delle forme del padiglione ha stimolato la curiosità dei criminologi i quali hanno voluto vedere nelle anomalie del padiglione i caratteri esterni di una degradazione intellettuale o morale.

Un'anomalia morfologica molto comune e interessante è una sporgenza più o meno spiccata sul margine libero dell'elice in corrispondenza della zona postero-superiore. Tale sporgenza porta il nome di *tubercolo di Darwin* ed è l'omologo della punta più o meno acuta con cui termina il padiglione degli animali dalle orecchie lunghe.

VASCOLARIZZAZIONE DELL'ORECCHIO

(fig. 95)

Le arterie del padiglione dell'orecchio provengono dalla arteria temporale superficiale e dall'arteria auricolare posteriore, entrambe branche della carotide esterna. Le prime sono dette auricolari anteriori e le seconde auricolari posteriori.

Le arterie auricolari anteriori, branche della temporale superficiale, sono per lo più in numero di tre, si distribuiscono ciascuna

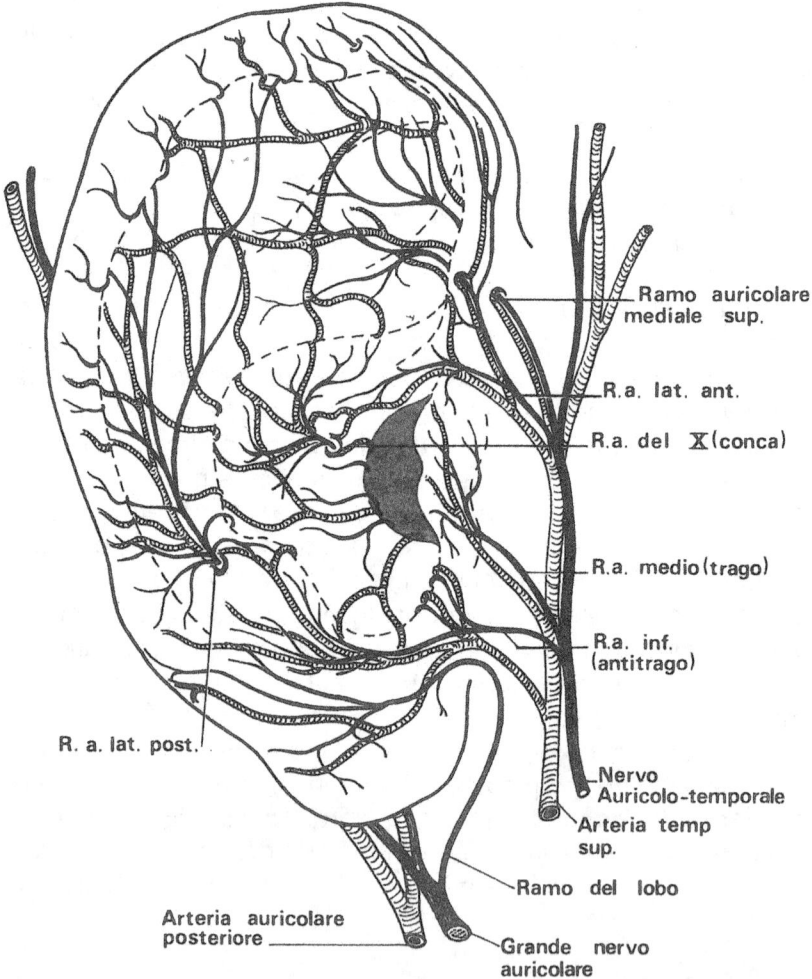

Ramo auricolare mediale sup.

R.a. lat. ant.

R.a. del X(conca)

R.a. medio (trago)

R.a. inf. (antitrago)

Nervo Auricolo-temporale

Arteria temp sup.

Ramo del lobo

R. a. lat. post.

Arteria auricolare posteriore

Grande nervo auricolare

Fig. 95. — Vascolarizzazione ed innervazione della faccia laterale del padiglione auricolare (da Bossy).

ad una determinata regione della faccia esterna del padiglione: la branca inferiore si ramifica sulla metà anteriore del lobulo e sul trago.

La branca media si porta sulla metà inferiore della porzione ascendente dell'elice e discende fino alla conca seguendo la radice dell'elice.

La branca superiore si distribuisce alla metà superiore della porzione ascendente dell'elice e si possono seguire le sue ramificazioni fino alla sommità del padiglione.

Le arterie auricolari posteriori, in numero di 3 o 4, si staccano dal tronco dell'auricolare posteriore; immediatamente dopo la loro origine, si gettano sulla faccia interna ramificandosi dalla parte aderente del padiglione verso il suo margine libero, espandendosi su tutta la faccia interna, con alcuni rami molto esili circondano il suo margine libero ed altri, detti rami perforanti, attraversano dall'interno (retroauricolare) all'esterno la lamina cartilaginea e vengono ad irrorare quella porzione della faccia esterna rispettata dalle arterie auricolari anteriori.

I rami perforanti sono molti numerosi ma i principali in numero di tre emergono sulla faccia esterna nei seguenti punti: l'inferiore tra l'antitrago e la coda dell'elice; il medio nella parte superiore della conca, immediatamente sopra la radice dell'elice; il superiore nella fossetta navicolare, giunti sulla faccia esterna si dirigono all'indietro e in basso ramificandosi nella metà posteriore di detta faccia. Le varie branche si anastomizzano tra di loro. Tali anastomosi non avvengono soltanto tra le differenti branche di uno stesso territorio, ma ancora fra le auricolari anteriori e le auricolari posteriori.

Le vene si dividono, come le arterie, in anteriori e posteriori e si gettano nella giugulare esterna.

INNERVAZIONE

Il padiglione dell'orecchio è innervato dalla terza branca del V attraverso un ramo collaterale del nervo auricolo temporale e dalla branca auricolare del plesso cervicale superficiale (vedi fig. 95).

La conca invece è oggetto di discussione: secondo Hovelacque Ramsay, Hunt, Dejerine, Tinel ed Heuyer è innervata dal ramo sensitivo del condotto uditivo esterno proveniente *dal VII bis*. Altri come Gray, Betchov, Bossy sostengono che la sua innervazione deriva da un *ramo proveniente dal X.* Infatti nelle dissezioni dell'orecchio esterno si ritrova sempre a livello del foro lacero posteriore questo ramo che raggiunge il nervo facciale nella rocca. Qualche volta l'ansa di Haller potrebbe portare un contributo complementare o di sostituzione di fibre provenienti *dal IX* (glosso faringeo).

Il nervo auricolo temporale denominato anche temporale superficiale origina dalla parte posteriore del nervo mascellare inferiore o nervo mandibolare, fornisce un certo numero di rami collaterali e in particolare delle fibre anteriori per il padiglione; ognuna di queste fibre segue i rami vascolari anteriori nati dall'arteria temporale superficiale.

Le fibre nervose sono, nella maggioranza dei casi, tre; si distinguono nel ramo auricolare superiore, medio e inferiore.

1) Il ramo auricolare superiore si divide in due rami: l'auricolare laterale anteriore e l'auricolare mediale superiore:

a) il ramo auricolare laterale anteriore fornisce delle fibre ascendenti e delle fibre discendenti, i rami ascendenti innervano le parti ventrali dell'elice, la parte alta dell'auricola e si congiungono con le fibre della faccia interna. I rami discendenti attraversano la radice dell'elice e raggiungono le fibre provenienti dall'innervazione della conca, altri attraversano la fossetta navicolare;

b) il ramo auricolare mediale superiore ha un tragitto identico al precedente ma sulla faccia interna.

2) Il ramo auricolare medio innerva il trago e la parte ventrale del condotto uditivo esterno.

3) Il ramo auricolare inferiore si divide in un ramo superiore che innerva l'incisura intertragica e l'antitrago ed in un ramo inferiore che innerva parte del lobulo.

La branca auricolare del plesso cervicale o grande nervo auricolare è la branca cutanea più voluminosa del plesso cervicale, nasce da uno scambio di fibre di C2 C3, emerge a livello del bordo posteriore del muscolo sterno-cleido-mastoideo e si divide in 2 rami terminali:

a) il ramo auricolare posteriore emerge tra la coda dell'elice e l'antitrago, innerva la docciatura dell'elice, e si congiunge ai vari filetti nervosi della parte alta dell'elice e della conca, l'antitrago e la parte media e posteriore del lobulo;

b) il ramo occipitale si distribuisce sulla mastoide e sulla faccia mediale dell'auricola.

INNERVAZIONE DELLA CONCA

La conca è innervata dal ramo auricolare del nervo pneumoga-strico. Questo ramo nasce dal vago a livello del foro lacero-posteriore.

L'insieme del territorio d'innervazione di questo ramo corrisponde alla zona classica di Ramsay Hunt, ad eccezione del lobulo e della docciatura dell'elice innervati dai rami dei nervi già citati.

Da quanto è stato esposto, possiamo rilevare la molteplicità dei rami vascolari e la triplice origine d'innervazione con la partecipazione di due nervi cranici ed un nervo rachidiano. Inoltre è singolare e caratteristico il punto di emergenza del peduncolo vascolo nervoso a livello di ogni particolarità del rilievo anatomico dell'auricola. Così alla parte inferiore della docciatura dell'elice, alla radice dell'elice, alla branca ascendente dell'elice, al centro del trago, alla porzione anteriore del lobulo.

Altra nozione importante desunta dalle dissezioni fatte dell'orecchio è la disposizione a raggiera dei suoi elementi con irradiazione a punto di partenza dalla radice dell'elice in armonia col rilievo e la forma generale dell'auricola.

Embriologia

Il padiglione dell'orecchio è di origine ectodermica, e si sviluppa da sei tubercoli, di cui i primi tre nascono dal primo arco branchiale o arco mandibolare innervato dal trigemino. Gli ultimi tre tubercoli dal secondo arco o arco ioideo innervato dall'intermediario del Wrisberg (VII bis), essi danno origine: il primo tubercolo al trago, il secondo alla radice e alla branca montante dell'elice, il terzo alla radice dell'antielice e la parte superiore dell'auricola; il quarto al corpo dell'antielice e alla parte posteriore del padiglione; il quinto all'antitrago e alla coda dell'elice, il sesto al lobulo.

Ora, contrariamente ai dati embriologici classici, attualmente i neurochirurghi e gli ORL della scuola di Dechaume sostengono che la maggior parte del padiglione è sotto la dipendenza della branca auricolare del plesso cervicale, il trigemino innerva solo la parte antero superiore dell'auricola e cioè la fossetta triangolare o navicolare, la branca anteriore dell'antielice e la parte adiacente dell'elice; la conca, il trago, la radice dell'elice e il corpo stesso dell'antielice sono di dominio della branca auricolare del VII bis.

Bourdiol nella sua monografia sull'embriogenesi e l'auricolomedicina ha sviluppato delle ipotesi sull'innervazione del padiglione che spiegano il suo meccanismo d'azione. Nel 1958 Bossy aveva studiato il ramo auricolare del vago, questo ramo lungi dall'essere una collaterale dell'intermediario del Wrisberg nasce dal X paio a livello del foro lacero posteriore e innerva quasi tutta la zona centrale, sede dei visceri. Il fatto sorprendente di questi studi è che combaciano col risultato dei lavori di Nogier che aveva stabilito la cartografia dell'orecchio, prima dei lavori di Bossy, che a sua volta ignorava l'auricoloterapia. La zona centrale, questa zona di Ramsay Hunt, è la sede delle proiezioni dei visceri, di origine endoblastica, i quali primitivamente cervico-cefalici hanno emigrato nel senso caudale e il vago, nervo del 4° arco branchiale dalla base del cranio convoglia gli influssi parasimpatici ai visceri addominali.

Questo spiega la netta polarità parasimpatica trovata nella conca e così pure la proiezione, nel cavum conchae (emiconca inferiore), al limite del foro auricolare, del parasimpatico craniale (ganglio ottico-sfeno palatino).

La zona antero superiore è la zona di proiezione del soma ed è una zona ortosimpatica. La catena simpatica latero vertebrale si proietta nella concavità dell'elice e segue l'esatta topografia descritta nei lavori di Jarricot. Nella concavità dell'antitrago troviamo l'area di proiezione del plesso carotideo interno colle sue componenti circolatorie cerebrali e le sue fibre ipofisarie. Nella convessità della branca montante dell'elice troviamo l'area di proiezione dei gangli previscerali. Gli addomino-pelvici nell'emiconca superiore, quelli toracici e cervicali nell'emiconca inferiore.

Dunque attraverso le fibre neurovegetative della catena simpatica, i diversi miotomi somatici si proiettano sul padiglione, secondo la legge di Kahler, e così si spiega l'inversione somatotopica di cui elenchiamo le aree di proiezione (fig. 96):

1) *arto inferiore nella fossa triangolare;*

2) *arto superiore nella zona della docciatura dell'elice superiore;*

3) *archi costali e miocardio nella parte media dell'antielice;*

4) *rachide sulla branca anteriore e corpo dell'antielice;*

5) *cranio sull'antitrago.*

In questo territorio conformemente alle dissezioni di Bossy, troviamo dunque le proiezioni mesoblastiche.

La zona posteriore, innervata dal grande nervo auricolare, inte-

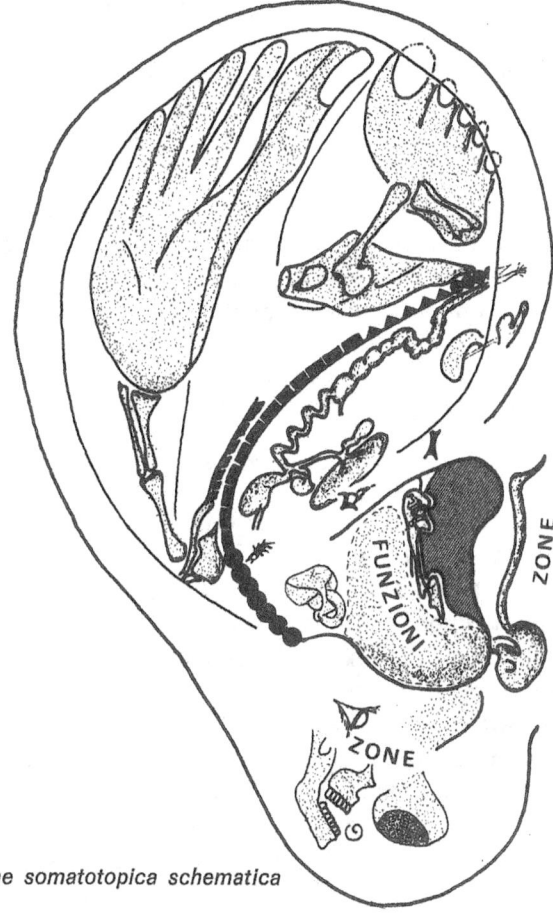

Fig. 96. — *Rappresentazione somatotopica schematica (da Nogier).*

ressa la maggior parte del lobulo e tutta la parte posteriore dell'elice.

Questa breve disamina sull'embriologia e l'innervazione dell'orecchio ha permesso di chiarire molto succintamente il substrato anatomico e neurofisiologico su cui si basa l'auricoloterapia. Ha dato la possibilità di capire che la zona d'origine dei punti auricolari è sia cerebrospinale, sia neurovascolare. Riassumendo potremo rilevare che l'elemento cerebrospinale è rachideo per le fibre originate da C2 C3 (Branca auricolare del plesso cervicale) ed è cranico per l'innervazione del mascellare inferiore (Terza branca del trigemino) e per il ramo auricolare del vago.

La partecipazione neurovascolare è costituita dalle fibre autonome periarteriose e perivenose che dipendono dal ganglio cervicale superiore.

207

A partire da questa ricezione periferica gli stimoli raggiunge-
ranno sia i centri sensitivi midollari in C2 e C3 sia il sistema del
tratto spinale del V che scende fino ai primi segmenti midollari
cervicali, sia il nucleo sensitivo del X, sia la catena simpatica late-
rovertebrale e i centri primari midollari. Da questi centri primari
spinali o dal tronco cerebrale l'azione riflessa potrà seguire parec-
chie vie, cioè ripercuotersi direttamente verso la periferia attraverso un centro motore cranico o midollare; oppure passare attraverso la formazione reticolare; più raramente utilizzare dei circuiti
più complessi talamo-corticali.

Cartografia dell'orecchio

Generalità

La cartografia dell'orecchio è stata stabilita da Nogier partendo
da un'ipotesi di base che diventava la chiave di volta di tutta la sua
costruzione e che si è dimostrata reale. Questa chiave di volta era
la corrispondenza dell'antielice con la colonna vertebrale. Nogier,
avendo a disposizione soltanto la pratica clinica, partendo dalla
sua ipotesi, stabilì una corrispondenza tra i punti del padiglione e
le parti del corpo.

Ricercando i punti dolorosi a livello del padiglione, egli si provò
a farli coincidere con tale o tal'altra algia, a livello della periferia.
Seguendo questa via egli si accorse di un fenomeno molto curioso
e cioè che, quando alla periferia o all'interno del corpo si manife-
stava un dolore, un disturbo, non si trovava un punto, ma se ne
trovavano parecchi, ed è per questo che bisogna accennare molto
succintamente ad un problema capitale per il principio stesso della localizzazione. Si tratta della geometria del padiglione dell'orecchio.

Un dolore a livello dell'anca sovente non dà un punto doloroso a
livello del padiglione, ma può dare una serie di punti, legati gli uni
agli altri da una certa armonia geometrica. I punti sono allineati e
formano una vera linea, che fu definita linea di funzione.

Non si ha male all'anca, ma si ha male all'anca in funzione di
molte altre cose. Questa funzione lineare ha delle proprietà molto
curiose, in particolare ha delle ripercussioni all'interno del padiglione riflettendosi al livello dell'orletto. Così come un raggio lumi-
noso, che colpisce uno specchio, si riflette su di esso con un angolo costante, quando questa linea arriva sul bordo auricolare la
vediamo rifletteri e passare quasi sempre da un punto che è il

punto 0, perchè da questo punto zero passano molte linee. Quando ci troviamo di fronte ad un dolore periferico abbiamo una linea principale che passa per il punto corrispondente di proiezione e delle linee che si riflettono e convergono verso il punto 0.

In realtà esistono molte altre funzioni in rapporto con questo punto anca; attorno al punto anca si può formare una raggiera di linee con angoli estremamente precisi e costanti di 30°. Se non si ha un senso di osservazione clinica, è impossibile sapere, in presenza d'un dolore dell'anca, quale è il punto reale che corrisponde all'anca. Bisogna dunque cercare la corrispondenza primaria. A ogni dolore periferico corrisponde un punto primario e molti punti secondari. Bisogna avere perciò un detettore che permette di svelare il punto giusto. Le funzioni lineari non sono altro che dei punti riflessi, tutti conosciamo il valore del punto di Mac Burney per l'appendicite, il punto vescicolare alla base della scapola destra nel malato che soffre di colecistite. Queste osservazioni sono state l'inizio di tutto il lavoro di Jarricot, che ha dato luogo alle dermalgie riflesse, cioè a tutte le proiezioni simpatiche e reticolari di qualunque disturbo organico. Nel caso per es. di una sciatica potremmo individuare il punto riflesso sul padiglione col detettore di punti.

Sappiamo che questo dolore sarà un'eco importante a livello della circonvoluzione postcentrale, della parietale ascendente. Se si tratta di una 5ª lombare in rotazione il punto riflesso sarà a livello della proiezione della radice, ma ciò che è curioso è che l'angolo tra le due linee sarà di 30° o un multiplo di 30, questo in auricolo. In neuroanatomia non abbiamo questi multipli per la buona ragione che i nostri plessi branchiali e lombari sono stati stirati nell'evoluzione embriologica dall'apparizione degli arti. Troviamo dei valori costanti a livello del tronco, ma non degli arti. Basta vedere la disposizione dei dermatomi. Ora sull'orecchio i dermatomi auricolari riflessi sono tutti lineari come a livello del tronco. Ritornando alla determinazione della cartografia dell'orecchio, il Dr. Nogier aveva dimostrato che, sperimentalmente, si poteva evocare nel padiglione un dolore nella regione del pollice pinzando il pollice con una pinza. Questo a condizione di fare un esperimento corretto. Togliendo la pinza, il dolore all'orecchio spariva. Questo esperimento deve essere condotto su una persona in buona salute, che non soffre di dolori specialmente alle mani, al pugnetto, etc. Questo dolore evocato all'orecchio è la parte più dimostrativa e fu in seguito sviluppato per stabilire le corrispondenze anatomiche. Sapendo che l'antielice rappresenta la colonna vertebrale, si possono facilmente individuare i punti di certe radici nervose vertebrali. Inoltre si può ugualmente ricercare la zona probabile sulla quale si proietterà il punto, studiando le corrispondenze embriologiche dei tre foglietti: ectoderma, mesoderma e endoderma. Sapendo che la bordura dell'orecchio corrisponde alla regione midollare, che gli arti si proiettano nella regione mesodermica, e che la conca, che corrisponde all'endoderma, è la regione dei visceri.

Bisogna tuttavia tener presente che ogni qualvolta parliamo di localizzazione si tratta della corrispondenza delle strutture nervose dell'organo. Non vi può essere una corrispondenza, e nemmeno un riflesso, senza il sistema nervoso come intermediario. Bisogna dimenticare il termine di organo e pensare sempre al sistema nervoso che innerva tale o tal'altro punto e se vogliamo fare una distinzione tra i plessi che comandano gli organi, i plessi simpatici periviscerali, e i plessi che sono all'interno degli organi, dobbiamo ricorrere ai vari tessuti embriologici di origine. In secondo luogo bisogna che la localizzazione sia rispondente ad alcune prove:

— Primo: *in presenza d'un dolore somatico o viscerale è necessario trovare nel punto della localizzazione presunta, un'informazione auricolare che ci faccia pensare ad un dolore, che ci faccia dire: qui c'è veramente qualcosa.*

— Secondo: *bisogna che l'eccitazione di questo punto permetta una vera correzione del dolore o del disturbo periferico.*

— Terzo: *che questa osservazione terapeutica, del sollievo del dolore, possa essere ripetuta non solo da noi, ma da tutti coloro che ne faranno la prova.*

Somatotopia
(fig. 97)

Come abbiamo già detto, alla base della cartografia delle localizzazioni sta il rachide. *Tutto il sistema vertebrale si proietta sull'antielice.*

Se col bordo dell'unghia scivoliamo sull'antielice verso l'antitrago, l'unghia si fermerà in un solco detto solco postantitragale che corrisponde allo spazio, tra l'occipite e l'atlante, che è situato subito dietro il solco. Risalendo la cresta dell'antielice l'unghia si fermerà nuovamente in una piccola depressione che segna il limite tra rachide cervicale e rachide dorsale.

La 3ª vertebra cervicale si trova quasi a metà strada tra questi due solchi. *Sotto la 3ª C. nella conca si trova il punto M, detto pun-*

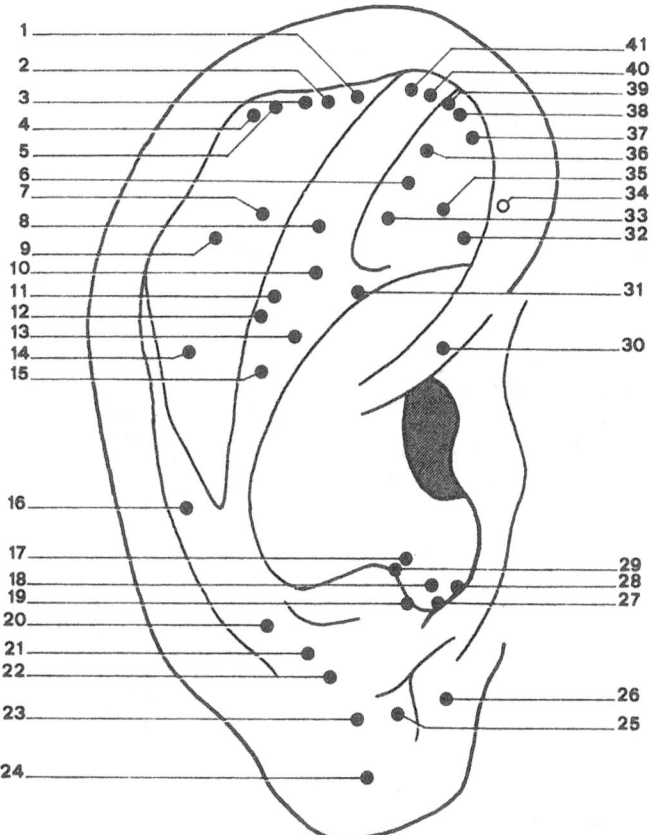

Fig. 97. — Punti di auricoloterapia di maggior impiego: 1) pollice; 2) secondo dito; 3) terzo dito; 4) quarto dito; 5) quinto dito; 6) ginocchio; 7) eminenza tenar; 8) pube; 9) polso; 10) anca; 11) sterno; 12) gabbia toracica; 13) scapola; 14) gomito; 15) clavicola; 16) spalla; 17) ipotalamo; 18) paratiroidi; 19) punto delle gonadi; 20) mascella; 21) zona visiva; 22) zona uditiva; 23) occhio; 24) zona corticale; 25) zona olfattiva; 26) zona pre-frontale; 27) tiroide; 28) surrenale; 29) talamo; 30) punto 0; 31) sacro-iliaca; 32) ginocchio; 33) femore; 34) tallone; 35) ginocchio; 36) tibia; 37) quinto dito piede; 38) quarto dito piede; 39) terzo dito piede; 40) secondo dito piede; 41) primo dito piede (da Nogier).

to "Meraviglioso", è un punto maestro che agisce soprattutto nelle ipertensioni.

Risalendo ulteriormente con l'unghia questa si ferma in un altro solco, che delimita il rachide dorsale da quello lombare. Il rilievo della cresta del rachide dorsale è arrotondato, più largo del bordo del rachide cervicale, che è ad angolo acuto. Al punto in cui il bordo ottuso si restringe per diventare lamellare inizia il rachide lombosacrale anch'esso suddiviso da un piccolo solco. Il rachide sacrale è situato al termine dell'antielice e termina sotto la branca montante dell'elice. Qui troviamo un altro punto miracoloso dell'auricoloterapia (punto simpatico), che cura i dolori emorroidali e le coccidinie.

Un ago d'oro all'orecchio di destra e uno a quello di sinistra danno un sollievo immediato, e spesso questi disturbi scompaiono.

I due versanti dell'antelice corrispondono a due componenti anatomiche, il lato periferico interessa i rami posteriori dei nervi rachidiani. Su questo lato troveremo le contratture muscolari, che dipendono dai bloccaggi vertebrali, con la parte motrice sensitiva e neurovegetativa.

Il lato interno che guarda verso la conca interessa il fascio vascolo-nervoso, che si trova all'interno del canale rachidiano.

I nervi sensitivi, vasomotori, le arterie, le vene, e i linfatici, per ciò che concerne i loro grossi tronchi, sono proiettati in questa regione.

Per quanto riguarda l'elice un punto molto importante per il padiglione dell'orecchio è il cosiddetto *punto zero,* si trova nella conca, alla radice dell'elice subito prima dell'espansione della radice nella branca montante.

Questo punto zero può essere considerato il centro di una circonferenza, il cui arco di cerchio sarebbe l'antelice. Ogni raggio che parte dal punto zero e, passando dall'antelice, si dirige verso la bordura del padiglione potrà essere definito col nome del piano vertebrale che attraversa.

Questo ci permette di disporre di un mezzo di riferimento per tutti i punti piazzati sul raggio o nelle sue vicinanze e facilita il ragionamento per reperire un punto.

Per es. diremo che la spalla si trova sulla linea che parte dal punto 0 e passa dalla 1ª vertebra dorsale.

Come già abbiamo detto, le forme del padiglione dell'orecchio sono cosi diverse, le une dalle altre, che i punti identificati e segnati sull'orecchio possono solo servire da guida, ed è solo col ragionamento, partendo da punti chiave, come per es. il punto zero, che si farà la localizzazione precisa. D'altra parte il punto zero ha delle proprietà notevoli. Può capitare che l'esplorazione del padiglione sia muta, cioè non permetta di svelare punti dolorosi alla palpazione o sensibili agli apparecchi usati come detettori.

Questa insensibilità generale è sotto la dipendenza del punto zero. *Basta eccitare questo punto per svegliare la sensibilità del padiglione.*

Inversamente, un eccesso di sensibilità può essere smorzata, sempre dal punto zero.

212

Per questo motivo il punto zero è considerato il punto maestro dell'orecchio; anatomicamente corrisponderebbe al plesso solare. Bisogna usarlo con cautela e solo quando è necessario; ad esempio in auricoloterapia non si ottengono buoni risultati se il paziente è stressato, o soggetto a forte tensione nervosa, in questi casi, l'eccitazione del punto zero ripristina un equilibrio che favorisce la riuscita del trattamento e bisogna iniziare la seduta pungendolo per primo.

Altre volte, malgrado il trattamento corretto dell'auricoloterapia, non si ottiene nessun risultato. L'eccitazione del punto zero agisce come reattivo favorevole alla scomparsa del disturbo periferico, che non era scomparso con la puntura del punto di corrispondenza.

La radice dell'elice, sulla quale si trova il punto zero ora descritto, è la parte più importante della conca; rappresenta la proiezione di tutti i plessi simpatici del corpo. *Il famoso punto meraviglioso M situato sotto la 3ª C., corrisponderebbe al ganglio stellato.* Un altro punto situato a metà strada tra il punto M e il punto zero, chiamato *punto del plesso*, è un punto che risponde magnificamente nell'angoscia, nell'aerofagia, nelle dispnee.

Sulla branca montante dell'elice si proiettano gli organi genitali, il clitoride per la donna, i testicoli nell'uomo. Alla sommità dell'elice abbiamo un punto importante denominato *punto dell'allergia*; deve essere trattato in tutti i casi d'allergia di qualunque natura essi siano. *La coda dell'elice è la sede delle radici posteriori, unicamente sensitive del midollo;* è importante da esaminare, specialmente in 2 casi, nell'herpes zoster e nelle algie. Ad esempio in un'algia cervico brachiale possiamo trovare un punto di corrispondenza a livello di C_5 o anche un punto sulla proiezione della spalla; bisogna stare attenti perchè può darsi che nè il punto della 5ª C. nè quello della spalla diano il risultato sperato. Bisognerà cercare il punto di corrispondenza della radice posteriore. Se si tratta veramente di una nevrite è questo il punto che si deve trattare. Così dicasi per un herpes zoster comparso sul nono dermatoma toracico; troveremo una facile detezione alla nona vertebra, ma se partiamo dal punto zero e tracciamo una linea che attraversa la 9ª vert. ed arriva sul bordo dell'elice dobbiamo cercare in questo punto, e sovente più in basso, il punto del metamero corrispondente.

Ritornando alla cartografia e alla descrizione dei punti, *nella parte più declive della fossetta navicolare troviamo il punto del ginocchio.*

213

Un altro punto facile a trovarsi è il punto dell'anca che corrisponde all'*articolazione coxofemorale*. Si trova all'apice della fossetta navicolare o triangolare. Qui abbiamo tre punti molto vicini: in mezzo il punto coxofemorale, in avanti il punto della sacroiliaca, e indietro il punto della sinfisi pubica. Ovviamente *il femore* è tra il punto del ginocchio e quello della coxofemorale. Ma a livello della fossetta navicolare avremo come nel feto, la retrazione dell'arto inferiore, che porterà ad un miscuglio di piani: *il piede* avrà una proiezione in cui le dita saranno alla periferia della fossetta navicolare, *il tallone, indietro, sarà a metà della fossetta verso l'antielice, il punto malleolare poco più avanti sovrapposto al piede e parte dell'alluce.* La *tibia* e *il perone* vanno dal punto ginocchio al punto della caviglia. *L'arto superiore è disposto nella fossetta dell'elice, la mano è enorme ed è la più periferica, il pugnetto è all'altezza della 12ª D. e la 1ª L.; il radio, l'ulna, il gomito, e infine, l'omero e la spalla* seguono verso lo spazio sempre più ristretto tra la coda dell'elice e l'inizio dell'antielice.

La spalla è situata sul raggio che passa tra C7 e D1, *la clavicola e la scapola* sono davanti alla proiezione dell'omero; sul corpo dell'antielice si proiettano le coste che raggiungono le vertebre di partenza.

I muscoli del tronco s'inseriscono tra l'arto superiore e l'arto inferiore; *le ossa del cranio* sono situate sulla parte bassa dell'antitrago a livello della cartilagine nella parte alta del lobulo.

Viscerotopia

La radice dell'elice divide la conca in due parti, una superiore ed una inferiore.

Nella conca si proiettano tutti i visceri, nell'emiconca superiore i visceri addominali, nell'emiconca inferiore quelli toracici, attorno alla radice dell'elice, che divide in due la conca, il tubo digestivo.

Mentre i punti riflessi degli arti sono facilmente localizzabili, lo studio della somatotopia della conca presenta notevoli difficoltà, oltre ai visceri, contenuti nella gabbia toracica, e nell'addome, abbiamo anche i genitali esterni, le ghiandole endocrine e alcuni centri cerebrali.

Alcuni punti inoltre non corrispondono a localizzazione d'organo ma sono soltanto centri di regolazione e ancora molte volte i punti dell'emiconca superiore non sono sempre in corrispondenza con la stessa parte del corpo.

Oggi con l'evoluzione degli studi sull'orecchio, con la scoperta del R.A.C. (Riflesso Auricolo-Cardiaco) e la sua utilizzazione, questi problemi sono in gran parte superati, ma la loro utilizzazione non potrà essere svolta in questa trattazione elementare dell'auricoloterapia.

Perciò diremo a grandi linee ed in generale che la conca è omogenea e cioè che *l'emiconca inferiore e superiore agiscono omolateralmente sullo stesso lato del corpo*.

Questo non deve impedire di cercare sull'altro orecchio ciò che non si è trovato sull'orecchio esaminato, cioè il punto doloroso.

Nell'emiconca superiore, a destra si proietta il *fegato* a sinistra la *milza*. Nella parte più alta si proietta il *rene* che non è più nella conca, infatti il rene non ha un'origine endoblastica ma un'origine mesoblastica e lo troviamo nella parte posteriore della branca montante dell'elice, mentre la *vescica* di origine endoblastica è situata nella conca.

Lungo la radice dell'elice troviamo nell'orecchio destro il *colon destro più una parte del trasverso*, nell'orecchio sinistro il *colon sinistro più l'altra parte del trasverso*. Segue lo *stomaco*, sulla radice dell'elice, con gli splancnici che sono di origine mesodermica, tutt'attorno allo stomaco troveremo l'*intestino tenue* che forma una specie di C maiuscola che raggiunge l'antielice a livello di L1 e si proietta anche in parte nell'emiconca inferiore.

Nell'emiconca inferiore troviamo i centri riflessi del *polmone* e del *cuore*.

Ed ora esaminiamo il piede della conca. Per esaminarla bisogna reclinare il trago in avanti e l'antitrago in basso. Il punto più importante di questa zona è il *punto del talamo*, situato alla base dell'antitrago.

Ha sotto la sua dipendenza tutte le algie d'un emisoma. Per esempio un paziente lamenta un dolore da torcicollo a sinistra, ma nello stesso tempo lamenta una colite a sinistra e una sciatica sinistra, è inutile cercare la corrispondenza di tutti i punti somatici colpiti. Il solo punto del talamo permette a volte di recuperare la totalità dei sintomi perchè si tratta di una algia emisomatica.

Dopo il punto zero, è il punto più importante dell'orecchio.

All'indietro del punto del talamo, troviamo una zona di punti molto importanti nelle sindromi vertiginose, corrisponde alla *zona della proiezione cerebellare* da un lato e a quella neurovegetativa del simpatico periarterioso vertebrale che proviene dal rachide attraverso l'arteria vertebrale dall'altro; non bisogna dimenticare che le arterie cerebellari anteriori e superiori, che sono le uniche ad irrorare il cervelletto, nascono dall'arteria verebrale. Si vede come l'auricoloterapia ha stretti rapporti con l'anatomia.

Un altro punto da osservare situato davanti all'antitrago è il *punto genitale*. Ha un'azione importante nei disturbi genitali dell'uomo e della donna, di origine ormonale.

Questo punto non è la proiezione degli organi genitali, abbiamo infatti visto che questi si proiettano sulla branca montante dell'elice.

Questo punto sarebbe la proiezione della componente genitale ipofisaria.

Nel canale intertragico troviamo il *punto della tiroide* (rappresentazione tiroidea ipofisaria) ed è da trattare specie nelle astenie.

Dietro questo punto tiroideo troviamo il *punto paratiroideo* che è il punto delle spasmofilie.

Davanti al punto della tiroide, all'unione del canale intertragico col trago troviamo un altro punto ipofisario: il *punto delle surrenali*, punto molto importante nelle adinamie postinfluenzali.

Lobulo

Il lobulo possiede molte zone legate a diversi centri cerebrali: *zona intellettuale, olfattiva, auditiva, visiva,* ed un punto situato quasi al centro che le comanda tutte, il cosiddetto *punto sensoriale*.

Il trago

Il trago di sinistra ha un'azione elettiva su tutto il sistema osteoarticolare e muscolare, tutte le infezioni reumatiche e uricemiche, le flogosi. Nel mancino queste funzioni si ritrovano nel trago di destra. Il trago di sinistra rappresenta il meridiano di Tou-Mo degli agopuntori, cioè la linea interspinosa mediana del corpo. Ben inteso l'immagine è rovesciata.

I disturbi coccigei sono ritrovati nella parte alta del trago. La parte inferiore del trago non corrisponde al collo, ma come per il meridiano Tou-Mo corrisponde alla gengiva superiore.

Il trago di destra rappresenta le grandi funzioni vegetative e troveremo in alto la rappresentazione delle funzioni genito urinarie, a metà le funzioni toraciche e tra le due zone le funzioni addominali. In basso le funzioni encefaliche e tra le due le funzioni del collo. Questa linea non è altro che la rappresentazione del meridiano

Jen Mo con le sue varie funzioni. Nel mancino tutte queste funzioni si ritrovano sul trago di sinistra.

Bisogna dire che tutte queste nozioni sono oggetto di continui studi e subiscono delle evoluzioni a mano a mano che si procede nella ricerca.

Sembra utile a questo punto riassumere brevemente i punti salienti di questa cartografia, elencando le nozioni più importanti.

Ripartiremo dall'Elice sul quale troviamo:

- il piede della radice dell'elice col punto M o punto meraviglioso situato sotto alla 3ª C;
- il corpo della radice col punto del plesso;
- la testa della radice col punto zero;
- la branca montante con l'apparato genitale e i suoi centri simpatici;
- il corpo dell'elice con il punto di allergia alla sommità;
- l'Antielice colla proiezione somatotopica del rachide;
- l'Atlante dietro al solco postantitragale;
- C7 sotto il solco cervicodorsale;
- C4 a metà dei due solchi;
- C3 davanti al piede della radice dell'elice.

Rachide dorsale-lombare-sacrococcigeo sono separati l'uno dall'altro dai solchi descritti.

Somatotopia para-vertebrale: corpi vertebrali sulla cresta dell'antielice, versante periferico con i muscoli para-vertebrali, versante centrale disturbi neurovegetativi legati a bloccaggi vertebrali.

Arto superiore

Collegando con una linea il punto zero all'articolazione di una qualunque parte dell'arto questo raggio taglierà la colonna in un determinato piano vertebrale che ci servirà come promemoria per dire che il pollice è situato tra D12 e D10. L'eminenza thenar D8. Il mignolo D10, il pugnetto D7, il gomito D5, la spalla C7 - D1, la scapola da C6 a D2, la clavicola D1 - D2.

Arto inferiore

Il tallone vicino all'antielice è sul raggio L4 - L5 sotto la branca montante dell'elice.

I malleoli: quello interno su L5; quello esterno su S1.

Il ginocchio su L2 - L3

L'articolazione sacroiliaca D12
La sinfisi pubica su D12 ma più in alto.
L'articolazione coxofemorale su D8.

Per il torace:

Lo sterno e la gabbia toracica da D2 a D8.
La parte tegumentaria del seno su D5.
Tegumenti e muscoli del collo da C6 a C3.
L'osso ioide e i muscoli del pavimento della bocca da C3 a C1.

Somatotopia della faccia

Mascellare inferiore: l'articolazione temporo mandibolare è situata sul raggio che passa dal solco post-antitragale.

La *mandibola* si proietta più in basso. In questa zona si trattano le nevralgie legate alle pulpiti del mascellare inferiore.

Il *mascellare superiore* si proietta indietro e sotto la localizzazione dell'atlante, sulla parte cartilaginea situata sotto e dietro all'antitrago.

In *questa zona si trattano le algie trigeminali sintomatiche,* sinusitiche e le pulpiti del mascellare superiore.

I *seni frontali* si proiettano al di sotto della metà anteriore dell'antitrago nel solco che lo separa dal lobulo: in questa zona si trattano le sinusiti sia frontali che etmoidali.

Il *punto degli starnuti* è situato sulla bordura nella parte inferiore del lobulo.

L'*occhio* e le *palpebre* si proiettano in una zona situata al di sotto del 1/3 posteriore dell'antitrago. L'occhio si proietta al centro del lobulo.

La *fronte* si proietta nella zona di attaccatura del lobulo colla guancia. Ha 2 punti importanti: il *punto maestro delle nevralgie frontali,* sotto il bordo cartilagineo intertragico, punto efficace nelle vere nevralgie del trigemino; e il *punto maestro delle cefalee* si trova poco più sotto, punto efficace nelle cefalalgie non neurologiche.

Le *ossa del cranio* sono proiettate sul versante esterno del trago.

L'esame dell'orecchio deve essere preceduto da un interrogatorio, minuzioso, seguito da un esame clinico classico. Soltanto allora sapremo quale zona dell'orecchio dovremo esplorare. Facciamo qualche esempio scegliendo due tipi di sindromi. Le sindromi spasmodiche e le sindromi algiche.

Sindromi spasmodiche

Una serie di ammalati presenta delle sensazioni di vertigine, uno stato d'ansia e dolori erratici. Come trattarli?

L'interrogatorio rivela una natura inquieta, ansiosa, l'esame clinico è negativo; gli esami di laboratorio sono normali. Si tratta di nevrosi ansiose.

Le zone auricolari da esplorare sono tre:

a) la radice dell'elice alla ricerca del punto M, del punto del plesso, e del punto zero di cui conosciamo l'azione;

b) il lobulo alla ricerca d'un punto psichico o di nevralgia;

c) il trago destro (se il malato non è mancino) nella sua parte inferiore a livello delle funzioni vegetative del torace e dell'encefalo.

Se il malato presenta fenomeni di tetania con ipocalcemia si cercheranno sempre i punti per diminuire l'angoscia, ma cercheremo anche il punto paratiroideo.

Nel caso di paziente sempre angosciato, ma con una colite spastica e dolorosa, si esamineranno sempre i punti della radice dell'elice, specialmente il punto del plesso e il punto zero per la sua azione spettacolosa sugli spasmi digestivi e si esaminerà la parte alta del trago nella zona regolatrice dei punti addominali.

Se in questo tipo di ammalati si accompagna anche un'astenia paradossa, bisognerà cercare il punto delle surrenali.

Sindromi algiche

Consideriamo dei malati inquieti, depressi, tormentati da nevralgie facciali con esame clinico e radiologico negativo.

L'esame auricolare deve dirigersi sul lobulo ai due punti delle nevralgie e delle cefalee, ma anche sul punto zero perchè frequentemente in questi casi l'orecchio ha una sensibilità anormale.

In caso di nevralgia trigeminale essenziale con esame clinico e neurologico negativo, a carattere parossistico con un punto scatenante dell'algia che può essere riprodotta, i punti da ricercare saranno tutti sul lobulo nella sua parte anteriore vicino all'attaccatura con la guancia.

L'interrogatorio del malato a volte rivela un incidente automobilistico con alterazioni dell'atlante confermate da una radiografia; se l'esame clinico metterà in evidenza un dolore nella regione dell'apofisi mastoidea, la ricerca auricolare dovrà effettuarsi nella zona dell'atlante.

Si potrebbe continuare così con molti altri esempi, ciò che bisogna ricordare comunque è l'interrogatorio minuzioso, l'esame clinico, gli esami di laboratorio, le radiografie; in possesso di tutti questi dati classici si passerà allora all'esame dell'orecchio.

Esame auricolare

L'esame dell'orecchio è praticato sul malato disteso sul lettino e il medico può piazzarsi dietro o di lato al paziente (fig. 98).

Il primo esame è l'ispezione ed abbiamo già visto come le variazioni della forma dell'orecchio sono innumerevoli. Potremo osservare delle cisti, delle tumefazioni che possono essere segni di alterazione degli organi corrispondenti.

Si passerà in seguito alla palpazione dell'orecchio alla ricerca di piccole cisti non visibili, si apprezzerà una variazione della temperatura: un orecchio troppo freddo risponde male agli stimoli, un orecchio congesto diventa invece troppo sensibile, in questo caso la disinfezione con alcool potrà abbassare la temperatura.

Dopo questi due preliminari passeremo alla detezione che potrà essere palpatoria o elettrica.

Strumentario

a) La detezione che impiega la palpazione si ottiene con l'uso di una matita o di uno strumento che ne ha le sembianze, munita all'estremità d'una punta smussa articolata su una molla che le permette, alla pressione, un'escursione di circa 1 cm. La molla è calibrata ad una pressione di 120-150 gr. La ricerca del punto doloroso dell'orecchio si effettua con questo strumento a pressione, ponendo la punta smussa perpendicolarmente alla pelle nella regione desiderata. Si effettua una pressione dolce e progressiva, sul punto doloroso quasi sempre il malato fa una smorfia. Nella ricerca i punti debbono essere palpati ad intervalli non troppo ravvicinati per non creare dei dolori dove non esistono.

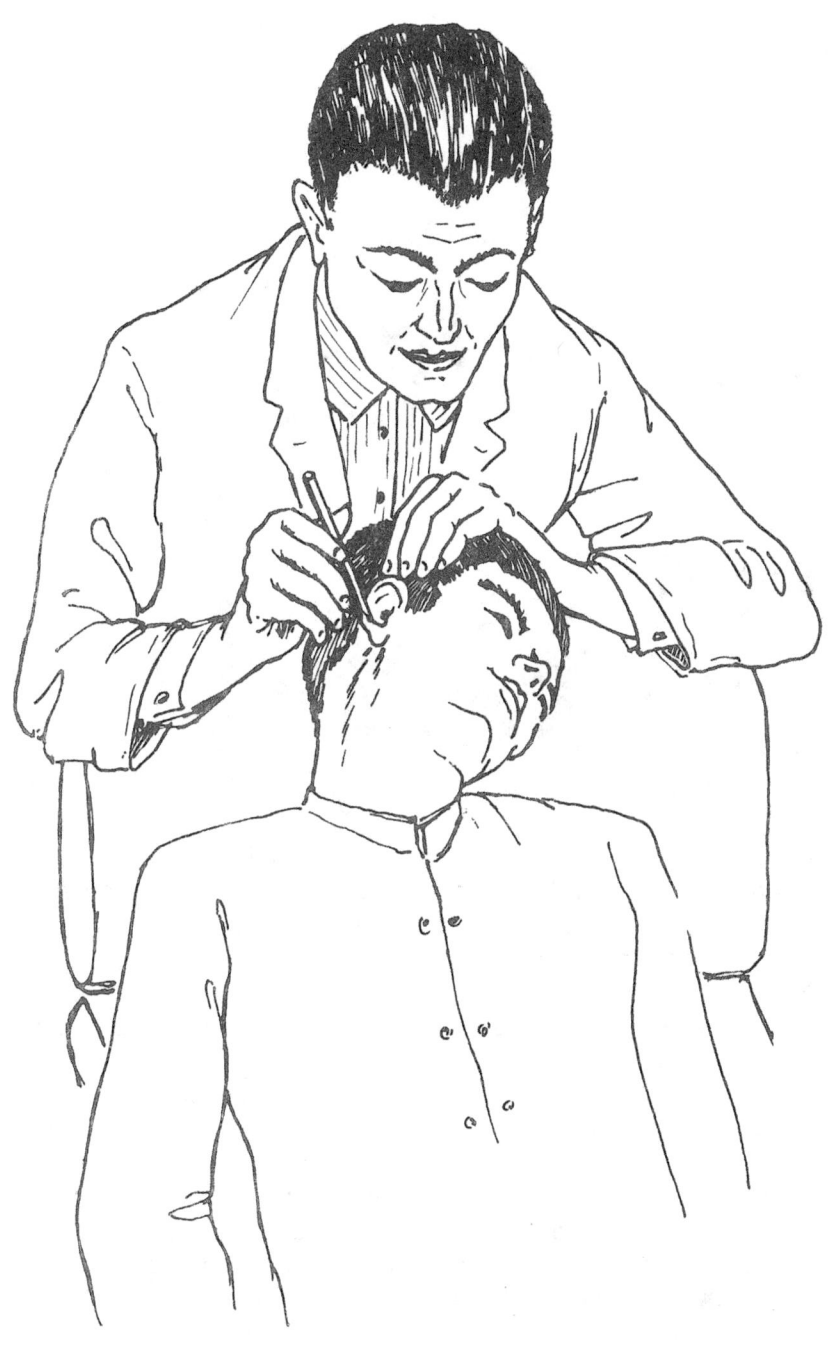

Fig. 98. — Posizioni assunte dal medico e dal paziente per un corretto esame del padiglione auricolare (da Nogier).

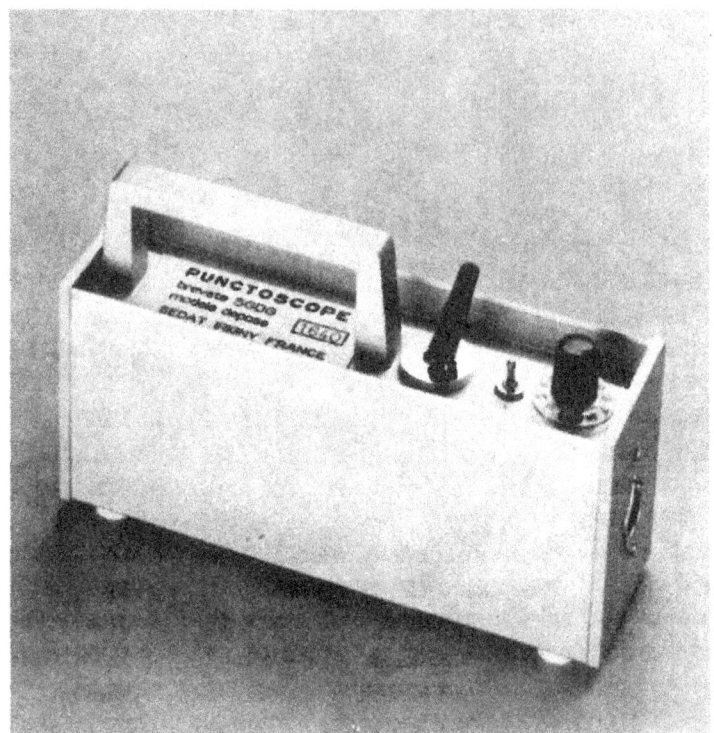

Fig. 99. — Il puntoscopio di Nogier.

b) La detezione con apparecchi elettrici ha il vantaggio sul metodo precedente di svelare quei punti che alla pressione non sono dolorosi. L'uso di questi apparecchi è nato dopo la scoperta delle proprietà elettriche della pelle.

Niboyet nelle sue ricerche delle proprietà dei punti cinesi ha scoperto che il punto cinese ha una minore resistenza alla conducibilità elettrica rispetto alla zona circostante.

Ciò ha permesso di costruire degli apparecchi di cui il più noto e più usato è il "punctoscope" che permette di svelare quelle zone di più alta conducibilità che mettono in evidenza il punto (fig. 99).

Questo apparecchio non solo distingue la conducibilità di un punto, ma la sua conducibilità rispetto a quella circostante.

Ad esempio se ad un punto P corrisponde una differenza tra 10.000 ohm e 40.000 ohm della zona circostante, questa differenza metterà in evidenza il punto P rispetto a P^1.

Se avesse una resistenza di 1 megaohm rispetto a 3 megaohm della zona circostante, con un detettore semplice non riusciremmo a metterlo in evidenza, ma si evidenzierebbe solo il punto P. I punti ad altissima resistenza come il punto P^1 li troviamo sovente sul bordo del padiglione, ma,per quanto alti,sono sempre inferiori a quelli della zona che li circonda. Il punctoscope permette di svelarli perchè è un detettore differenziale che applica e conferma i principi scoperti da Niboyet cioè la differenza tra il punto e la zona circostante.

Questo è molto importante in auricoloterapia perchè *a differenza dell'agopuntura che ha dei punti costanti, in auricoloterapia i punti non sono costanti, ma lo diventano ed assumono la loro caratteristica elettrica, al momento in cui dovranno essere punti.*

Nel caso del punctoscope lo strumento deve essere perpendicolare alla superficie esplorata. Sarà bene fare precedere all'esame una detersione della cute, con dell'alcool.

In auricoloterapia si usano aghi d'oro, d'argento e d'acciaio.

Il malato secondo Nogier non può essere trattato con un ago qualsiasi.

L'errore nell'impiego di un ago è svelato dalla esacerbazione del dolore che si vuole calmare. È dunque necessario sapere, infiggendo l'ago, quale metallo usare.

Usando lo stiletto o matita a pressione quando si è trovato un punto da trattare, il malato percepisce un dolore. Questo dolore può avere tre caratteristiche:

1) rimanere della stessa intensità a mano a mano che si esercita la pressione sul punto e in questo caso si usa l'acciaio;

2) il dolore può aumentare a misura che si aumenta la pressione, cioè diventa sempre più acuto; il metallo impiegato sarà allora l'argento;

3) il dolore diminuisce, colla pressione in questo caso useremo l'oro. Per dare una piccola precisazione bisogna dividere l'operazione in due fasi; una fase rapida con piccole e leggere toccature che eccitano il punto e la fase di test che mette in evidenza se il dolore rimane, aumenta o scompare.

Nella prima fase le toccature, leggere, sono fatte ad intervalli di un secondo l'una dall'altra, nella seconda le toccature si faranno ogni 10 secondi.

Abbiamo poi un sistema elettrico preciso ed obbiettivo che ci informa d'una certa particolarità della pelle e darà la possibilità di mettere in evidenza il punto primario cioè quel punto che ha un massimo di differenza di potenziale rispetto alla zona circostante. Si applica con l'uso del punctoscope di Nogier o simili.

Esiste ancora un terzo metodo, anche questo soggettivo ma non più a livello del malato, bensì a livello del medico ed è la detezione del RAC o *Riflesso Auricolo Cardiaco.* Il RAC è una scoperta di questi ultimi anni; *l'esplorazione del padiglione dell'orecchio con uno strumento a punta smussa produce, quando lo strumento tocca il punto interessato, una modificazione del polso che si manifesta dopo un certo numero di pulsazioni. Si ha l'impressione che il polso diminuisca o aumenti d'ampiezza.*

Questo metodo fa parte di un piano di studi che apre nuovi orizzonti alle possibilità terapeutiche attraverso il padiglione dell'orecchio, ma che non viene trattato in questo testo.

La scelta del metallo sarà dunque fatta in base alle modalità della detezione, tuttavia alcuni criteri generali possono essere usati come guida.

L'oro sarà impiegato:
- nei dolori diurni;
- nei dolori secondari a stanchezza;
- in caso d'infiammazione;
- in caso di dolori che aumentano colla funzione;
- in caso di punti difficili da mettere in evidenza;
- in caso di punti non dolorosi alla palpazione.

L'argento sarà impiegato:
- in caso di dolori notturni;
- in caso di dolori che aumentano con l'immobilità;
- in caso di dolori traumatici;
- in caso di dolori che sono alleviati dal movimento;
- in caso di disturbi che diminuiscono quando la funzione è attiva;
- in caso di punti auricolari facili da mettere in evidenza con lo stiletto.

La nostra esperienza ci ha insegnato che l'uso di aghi di acciaio ha un'azione che potremmo dire neutra e che, se anche l'oro e l'argento hanno senz'altro un'azione più decisa nei casi sopraindicati, l'uso dell'acciaio dal punto di vista terapeutico può essere adoperato indifferentemente in ogni caso con ottimi risultati, specie se trattati con stimolazioni particolari (elettriche).

La semeiologia viscero cutanea di Jarricot

LE DERMALGIE RIFLESSE

Nozioni generali

La possibile esistenza di relazioni fisico-anatomiche fra visceri e cute, l'espressione dermica del dolore viscerale, l'alleviamento di alcune visceralgie con una terapeutica cutanea, sono oggi nozioni apparentemente familiari.

Se ne parla come di fatti acquisiti, dove un ancestrale empirismo rasenta l'argomento dell'anatomo-fisiologia moderna. Si scherza con le espressioni di "referred pain", di metamero, di riflesso viscero-cutaneo, ecc. Si evocano i nomi di Head, Ross, Makenzie, Lemaire.

Ma se ci rifiutiamo di accontentarci di parole, se si desidera controllare ciò che ognuno ha creduto trasmettere, se si pretendono fatti al posto di interpretazioni, risulta evidente che lo studio di relazione viscero-cutanea, è appena abbozzato. Del resto, a dispetto dei lavori che si moltiplicano ovunque, noi siamo lontani dall'avere afferrato l'importante insegnamento fisiologico, clinico e terapeutico che deve, a mio avviso, derivare da una migliore conoscenza di queste relazioni.

Vorrei qui attirare l'attenzione sui caratteri fisio-clinici delle zone dermiche che accompagnano certe visceropatie, mostrare che queste zone di dermalgie riflesse sono oggettivamente e facilmente palesabili.

Inoltre, è importante fare notare che la ripercussione viscero-cutanea non è, come si è potuto credere finora, la prerogativa di algie viscerali. Ho la certezza che la maggior parte degli squilibri funzionali viscerali si accompagnano ad una reazione dermica localizzata, facilmente palesabile. Cioè non è soltanto la sofferenza del litiasico in crisi, che si riflette alla cute, ma la dermalgia vescicolare rivela obiettivamente una colecistite cronica, che non dà mai luogo a crisi di colica biliare; la zona dermo-pancreatica sarà presente negli stati diabetici, come nel corso di una pancreatite acuta o cronica.

Questi, penso che debbano essere i primi dati da portare, e che al di fuori del loro interesse clinico immediato, permettono di gettare uno sguardo nuovo sulle concezioni del dolore viscerale.

Nozione clinica

Per cogliere più facilmente lo sviluppo di ciò che stiamo seguendo, sceglieremo nella clinica di ogni giorno un esempio schematico.

Un soggetto giovane soffre di una colica appendicolare. Lasciamo da parte il suo dolore spontaneo, come anche il dolore provocato dalla palpazione dei diversi punti classici. Noi ci preoccuperemo dell'iperestesia cutanea superficiale della fossa iliaca destra, che attirò l'attenzione di Dieulafoy. Cerchiamo la zona cutanea dove l'appendice esprime la sua sofferenza; per abbreviare, cerchiamo ciò che io ho chiamato, con il mio così comprensivo Maestro, il compianto Prof. Paviot, la dermalgia riflessa appendicolare.

Per fare ciò, bisogna piegare dolcemente la pelle della fossa iliaca destra, girare questa piccola piega cutanea, tirandola senza pizzicarla, in direzione dell'ombelico (Palper-Rouler).

In prossimità del segmento inferiore destro del bordo ombelicale, la piega si inspessisce, *il derma si ingrossa progressivamente,* raggiungendo il suo massimo a 2-3 cm. dall'ombelico.

Nello stesso istante in cui il dito registra questa sensazione, si osserva il viso del paziente, vi si legge all'inizio la sorpresa, la angoscia di un dolore nascente, poi il soggetto si lamenta, di ciò che egli stesso crede essere una manovra di esplorazione brutale, un pizzicamento insopportabile, sovente come di bruciore. *In questo modo si costituiscono i due termini essenziali della dermalgia riflessa: l'uno oggettivo, l'esistenza di una zona di reazione dermica facilmente rivelabile nel momento in cui si ha appreso a conoscerla dalla palpazione; l'altra soggettiva, il dolore provocato da questa esplorazione.*

Nella zona massimale del dolore provocato, in uno o due strati strettamente intradermici, sono iniettate alcune gocce di acqua distillata, soluzione scelta per scartare l'idea critica di una azione possibile di un anestetico. Sensazione di bruciore più o meno brutale a secondo del soggetto. *In pochi istanti, il viso del malato esprime la meraviglia per la scomparsa del dolore appendicolare spontaneo;* sovente segue una impressione euforica indefinibile [*].

Oggettivamente l'osservatore è sconcertato per il riassorbimento quasi immediato dalla zona di ingrossamento dermico. Il tessu-

---

[*]) **Nota dell'Autore:** Nella nostra pratica quotidiana, usiamo trattare le dermalgie riflesse con la semplice infiltrazione intradermica di comuni aghi per agopuntura, di misura variabile a seconda della zona da infiltrare (Roccia).

to diventa cedevole come quello circostante, e a questo livello il "palper-rouler" non fa altro che risvegliare una sgradevole reazione. Fatto più impressionante è che la contrattura della muscolatura parietale sparisce. Cambiamento alcune volte così improvviso del quadro clinico, che ho dovuto un giorno dichiarare che si trattava dell'anestesia a un malato portatore di appendicite acuta, il quale rifiutava l'intervento, in seguito alla scomparsa profonda e radicale dei suoi dolori. Questa è la rappresentazione clinica che è possibile vedere in ognuno di noi, tenendo conto delle difficoltà che esamineremo più avanti.

Per il momento ritengo essenziali i punti seguenti: accanto al dolore spontaneo, impreciso, più o meno "riferito" alla fossa iliaca destra, accanto al dolore appendicolare provocato dalla palpazione dei differenti punti, che variano dal punto di Mac Burney, all'iperestesia dolorifica superficiale diffusa dalla fossa iliaca destra, accanto a tutto questo contesto classico del dolore appendicolare spontaneo e provocato, esiste una reazione dolorosa che scaturisce dalla esplorazione di una zona dermica limitata. La palpazione, secondo una tecnica definita, mette in evidenza un aspetto speciale dei tessuti superficiali: "la dermalgia riflessa". Una iniezione intradermica di alcune gocce di acqua distillata, comporta la scomparsa quasi immediata di ciò che si è convenuto chiamare, con Mackenzie, riflesso viscero-sensoriale (dolore spontaneo), sovente quella del riflesso viscero-motore (Ross, Mackenzie); nello stesso istante in cui vengono registrate delle modificazioni della zona dermica, essa stessa diventa cedevole.

Questo esempio particolare rientra in un quadro generale. Ciò che noi diremo delle reazioni appendicolari, vale anche per tutte le reazioni viscero-cutanee che ho avuto modo di studiare.

Nozione critica

In altri termini, ad ogni algia viscerale, più precisamente, ad ogni attacco organico viscerale funzionale acuto o cronico, spontaneamente doloroso o no, corrisponde un zona di reazione dermica specifica. Si è dunque in diritto di chiedersi per quale ragione un metodo così semplice e rigoroso non è integrato nella pratica quotidiana, e può figurare come una tecnica "nuova".

Un primo errore viene dal fatto che tutti gli autori, seguendo lo schema di Head, hanno cercato di determinare le zone viscerali dall'esistenza di modificazioni della sensibilità cutanea. Essi hanno proseguito come Mackenzie per primo, con pizzicamenti successivi, o meglio studiando le modalità dell'iperestesia superficiale, alla puntura in particolare. Esplorazioni delicate per esse stesse, necessitano della conferma, dell'interpretazione del soggetto; e, non dimentichiamolo, di un soggetto in preda a reazioni dolorose.

In secondo luogo, non ho visto mai tenere conto delle algie parietali, che possono esistere prima delle affezioni viscerali in causa. Ora, per chi si è sempre imposto di palpare il tessuto cellulare soprastante prima di esplorare gli organi sottostanti, la frequenza delle infiltrazioni cellulari, sia di origine generale, sia di origine locale (lo spiegheremo in seguito), è fonte di errore. È per questo che mi sono sempre sforzato a confermare le mie ricerche con l'esame di soggetti dal tessuto cellulare sottocutaneo senza infiltrazione adiposa o cellulitica, caso di molti adolescenti.

In seguito, dalla lettura di molti lavori, ci si rende conto che ossessionati dall'idea di inquadrare le zone studiate in un metamero, gli autori ne hanno forzato la distribuzione. Head, che dallo studio di eruzioni zonali ha così ammirevolmente posto il problema, aveva molto giudiziosamente insistito sulle localizzazioni elettive, su ciò che egli ha denominato i punti massimi. Sono questi i punti che bisogna determinare per ciascun organo.

Ed è in questa occasione che voglio sottolineare l'abuso dei termini di metameri, proiezioni metameriche, dermatomeri, che a tutta prima affollano lo studio delle visceralgie.

Si conosce l'idea di base. L'adulto è scomponibile in unità semplici, in segmenti che rappresentano una organizzazione primitiva e che potrebbero teoricamente essere sufficienti a se stessi. Il metamero rappresenta questa unità. Head aveva identificato i territori di distribuzione dello zoster. Ha voluto distinguere i territori metamerici dai territori radicolari. Contrariamente ai territori radicolari, i metameri hanno delle zone interrotte che non si accavallano mai, ai loro confini. Head oppose ancora le zone radicolari, zone di sensibilità tattili, alle zone metameriche, zone di iperestesia dolorosa e termica. Egli fu ancora indotto a pensare che si può scomporre il midollo in una serie naturale di segmenti. Delle nozioni apportate dal neurologo inglese, una parte doveva chiarire in seguito la moderna neuropatologia, una parte doveva complicarsi e perdersi, in particolare la nozione di metamero tale e quale Head voleva concepirla. Non possiamo dilungarci su questo argomento. *Diremo soltanto che esiste un legame stretto tra pelle e sistema nervoso, legame di origine embrionale.* Pare che contrariamente all'ipotesi di Head, questo legame si instauri seguendo una distribuzione radicolare. Il dermatoma, così come lo definisce Dejerine, appare "come una zona radicolare della pelle". Si può ancora, con Sichtwitz, dire che il dermatoma rappresenta "il segmento cutaneo della topografia radicolare a livello del quale sono proiettati i dolori viscerali".

Da parte mia penso che la proiezione dermica viscerale sia situata elettivamente nel dermatoma a livello dei rami perforanti anteriori del nervo radicolare corrispondente. Si può dunque facilmente notare in maniera anatomica precisa la zona di dermalgia riflessa: il dermatoma di elezione di Balk. E mi pare certo che la zona di proiezione viscerale dipenda dal complesso simpatico cutaneo proprio o dermatoma.

È interessante notare che gli ultimi lavori anatomici (Gery Lazorthes, J. e A. Delmas) sembrano ammettere l'idea di un frazionamento funzionale midollare.

Identificazione delle zone di dermalgia riflessa

In quale modo scoprire la zona di dermalgia riflessa?

Si deve partire da una zona in cui il tessuto cellulare sottocutaneo appare elastico, il più normale possibile. Si fa notare al paziente che non lo si pizzica, che questa palpazione non comporta alcuna reazione dolorosa. Si dirige poi il "palper rouler" verso la zona dermica da studiare; vanno constatati due fenomeni, il primo è soggettivo: progressivamente per chi ne ha l'abitudine, si percepisce una sensazione di spessore del tessuto dermico, designato col nome di cellula dermica riflessa. Questa sensazione è così caratteristica che si impara facilmente a riconoscere. Il secondo fenomeno è soggettivo: man mano che le dita palpano, sentono progressivamente un ingrossamento ed il "palper rouler", fino a quel momento indolore, determina una reazione dolorosa di intensità crescente fino al punto di iperestesia massima.

C'è la sovrapposizione esatta della zona in cui l'ingrossamento cellulare riflesso è massimo e della zona in cui il dolore è più vivo; questa zona è sempre molto limitata variando di forma a seconda delle differenti dermalgie riflesse viscerali (puntiforme, allungata, ovale) sempre simile a se stessa per una localizzazione dermica viscerale conosciuta. Infine, ogni zona corrisponde sempre ad una localizzazione anatomica definita, punto essenziale nel problema delle relazioni viscero-cutanee.

Abbiamo studiato innanzitutto le proiezioni dermo-viscerali della superficie anteriore del tronco, per l'evidente ragione della distribuzione anatomica dei dermatomi.

Questi vanno estendendosi, in certo qual modo, dal rachide verso la linea mediana del tronco. "Nella regione dorsale, dalla 1ª vertebra dorsale alla fine del coccige, troviamo allineati 22 dermatomi (dal 9° al 31°); sulla zona anteriore, dallo sterno alla sinfisi pubica, troviamo solamente 12 dermatomi (dal 9° al 21°)" (Van Rynberk).

Inoltre, la distribuzione dei centri simpatici midollari viscerali ci indica che l'esplorazione del tronco così come la consideriamo è giusta. Segnaliamo tuttavia che vi è qualche raro caso in cui è difficile usare questa tecnica. Siamo ricorsi allora al confronto, sia del dolore provocato, sia dell'ingrossamento cellulare riflesso per mezzo di pizzicamenti successivi (tecnica utilizzata per apprezzare l'iperestesia superficiale da Mackenzie, poi da Ligat), questi punti di elezione non sono però solo punti riflessi esistenti per ogni viscere e non vi sono solo dei punti paravertebrali e vertebrali ma anche delle zone a distanza di cui l'esatta esplorazione rimane ancora da fare. Head ha descritto, per esempio, delle zone *iperalgesiche* della testa in relazione fisio-chimica con i visceri; e nonostante Dejerine abbia riappoggiato questa descrizione con la sua autorità, Head ha proseguito ugualmente nella ricerca di *punti situati sulle membra.* Noi personalmente ne abbiamo ancora una esperienza ristretta: come la zona vascolare, pancreatica della testa, per esempio; o la zona ovarica riflessa nella superficie interna della coscia. È interessante comunque sottolineare la difficoltà che talvolta si riscontra nel localizzare una zona di dermalgia riflessa, rispondente ad esempio ad un focolaio congestizio polmonare preciso.

Qui vi è sovente un enorme "spostamento" fra la localizzazione del dolore spontaneo del malato e l'iperalgia provocata dal "palper rouler". *Quando si è determinata la zona di dermalgia-riflessa con precisione, fare un'iniezione intradermica di qualche goccia di acqua distillata porta quasi istantaneamente a una trasformazione totale del quadro clinico.* E si è sorpresi notando come non soltanto il soggetto accusa una scomparsa immediata del dolore spontaneo, ma ritrova una respirazione più profonda, più ampia, accusa una sensazione di liberazione funzionale indefinibile.

Queste trasformazioni della situazione funzionale ci portano a credere che ciò che noi chiamiamo troppo semplicemente "dolore" è una addizione complessa di molteplici perturbazioni funzionali. La ricerca di questi dolori a distanza ci porta a considerare il problema dell'irradiazione del dolore. Prendiamo in considerazione i bellissimi lavori di Lamaire, che ha cercato di identificare le zone di proiezione viscerale infiltrando una soluzione anestetica nelle zone superficiali in cui il soggetto proietta il suo dolore spontaneo.

Sia Lamaire, che Lichtwitz, ammettono che non si può agire sull'irradiazione del dolore, e questa è una cosa che mi è sembrata sbagliata in un buon numero di casi. La crisi della colica biliare fornisce l'esempio tipico. L'ho scelta perchè in ogni caso di dolore colecistico è stata descritta l'irradiazione spontanea posteriore alla punta della scapola. Ora, l'esplorazione dei tessuti superficiali risveglia ogni volta, nella zona corrispondente alla punta della scapola, una iperestesia legata a una zona cellulitica riflessa caratteristica. Se presso un malato in tale crisi si agisce per iniezione intradermica di acqua distillata, sulla zona anteriore del 6° dermatoma toracico da me descritto, e su quello del 9° dermatoma ammirevolmente precisato da Carnil, il dolore spontaneo si attenua sempre, ma senza sparire. Appena si fa l'iniezione intradermica sulla zona di dermalgia riflessa trovata alla punta della scapola, si nota che il dolore spontaneo si attenua totalmente.

Oggettivamente, del resto, la zona della punta della scapola non è la sola zona posteriore di proiezione colecistica. Esiste "sotto la scapola" (e l'esplorazione non può essere fatta se non facendo portare la mano destra sulla spalla sinistra, gesto che provoca un movimento di oscillazione della scapola), in riferimento alla spina della scapola, un punto doloroso profondo, rispondente al 4° spazio intercostale (e cioè al ramo sensitivo del 2° nervo toracico posteriore). Questo punto ha, come ho già dimostrato, un grande valore diagnostico.

Semeiologia delle principali dermalgie riflesse toraco-addominali

Parlare, come stiamo facendo, della proiezione cutanea di un viscere anatomicamente designato, è una improprietà. È infatti, la proiezione dell'apparato nervoso del viscere, con tutta la complessità che questa etichetta comporta. Si può così notare, per esempio, la dermalgia riflessa della coleciste, dopo una colicistectomia. Si deve aggiungere a ciò che le azioni terapeutiche riflesse sono di una efficacia notevole su queste proiezioni nervose.

È con queste nozioni che capiremo l'importanza delle dermalgie riflesse in connessione con i grandi plessi nervosi: la proiezione del plesso solare, ipogastrico ecc. (fig. 100).

Proiezioni toraciche

1) Polmoni. — Lo studio delle proiezioni cutanee è ancora in fase di studio. Bisogna ancora precisare la proiezione lobare metamerica.

Già precedentemente è stato detto come spesso le dermalgie riflesse siano lontane dalla localizzazione anatomica dell'organo corrispondente. Le dermalgie riflesse polmonari sembrano essere localizzate preferibilmente sulla linea ascellare.

Molte affezioni polmonari sono accompagnate da una reazione pleurica più o meno evidente. L'infiammazione delle pleure dà delle reazioni parietali dirette, in certo qual modo simili alle dermalgie riflesse. Infatti si manifesta una reazione dolorosa cutanea che però è analoga a quelle provocate per esempio da un'artrite. In questo modo viene spesso mascherata un'infiammazione polmonare. Head ha descritto delle proiezioni cefaliche di affezioni polmonari (dermatoma C4 destro e sinistro).

Nell'asma, in relazione probabilmente ad una dermalgia riflessa del ganglio simpatico cervicale inferiore, si nota spesso una zona di dermalgia sulla parte antero-interna del torace, appena sotto la clavicola, bilateralmente, più frequentemente a destra.

2) Cuore: terzo e quarto dermatomi toracici sinistri. — Lo studio di una dermalgia riflessa cardiaca è ricca di insegnamenti clinici che permette in molti casi una azione terapeutica interessante.

Bisogna qui ricordare che fu in seguito alla comparsa di un'azione analgesica di una borsa di ghiaccio applicata sulla regione precordiale che Le Maire iniziò ad utilizzare una soluzione aneste-

Fig. 100. — *Le dermalgie riflesse di Jarricot, e i loro rapporti metamerici.*
1) esofago superiore; 2) punto mediano profondo sternale; 3) cardias; 4) plesso solare; 5) zona spasmodica biliare, splancnico destro; 6) fegato; 7) vescica biliare; 8) coledoco; 9) duodeno; 10) colon ascendente, appendice; 11) plesso ipogastrico; 12) rene destro; 13) salpinge destra; 14) prostata o utero; 15) uretere destro; 16) vescica; 17) ovaio destro; 18) ovaio sinistro; 19) retto; 20) uretere sinistro; 21) sigma; 22) salpinge sinistra; 23) rene sinistro; 24) colon discendente; 25) angolo splenico; 26) ileo; 27) digiuno; 28) antro pilorico; 29) stomaco; 30) pancreas; 31) splancnico sinistro; 32) punti neurovegetativi; 33) ansia 1; 34) linea intermammaria; 35) plesso cardiaco; 36) linea assiale anteriore; 37) ansia 2 (da Jarricot).

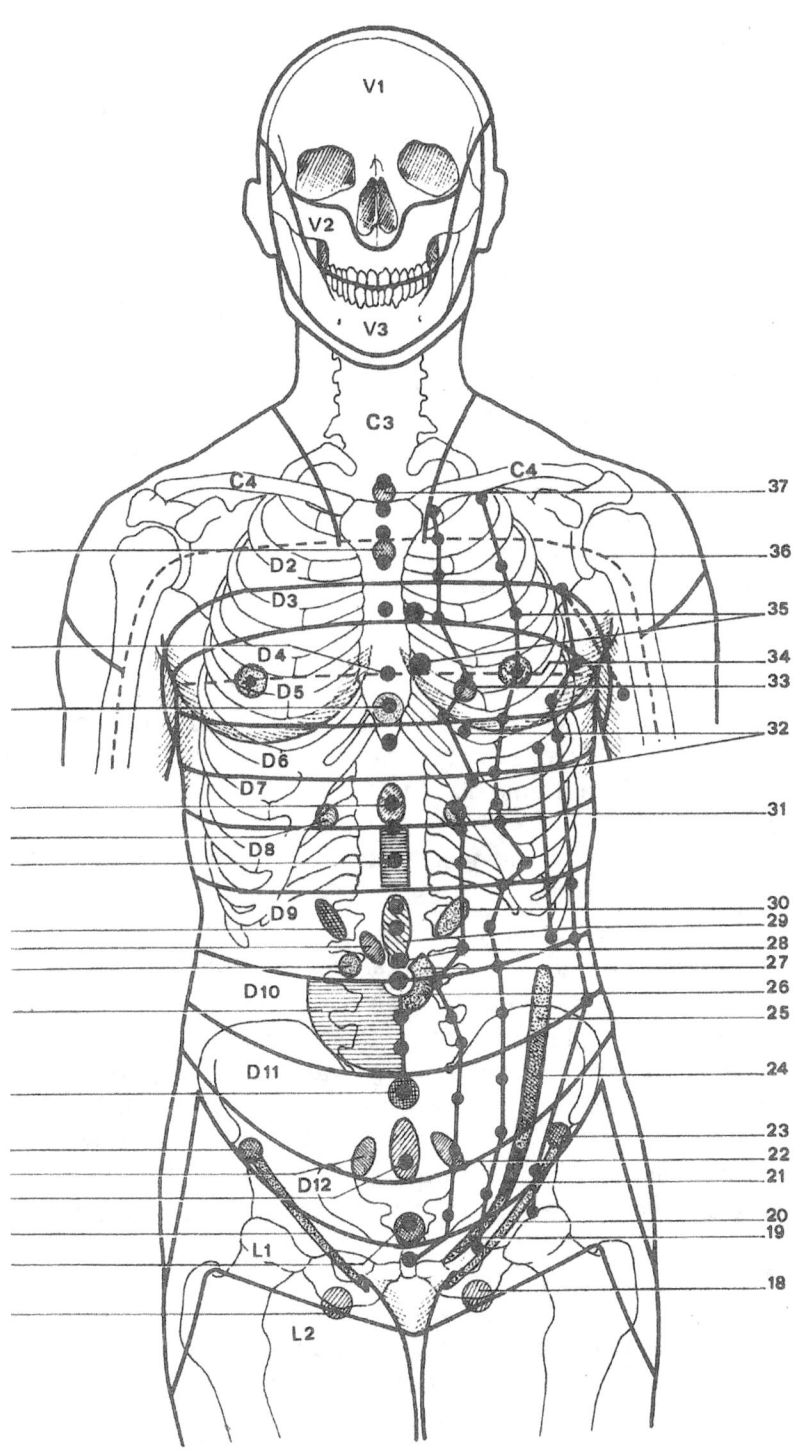

235

tica infiltrata nella zona dolorosa precordiale, riprendendo lo studio delle relazioni viscero-cutanee.

Se vi è un disturbo funzionale cardiaco, appare sempre una dermalgia riflessa. La dermalgia riflessa cardiaca è situata solo nella parte antero-interna del 4° spazio intercostale sinistro, se il disturbo cardiaco è di lieve entità. Molto spesso si nota una dermalgia riflessa nel 4° spazio e una meno evidente nel 3° spazio. In caso di maggior gravità appare una dermalgia nel 4° spazio sulla linea del capezzolo. In caso di gravi disturbi, tutta la zona precordiale viene interessata da una reazione cutanea riflessa, con dei punti più evidenti nel 3° e 4° spazio intercostale. A volte questa zona si estende fino alla cavità ascellare.

Questo quadro è stato visto manifestarsi in pochi minuti nel corso di infarti del miocardio. La presenza di una dermalgia riflessa in queste zone è sempre un segnale di allarme importante, anche se l'ECG è normale. Personalmente quando la clinica induce ad una prova di sforzo noi ci comportiamo in questo modo.

Se si nota una netta reazione dermica in questo territorio, in seguito alla prova da sforzo questa dermalgia riflessa può modificarsi leggermente o ampliarsi notevolmente, con la comparsa di altre zone circostanti di dermalgia. In questo caso la prova da sforzo è positiva.

In caso di accessi anginosi l'azione terapeutica riflessa sarà di grande aiuto. La durata della sedazione sarà naturalmente in funzione della natura della lesione.

Un'applicazione terapeutica interessante è quella che si può avere nei soggetti infartuati. Trovata la zona di dermalgia riflessa precordiale, la sua infiltrazione porta spesso ad una sensazione di liberazione toracica e ad un migliorato stato respiratorio. Per completare la descrizione delle dermalgie riflesse cardiache citerò ancora l'esistenza di un punto sottocutaneo che si trova in numerosi cardiopatici, localizzato a 3 dita circa dal margine esterno della clavicola, a metà di una linea che unisce questo punto col bordo esterno del pettorale sinistro.

Per terminare vorrei precisare che non sempre la reazione dolorosa cutanea di questa zona è in connessione col cuore. Un'artrosi vertebrale della 3ª-4ª vertebra dorsale può causare algie a livello dei rami perforanti anteriori corrispondenti.

3) **Dermalgia riflessa del punto detto "dell'ansia"**: 5° dermatoma toracico sinistro. — A dire il vero mi spiace definire questa zona dal punto di vista clinico senza poter identificare con certezza il

plesso, punto di partenza del riflesso. A mio avviso questa zona dipende da una funzione ben definita ma mal conosciuta del plesso cardiaco.

a) Questo punto è situato a metà strada dal bordo sinistro dello sterno al capezzolo sinistro, nel 5° spazio intercostale sinistro. Questa localizzazione è dovuta a Livet (Soc. De Med. de Paris, 1923) la cui comunicazione non suscitò allora alcuna eco. Da allora non è passato giorno senza che non ne abbia constatato l'esistenza. Questa zona evidenzia l'angoscia, fenomeno fisico classificato in psichiatria come ansia.Non c'è un vero ansioso che non presenti questo segno obiettivo. Il suo riscontro, in una ricerca sistematica, obbliga a classificare i soggetti che ne sono portatori, nel gruppo degli ansiosi.

Porta inevitabilmente a riprendere l'interrogatorio del paziente per mettere in evidenza delle ragioni di tensione psico-affettiva che il soggetto ha creduto bene, in un primo tempo, di dissimulare. Anche in questo caso la terapia riflessa applicata su questo punto ha un'azione rilassante, notevole azione terapeutica immediata che aumenterà in seguito con una psicoterapia.

b) Bisogna descrivere un altro punto vicino a quello dell'ansia, che si trova sulla linea mediana sternale all'altezza del 5° spazio intercostale.

Questo punto profondo riscontrabile con una pressione, trattato colla riflesso-terapia, ha un'azione simile e complementare al punto dell'ansia. Questo corrisponde, tra l'altro, al 17 di Yenn-Mo, punto classico dell'agopuntura cinese. È strano notare che a questo punto non è mai stato attribuito un ruolo terapeutico negli stati d'ansia.

c) Un altro punto con un'azione simile ai precedenti è quello situato sulla linea mediana sternale,immediatamente al di sopra del bordo superiore dello sterno (dermatoma C3). Questo punto è rotondo, del diametro circa di 1 cm. e mezzo, facilmente riscontrabile, e molto sensibile alla palpazione.

È un segno d'ansia non grave. Ha una caratteristica ben precisa. Ogni qualvolta si trova questa zona sensibile, il soggetto afferma di non sopportare la sensazione d'essere chiuso al collo: l'uomo in genere non sopporta la cravatta; la donna non porta quasi mai vestiti chiusi al collo.

Molto spesso la manipolazione della 3ª cervicale dà un senso di sollievo.

4) Esofago: 2° e 5° dermatoma toracico. — La proiezione dell'esofago segue due dermatomi distinti. Un punto si trova sul 2° dermatoma, situato esattamente sulla linea mediana sternale e si estende sino alla parte interna del 2° spazio intercostale destro.

Un secondo punto si trova sul 5° dermatoma, ed anche questo si estende alla parte interna del 5° spazio intercostale destro.
Il punto mediano è situato esattamente al di sopra della base dell'appendice xifoide, sulla linea mediana sternale nella parte inferiore del 5° dermatoma.

Proiezioni addominali

La linea orizzontale che costeggia la base dell'appendice xifoide, e quella che passa per la punta dell'appendice xifoide, delimitano il 6° dermatomero toracico. Sulla linea xifo-ombelicale si trovano dall'alto in basso:
 − la proiezione del plesso solare: 7° dermatoma toracico;
 − la proiezione del fegato: 8° dermatoma toracico;
 − la proiezione dello stomaco: 9° dermatoma toracico.

1. a) Proiezione del plesso solare: zona ovalare situata sulla linea mediana, estendentesi su tutta l'altezza del 7° dermatoma toracico. — La reazione dermalgica riflessa si presenta molto sovente sotto forma di una infiltrazione cellulare dura, che occupa tutti i recessi epigastrici aderenti profondamente all'aponeurosi. È per me uno degli esempi che meglio fanno capire quanto è vano parlare in questo caso di "cellulite" come di un'entità a sè stante. Qui si chiamerebbe "cellulite epigastrica".

L'invasione cellulare della regione epigastrica, dipende sovente dalla dermalgia riflessa del plesso solare. Basta agire su questo elemento causale, per fare sparire l'infiltrazione cellulare ribelle a tutti i massaggi classici e di regimi imposti!

È vano insistere sulla presenza della dermalgia riflessa del plesso solare nella sindrome classica della solarità di Laignel-Lavastine. *La dermalgia riflessa segna la reazione del plesso solare qualunque sia il punto di partenza: gastrico, colecistico o colitico.*

La frequenza di queste reazioni nelle colopatie, di causa più o meno precisa, giustifica le vecchie sindromi dimenticate dette di entero-nevrosi. Senza volerle fare rivivere nelle loro imprecisioni, questo concetto porta a riflettere sulla funzione del plesso solare nella espressione clinica e a tenerne conto sul piano terapeutico. E quello che è vero per le colopatie, è ugualmente vero per le numerose turbe funzionali che interessano i visceri del plesso solare.

L'azione terapeutica riflessa nel plesso solare permette di dissociare queste sindromi intricate.

Si deve notare che questa "partecipazione" del plesso solare alle turbe funzionali di organi da esso stesso innervati, è particolarmente netta nelle turbe gastriche. Ne risulta anche un errore sempre fatto nella proiezione metamerica dello stomaco, che figura in D 7 per la quasi totalità degli autori.

L'imponenza della dermalgia-riflessa del plesso solare, nella classificazione dei sintomi, tenderà, come vedremo, a orientare verso una predominanza funzionale da distonie neuro-vegetative.

L'azione terapeutica riflessa, qualunque sia il metodo utilizzato, è profonda (iniezione intradermica al posto di iperestesia massimale; auricoloterapia). Devo segnalare che nei casi dove l'infiltrazione cellulare è importante e aderente in profondità, utilizzo certe volte l'azione di infiltrazione "pungendo" l'infiltrato, e toccando il piano aponeurotico, in particolare la linea bianca.

1. b) Punto di proiezione del plesso nervoso delle vie biliari: 7° dermatoma toracico destro. — Questa dermalgia riflessa (che non bisogna confondere con la dermalgia riflessa colecistica) è rivelata da una palpazione diretta obliquamente dal basso verso l'alto, e da destra a sinistra. Essa è situata immediatamente sotto la cartilagine costale. Asse diretto in basso e all'interno, secondo la direzione della zona colecistica dalla quale rimane sempre nettamente separata.

È evidente che si trova sempre contemporaneamente una dermalgia riflessa del plesso solare. Se questa dermalgia riflessa è imponente e si nota ugualmente una dermalgia riflessa delle vie biliari inferiori, la diagnosi clinica si orienterà verso la predominanza spasmodica della turbe. Si trova questo quadro al completo nelle sindromi oddiane distoniche.

1. c) Sebbene non ci sia un punto di dermalgia riflessa, ma una analogia con il punto detto di Valleix, devo citare il segno di Carlmat-Johns e Carnett, segno molto prezioso per affermare l'esistenza di un danno colecistico.

Si fa scorrere il bordo radiale della 2ª falange dell'indice destro sul bordo (tranciato) dell'8ª cartilagine costale destra, manovra indolore, fino al livello di una leggera prominenza, rispondente al passaggio di un ramo perforante dove si avverte un dolore vivo, caratteristico. La manovra è più facile piazzandosi dietro il soggetto in piedi.

1. d) Dermalgia riflessa splancnica sinistra: 7° dermatoma toracico sinistro. — Questa dermalgia riflessa ha tutte le caratteristiche della precedente, ma situata nella parte sinistra. Essa è rivelata dal rapporto con la proiezione pancreatica, come la precedente, è rivelata dal rapporto con la proiezione colecistica.

La triade: dermalgia riflessa del plesso solare, dermalgia riflessa del plesso nervoso biliare e dello splancnico sinistro, è caratteristico delle grandi distonie vegetative a impronta digestiva.

Si troverà allora sulla verticale che va da questo punto al "punto di angoscia" del D5, una serie di dermalgie riflesse circoscritte in D7, D6, che permettono di affermare l'importanza della distonia neuro-vegetativa generale.

2. Proiezione del fegato: 8° dermatoma toracico. — La dermalgia riflessa epatica è allungata, appena debordante (dai due lati) dalla linea mediana, estendentesi su tutta l'altezza dell'8° dermatoma.

Elemento prezioso per la diagnosi, essa rivela l'esistenza di turbe funzionali, al di fuori di tutte le algie viscerali. Nel decorso clinico, il dolore epatico è l'eccezione. Frequentemente si è consultati da un soggetto che lamenta un dolore epatico. Quasi sempre l'esame attento rapporterà questo dolore epatico all'angolo colico destro o a uno stato colecistico. E se il dolore è permanente, o si manifesta solo in alcuni movimenti, si penserà ad un dolore artrosico vertebrale, che interessa un nervo intercostale destro tra il 6° e il 9° nervo intercostale destro. Non abbiamo ancora potuto distinguere la proiezione del lobo destro e sinistro. Al contrario, si distingue facilmente la proiezione epatica e la proiezione vescicolare, quello cioè che permette una discriminazione critica precisa delle turbe per la diagnosi clinica. E ancora, si ripete sempre l'errore fatto finora, di studiare una proiezione epato-colecistica.

3. Proiezione della colecisti: 9° dermatoma toracico destro. — Descritto da Mackenzie, il Doyen Cornil (di Marsiglia) ha notevolmente studiato: "un'area cutanea addominale iperalgesica nella reazione litiasica infettiva e spasmodica della vescica biliare". Cornil ha determinato la sede di un'area cutanea situata al di sopra del punto colecistico all'intorno della linea ombelico-cistica,

nel 9° segmento dorsale destro. Questa zona è localizzata a circa 6-7 cm. dall'ombelico, ed a 5-7 cm. dalla linea mediana. Ne ho precisate le caratteristiche per la manovra di "palper-rouler"; è una zona ovalare ad asse obliquo discendente dall'esterno all'interno.

Tutte le reazioni colecistiche, sia acute che croniche, che abbiano natura organica o funzionale, sono sempre rivelate dalla dermalgia riflessa.

Anche se ne abbiamo già parlato, si potrà riscontrare una dermalgia riflessa residua, dopo colecistectomia, la quale dimostra che la dermalgia riflessa è la reale espressione dell'apparato nervoso del viscere corrispondente. Ma è un errore fondamentale che non si deve commettere. Un organo può essere stato disturbato nel suo stato organico-funzionale, ma poi può tornare perfettamente normale. Ed è qui che abbiamo incontrato, eccezionalmente vero, delle colecisti litiasiche rigorosamente asintomatiche e non accompagnate da dermalgie riflesse.

Inversamente il grado di intensità di una dermalgia riflessa nel corso di una litiasi vescicolare, può permettere, in certa misura, il suggerimento di una condotta terapeutica.

4. **Proiezione delle vie biliari inferiori:** 9° dermatoma toracico destro. — La zona di dermalgia riflessa, allungata, cilindrica, si dirige verso il bordo superiore dell'ombelico, il suo asse è nel proseguimento di quello della dermalgia colecistica, da cui è appena separato nella estremità superiore.

Essa è situata nel tratto inferiore, al di fuori della zona duodenale, per cui è qualche volta difficile distinguerla; all'interno essa è più nettamente separata dalla zona di proiezione pilorica. E questo insieme è perfettamente comprensibile sul piano fisio-anatomico. Clinicamente, si tratta ancora di un segno molto utile nelle diagnosi di danno coledocico, e più sovente, nella pratica, prezioso per determinare la natura spasmodica delle turbe funzionali delle vie biliari.

5. **Proiezione del pancreas:** 9° dermatoma toracico sinistro. — La scoperta e lo studio di questa dermalgia riflessa è stata per me ricca di insegnamenti. La sua ricerca sistematica nella clinica quotidiana è indispensabile.

La dermalgia riflessa pancreatica è nella sua descrizione morfologica, nella sua posizione, esattamente la simmetria sinistra della dermalgia riflessa biliare destra. I dati anatomo-embriologici lo attestano.

La dermalgia riflessa pancreatica sarà evidentemente presente in tutte le affezioni acute che interessano il pancreas (pancreatite acuta, qualunque ne sia l'origine; pancreatite emorragica ecc.); nei tumori pancreatici.

Ma è nel dominio delle turbe funzionali più o meno latenti o più o meno rapportate alla fisio-patologia pancreatica, che la messa in evidenza di una dermalgia riflessa pancreatica, sarà utile.

È così che la partecipazione pancreatica funzionale apparirà costante nella patologia biliare, epato-biliare, in molte colopatie sia del tenue che del colon destro. Si precisa anche dai dati conosciuti o presunti. Dalla comparsa dell'intensità rispettiva di dermalgie riflesse biliari e pancreatiche derivano delle conclusioni diagnostiche e delle applicazioni terapeutiche.

Si noterà la presenza, qualche volta insolita all'inizio, nella sua importanza, della dermalgia riflessa pancreatica, in certe sindromi dette circolatorie: certe ipertensioni arteriose in particolare; certe sindromi arteritiche e ugualmente in certe forme asmatiche. Questo non stupirà coloro che conoscono l'azione ipotensiva di certi estratti pancreatici, della callicreina, della vagotonina ecc. Così saranno precisate molte indicazioni non chiaramente definite dalle tecniche in uso.

Infine, e questa è una nozione importante, la dermalgia riflessa pancreatica è sempre presente negli stati pancreatici diabetici.

Il parallelo tra l'accentuazione della dermalgia riflessa pancreatica e l'aggravarsi di uno stato diabetico è evidente; e viceversa.

Ben di più se si nota in un soggetto una dermalgia riflessa pancreatica dominante, giustificantesi insufficientemente nel contesto clinico oggettivo, ben di più se si tratta di un soggetto a tendenza pletorica, o se si è rivelato un caso di diabete negli antecedenti familiari, questa è l'indicazione formale di esigere una prova di iperglicemia provocata.

6. a) Proiezione dello stomaco: 9° dermatoma toracico. — Sulla linea mediana xifo-ombelicale e sul suo 3° inferiore. Ci siamo già spiegati sulla causa d'errore della proiezione gastrica. Riprendiamo attualmente questo studio per precisare le proiezioni dei differenti segmenti gastrici.

Una dermalgia iperestesica, se si può dire, soprattutto se la dermalgia del plesso solare non è molto marcata, esige il controllo radiografico immediato, solo se il quadro clinico non è nettamente chiaro.

6. b) Proiezione del piloro. — La regione antropilorica si proietta sulla linea mediana in un punto delimitante il bordo superiore dell'ombelico (D9).

7. Proiezione duodenale: 9° dermatoma toracico destro, segmento inferiore. — La proiezione duodenale dà luogo a una dermalgia riflessa arrotondata, presso il segmento superiore destro ombelicale, un poco al di fuori della dermalgia riflessa delle vie biliari inferiori. È qualche volta difficile distinguerla.

La palpazione deve essere molto obliqua e ascendente.

Se la sua presenza è costante nell'ulcera, se la sua messa in evidenza ci ha permesso per due volte di diagnosticare un'ulcera, radiologicamente evolutiva, e ancora strettamente silente sul piano clinico, l'esistenza della dermalgia riflessa duodenale ci ha fatto conoscere l'estrema frequenza delle bulbiti, delle duodeniti evolutive, nel corso delle colopatie destre, con sindrome di fermentazione in particolare.

Da più di venti anni abbiamo controllato, clinicamente e radiologicamente, queste bulbo-duodeniti con ulcerazioni considerate. come stati duodenali "in se" sempre recidivanti. La messa in evidenza di una colopatia destra, il solo trattamento di questa, senza preoccupazione dello stato duodenale, ha sempre portato alla guarigione rapida e definitiva di tali stati duodenali.

8. Proiezione digiunale: parte inferiore del 9° dermatoma sinistro. — Ho isolato la dermalgia digiunale, che ha una forma molto caratteristica. Essa è cilindrica di cm. 2½ di diametro. Si trova a sinistra della parte inferiore della linea xifo-ombelicale (a contatto della proiezione antro-pilorica) e si sviluppa in un arco di cerchio, parallelamente al segmento superiore a sinistra dell'ombelico.

Ho particolarmente studiato le reazioni di questa zona nella "dumping syndrom".

Si trova sovente grazie a questo segno la testimonianza di una reazione funzionale digiunale, associata a delle manifestazioni bilio-pancreatiche.

La conoscenza di dermalgie riflesse del digiuno e dell'ileo, spiega diagnosticamente molti disturbi digestivi mal conosciuti e mal etichettati. Essa permette, talvolta, una concezione funzionale precisa ricca di insegnamenti.

9. Proiezione ileale: parte superiore interna del 10° dermatoma toracico sinistro. — La dermalgia riflessa dell'ileo ha lo stesso a-

243

spetto "cilindrico" di quello del digiuno, ma di un diametro maggiore di cm. 3-3,5. Corre orizzontalmente, passando nel mezzo dell'ombelico; si sviluppa parallelamente al segmento inferiore sinistro dell'ombelico.

Essa termina esattamente nella linea mediana ombelico-pubica, là dove decorre la proiezione colica destra.

Si deve notare che nella parte terminale (due dita a sinistra della linea mediana) si nota sovente la reazione massimale, testimoniante la frequenza dell'ileite terminale nel corso delle colopatie destre.

10. Proiezione del colon destro: 10° dermatoma toracico destro. — La dermalgia-riflessa del colon destro occupa nella parte antero-interna del 10° dermatoma destro, un segmento di cerchio limitato all'interno da una linea mediana ombelico-pubica, in alto da una linea orizzontale passante nel mezzo dell'ombelico; zona congiungente il settore inferiore destro dell'ombelico e sviluppantesi su un raggio di 3-4 dita. Di tutte le dermalgie viscerali è la più estesa. La zona detta di proiezione appendicolare è stata studiata da molti autori. La crisi appendicolare fornisce un eccellente materiale di studio; e la ricerca di un segno costante era e resta di notevole necessità.

Non vogliamo enumerare qui tutti i lavori che si sono sviluppati da Head ai nostri giorni. Diciamo in una parola, che per noi e come l'ha visto per primo il chirurgo inglese Ligat, le reazioni appendicolari acute si accompagnano ad una reazione dermalgica con iperalgia marcata e dolori provocati intensi al palper-rouler di questa zona juxta-ombelicale, che stiamo descrivendo, zona nettamente distinta dal punto di Mac Burney.

Ma lasciamo questo problema della visceralgia acuta, per attaccarci una volta di più alla conoscenza degli stati cronici rivelati dalla ricerca sistematica delle dermalgie riflesse ceco-appendicolari. Vedremo allora come è numerosa la frequenza di queste colopatie mal diagnosticate, evolventi sovente sotto la fallace etichetta di turbe epatiche, e quanto è giusto il titolo di intestazione del lavoro di Gaehlinger: **"Il colon, questo sconosciuto"**.

Qui ancora, più che in molte altre dermalgie riflesse viscerali, l'apprezzamento della qualità della dermalgia riflessa permette di seguire l'evoluzione del processo patologico; in particolare il suo miglioramento sotto l'effetto terapeutico.

Dato che sembrano confondersi (quello che non è, può darsi, esatto) in una stessa zona i disturbi appendicolari, cecali e del colon ascendente, lo studio di questa zona nella pratica corrente è essenziale per affermare o scartare la diagnosi di appendicite cronica, molto sovente dichiarata, e in verità molto più raramente dimostrata dall'intervento.

Praticamente, si osserva il comportamento di questa zona sotto l'influenza terapeutica. Se realmente esiste un fattore appendicolare cronico, si nota la persistenza di una infiltrazione cellulare riflessa localizzata, dato che l'insieme della zona è notevolmente modificata.

La permanenza di questo segno implica la necessità di indagini più mirate in senso appendicolare, controllo radiologico in particolare.

Noi abbiamo precedentemente insistito sulle frequenze delle partecipazioni dell'ileite terminale nelle colopatie destre, e segnalato anche l'interesse di queste bulbo-duodeniti evolventi sotto la dipendenza delle colopatie destre misconosciute.

Faccio notare che lo studio delle dermalgie rispondenti ai rami perforanti destri dell'11° dermatoma, che si possono, può darsi, attribuire a delle manifestazioni colopatiche destre e sicuramente al plesso iliaco destro, spiega la natura del punto di Mac Burney.

11. Proiezione del colon sinistro. — Tutto il colon sinistro, dalla parte sinistra del trasverso alla regione sigmoido-rettale, si proietta lungo una banda larga circa un dito, dirigentesi dall'alto in basso, leggermente obliqua dall'esterno all'interno nel segmento corrispondente al 10° ed 11° dermatoma; l'obliquità si accentua di nuovo al livello del 12° dermatoma toracico e specialmente a livello del primo dermatoma lombare. Nella sua parte superiore, la zona di dermalgia riflessa, si localizza da uno a due dita circa dal bordo esterno del muscolo grande dorsale sinistro, ed a tre dita dal bordo esterno dell'addome. Bisogna distinguere:

a) Colon trasverso sin. ed angolo splenico. — La proiezione, occupa la parte superiore della banda descritta, su tutta la lunghezza del 10° dermatoma toracico sin.

Questa dermalgia riflessa, riveste una importanza clinica notevole e rivela l'interesse funzionale dell'aerocolite sin. (sindrome di aero-colite sin. bloccata); e più particolarmente in molti stati ansiosi, dove la spiegazione prosaica della colite la trascina sulle facili spiegazioni di natura psico-affettiva attuali. L'esistenza di queste sindromi somato-psichiche non esclude la possibilità di influenze psico-somatiche.

Questi fattori si confondono molto frequentemente. Si noterà allora l'iperestesia di zona riflesse, dette di ansietà, particolarmente in D5. D'altra parte, l'origine spastica della sindrome sarà sottolineata dalle dermalgie riflesse in D7, dello splancnico sin., e dal plesso solare. Non si dimenticherà di ricercare la zona riflessa del plesso iliaco sinistro.

Esistono anche sindromi di aerocoliti sinistre, che respingono verso l'alto il diaframma sinistro, provocando delle precordialgie, fonti di interpretazione ansiosa del soggetto. In realtà, queste "precordialgie" sono quasi sempre sottomammarie; la "zona di angoscia" in D5 è iperestesica, mentre la zona del plesso cardiaco in D4 è silenziosa.

Si osserverà più volte un dolore spontaneo proiettato alla punta della spalla sinistra e alla estremità inferiore del bordo anteriore del trapezio, che manifesta la risposta del nervo frenico sin.

   b) Colon discendente e sigmoideo. — La proiezione del colon discendente è situata nell'11° dermatoma toracico sinistro.

Più importante per la frequenza delle turbe funzionali ed organiche che essa rivela, la dermalgia sigmoidea si proietta nella parte superiore e media del 12° dermatoma toracico sinistro, nel prolungamento delle zone dell'angolo sinistro e del colon discendente.

Allungato da 2 a 3 dita in altezza, e uno di trasverso in lunghezza, esso si localizza all'interno ed un po' al di sopra della zona di proiezione renale, al di sopra ed all'esterno della zona di proiezione del plesso iliaco che è sito sul bordo esterno del muscolo gran dorsale sinistro. Per l'analisi del quadro clinico generale, per la diagnosi positiva e differenziale delle zone riflesse associate, per una analisi critica di questi dati, si prenderà in esame l'importanza delle dermalgie riflesse sigmoidee. Esse possono essere senz'altro uno degli elementi di una colopatia sinistra (le dermalgie riflesse, si succedono con la stessa intensità attraverso il 10°, 11° e 12° dermatoma sinistro). Più netta che le altre dermalgie riflesse del colon sinistro, accompagnate da una viva reazione del plesso iliaco sinistro, da una reazione splancnica sinistra, e da una reazione del plesso solare, essa conduce al riscontro di una colite spastica sinistra. Ancora si nota, nel corso di una colopatia sin., una reazione sigmoidea particolarmente intensa: è il caso della possibilità di una amebiasi cronica.

Una dermalgia riflessa sigmoidea, per la sua importanza sulle reazioni colitiche vicine, deve sempre attirare l'attenzione, perchè rivela una sigmoidite cronica, giustificata dal controllo Rx. Ben di più, ugualmente meno intensa ma netta e isolata, la dermalgia riflessa sigmoidea assume un valore eccezionale.

Sono stato spesso condotto, in base a questo solo sintomo, a diagnosticare una neoplasia sigmoidea latente, o a fare una diagnosi clinica sospetta. Come per le colopatie destre dunque, lo studio delle dermalgie suddette è un metodo prezioso da seguire anche al fine di una terapia. Il parallelismo di questi dati e di quelli dei controlli Rx con pasto baritato è notevole.

12. Proiezione degli organi urinari

a) Proiezione dei reni. — La zona di dermalgia riflessa anteriore dei reni è arrotondata, di cm. 1,5 di diametro circa, situata leggermente all'interno della spina iliaca antero superiore. Essa si proietta dunque simmetricamente dalla parte destra e sinistra, alla parte supero esterna del 12° dermatoma toracico, nella sua parte addominale.

Sarebbe interessante notare spesso la differenza delle reazioni sinistre e destre che corrispondono rispettivamente al rene sinistro e al destro. Questa zona è stata particolarmente studiata, innanzitutto per il suo interesse diagnostico nel corso di coliche renali, in seguito, perchè si presta allo studio dei riflessi cutaneoviscerali: effetto di calore, di freddo, di puntura, e sulla secrezione urinaria raccolta con cateterismo ureterale (Grossman, Lunedei, Traian, Katz, ecc.).

Non posso qui descrivere le zone di proiezione posteriore. Un mezzo di diagnosi elegante e preciso, negli stati renali, consiste nel ricercare l'iperalgesia al palper-rouler di una zona sita sulla faccia anteriore della regione iliaca.

Essa si estende dall'altezza della cresta iliaca ad una linea situata un po' al di sotto del grande trocantere. Questa espansione del 12° dermatoma è stata descritta da Dejerine. Il suo studio mi ha permesso di affermare che la proiezione dell'apparato renale è nel territorio del 12° dermatoma toracico.

L'interessamento della zona dermalgica renale si manifesta, in molti processi silenti riguardanti la partecipazione renale, nella maggior parte degli stati di nefrite cronica, nelle ipertensioni arteriose di origine nefritica, nei tumori renali, ecc.

b) Proiezione degli ureteri. — Ho potuto a più riprese seguire le fasi successive di una migrazione calcolotica, e ciò mi ha permesso di verificare la zona di proiezione dell'uretere, che è situata nel 12° dermatoma, lungo una linea obliqua dall'alto in basso e dall'esterno all'interno, terminante nella zona cutanea sovrastante il canale inguinale. Questa zona di proiezione ureterale è stata studiata e determinata molto precisamente. Questo è un eccezionale esempio di parallelismo del territorio delle zone di dermalgia riflessa, e di quello di dolore spontaneo. Bisogna anche aggiungere che l'iniezione intradermica a livello della dermalgia riflessa massimale si accompagna ad una notevole reazione antalgica, e sembra possedere anche un'azione antispastica elettiva.

c) Proiezione della vescica: 12° dermatoma toracico. — La dermalgia riflessa della vescica, si proietta lungo uno spazio circolare di cm. 3 di diametro, di cui il bordo inferiore è ad 1 dito al di sopra del pube, simmetricamente piazzato sulla linea ombelico-pubica.

Lo si utilizza con successo, per fini terapeutici, in certe cistalgie croniche. Qui ancora, come si è già detto, l'azione antalgica si osserva con tutte le caratteristiche abituali nei processi acuti, ma l'effetto non è che temporaneo.

13. Proiezione dei genitali interni

a) Proiezione del plesso ipogastrico: 11° dermatoma toracico. — Il plesso ipogastrico si proietta, in forma ovalare, mediana, occupando la parte superiore dell'11° dermatoma toracico, lambendo con il suo margine superiore la zona ileo cecale, e con il suo margine inferiore la zona uterina.

Per molto tempo questa dermalgia riflessa, che notavo in molte circostanze cliniche, apparentemente differenti, mi ha incuriosito. Tutto si è chiarito il giorno in cui ho stabilito il suo legame con il plesso ipogastrico in maniera anatomicamente precisa.

Il suo interesse clinico, la sua importanza terapeutica, nel dominio della riflessoterapia in particolare, risaltano sempre nella pratica clinica.

b) Proiezione uterina: 11° dermatoma toracico. — Sulla linea mediana ombelico-pubica, immediatamente al di sotto della zona di dermalgia riflessa del plesso ipogastrico, si trova la zona di proiezione uterina. È un classico esempio di dermalgia riflessa "viva", procedente in parallelo con la vita funzionale dell'organo, al di fuori di ogni espressione dolorosa. Essa riflette tutti i processi congestizi dell'utero: quelli che si accompagnano al ciclo intermestruale, quelli sempre presenti alla vigilia delle mestruazioni, quelli che manifestano una gravidanza fin dall'inizio (e che naturalmente si accentuano nel corso di questa), quelli legati a una manifestazione fibromatosa, ecc.

È certo che anche nell'uomo la prostata dà manifestazioni simili.

c) Proiezione delle tube: 11° dermatoma toracico. — Le tube, destra e sinistra, si proiettano in due zone simmetriche destra e sinistra, ovalari, a direzione obliqua dall'alto in basso e dall'interno all'esterno. Esse sono situate da una parte all'altra della zona uterina, congiungendosi con la loro estremità superiore ad una linea che passa per il centro della zona uterina. Non toccano quest'ultima, le si può ancora figurare sul terzo medio di una linea che unisce l'ombelico al centro dell'arcata crurale. Rappresentano un elemento di diagnosi precisa, e più ancora di diagnosi differenziale, soprattutto per la zona destra con una appendicite.

d) Proiezione delle ovaie: 1° e 2° dermatoma lombare. — La proiezione ovarica anteriore è precisa e facile da determinare. Zona arrotondata di circa cm. 4 di diametro, situata nel mezzo della linea che unisce la spina iliaca antero-superiore alla spina pubica, linea questa che la divide in 2 parti uguali.

Questa zona cutanea appartiene al 1° dermatoma lombare, e per la parte inferiore al 2° dermatoma lombare. Saremo più precisi. Si deve notare che vi è una zona cutanea di proiezione ovarica sulla parte infero-interna della zona crurale, che lambisce la sommità del triangolo dello Scarpa; dunque nel 2° dermatoma lombare. Ricordo inoltre, che vi è una zona di proiezione ovarica posteriore all'altezza della spina iliaca infero-posteriore (1° dermatoma lombare). Questa zona di dermalgia riflessa ovarica, contrariamente alla prima, sovente risponde a un dolore spontaneo posteriore, che è fonte di errore diagnostico, se non si ha ben presente questo concetto. In questo caso, per evitare ogni malinteso clinico, dopo aver identificato la zona posteriore, si conferma la diagnosi dallo studio delle zone di dermalgia riflessa anteriore.

È superfluo insistere sui caratteri di queste zone che seguono il comportamento descritto precedentemente. Bisogna poi aggiungere che i testicoli manifestano il loro stato doloroso in questa stessa proiezione anteriore, come abbiamo notato nel corso di orchiti e tumori testicolari.

Questa esposizione analitica delle zone di dermalgia riflessa, può destare un po' di sorpresa. Si è un po' titubanti nell'ammettere che la cute possa celare una tale ricchezza di espressione fisioclinica, così completamente ignorata nella clinica quotidiana, e che un metodo clinico così semplice, così ricco di insegnamenti, possa essere di così grande aiuto nella diagnostica.

È sufficiente poco tempo per impratichirsi, ed ottenere di conseguenza ciò che è logico attendersi. Dobbiamo poi ritornare su un concetto essenziale; nella pratica clinica, si può ricercare l'esistenza di una sola dermalgia riflessa per abbozzare una diagnosi da un segno oggettivo preciso.

Tralasciando quindi qualche zona di interesse clinico limitato, come ad esempio quella dell'esofago, possiamo esaminare le varie zone seguendo tale ordine: stomaco, duodeno, intestino tenue, colon destro, colon sinistro, fegato, vie biliari, pancreas, i plessi simpatici addominali: solare, splancnico, iliaco, ipogastrico; poi il plesso cardiaco, le zone di ansietà ed infine le zone genitali.

Da un sistema convenzionale (da 0 a 4 croci), dobbiamo notare l'intensità di reazione delle zone citate; fatta questa analisi semeiologicamente precisa, si deve stabilire l'importanza dei valori ottenuti, e con l'aiuto di tutti gli altri dati clinici classici, si formulerà la diagnosi. A tutto ciò seguirà naturalmente un momento terapeutico.

Abbiamo fatto in precedenza allusione all'uso dell'iniezione intradermica di acqua distillata. Abbiamo usato acqua distillata a titolo critico. Era l'epoca in cui si introducevano numerosi schemi per spiegare l'azione di larghe infiltrazioni anestetiche sottocutanee. Fu facile dimostrare che, per ottenere l'azione sedativa di una algia viscerale, era sufficiente ricercare oggettivamente il punto massimale di iperestesia, e di praticarvi una iniezione di qualche goccia di acqua distillata invece di ricorrere all'infiltrazione anestetica di una vasta zona soggettivamente stabilita.

Nella mia pratica, utilizzo la miscela di 9 ml. di acqua distillata per 1 ml. di una soluzione di lignocaina al 2% senza adrenalina. Nelle malattie croniche, questo mezzo terapeutico trova sovente la sua applicazione a livello dei punti di proiezione dei plessi simpatici (solare, ipogastrico, cardiaco, ecc.). Di frequente utilizzazione sono i punti di ansietà.

Per concludere, è interessante notare che abbiamo stabilito il legame diagnostico di punti situati nel padiglione dell'orecchio, con ogni zona di dermalgia riflessa toraco-addominale, illustrando così in un capitolo particolare l'immenso interesse dell'auricoloterapia scoperta da Paul Nogier. Si è dimostrato, e questo grazie allo stigmoscopio di H. Pellin, che ogni azione riflessa su punto del padiglione auricolare, agisce sulla zona dermalgica riflessa, che gli corrisponde.

Infine vorrei far notare che se qui ho studiato le zone toraco-addominali anteriori non era per disconoscere l'eguale interesse delle zone di proiezione viscerali dorsali, più esattamente verte-brali e paravertebrali.

Per concludere, sono sicuro che apporterò ancora dei ritocchi agli schemi dati, ma come scriveva Samuel Hanemann: "non ho alcuna vergogna di confessare che ieri ignoravo ciò che l'espe-rienza non ha potuto insegnarmi che oggi".

L'Agopuntura cranio-cerebrale

L'Agopuntura cranio-cerebrale è una nuova tecnica terapeutica basata sulla infissione di aghi secondo un recente metodo cinese.

Le zone da stimolare con gli aghi sono le proiezioni sul cuoio capelluto delle aree funzionali della corteccia cerebrale sottostante. Le malattie trattabili con questo sistema terapeutico sono in genere neurologiche.

Ci sembra utile a questo proposito ricordare brevemente alcune nozioni elementari di anatomia e fisiologia del sistema nervoso centrale.

Esaminando un emisfero si riscontrano vari lobi e scissure. Studiamo ad esempio l'emisfero sinistro (fig. 101).

La scissura del Silvio, la scissura centrale di Rolando e il solco occipitale dividono l'emisfero in *lobo frontale, parietale, tempora-*

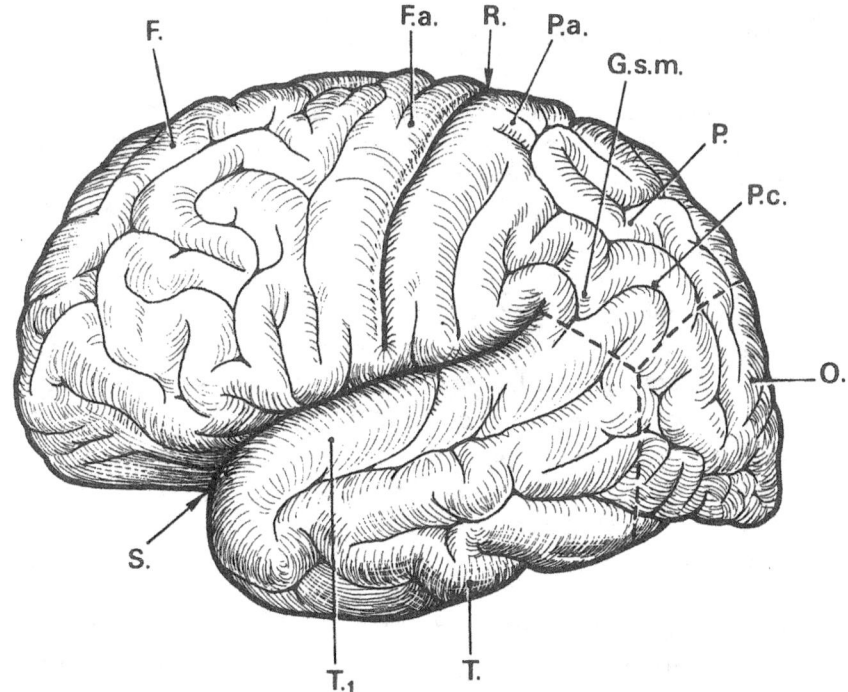

Fig. 101. — Corteccia: F. (lobo frontale); P. (lobo parietale); T. (lobo temporale); O. (lobo occipitale); F.a. (giro precentrale); P.a. (giro post-centrale); P.c. (giro angolare); G.sm. (giro sopramarginale); T.1 (giro temporale superiore); S. (scissura di Silvio); R. (scissura di Rolando).

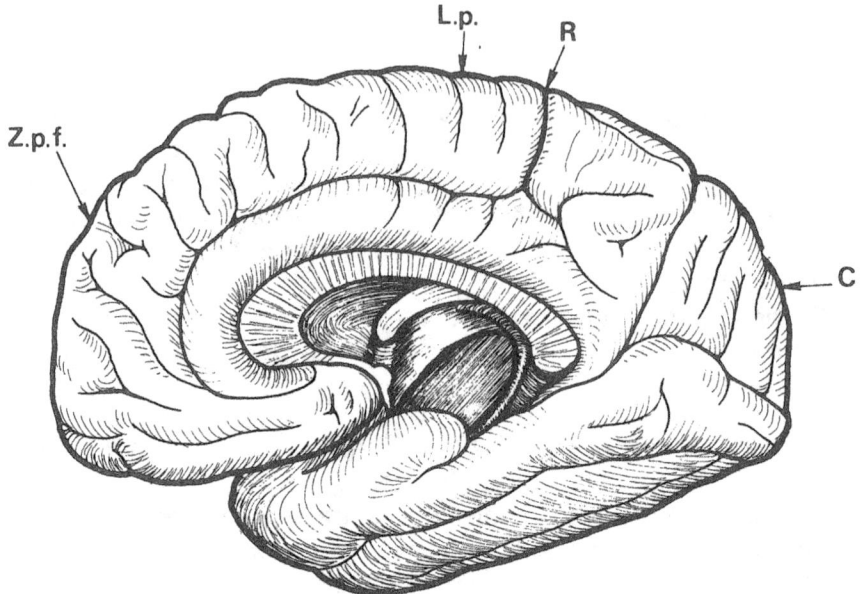

Fig. 102. — Corteccia lato-mediale: Z.p.f. (zona pre-frontale); L.p. (lobulo para-centrale); R. (scissura di Rolando); C. (cuneo).

le, occipitale. Davanti alla scissura centrale si trova il *giro precentrale*, e posteriormente ad essa si trova il *giro postcentrale*. Sotto la scissura del Silvio c'è il *giro temporale superiore*. Il *giro sovra-marginale* si trova all'estremità della scissura del Silvio. All'estremità del solco temporale superiore si trova il *giro angolare*.

La parte posteriore del giro frontale inferiore e la parte inferiore del giro precentrale è l'area di Broca.

Sulla faccia mediale dell'emisfero ci sono due zone importanti: il *lobulo paracentrale* e la regione sopra e sotto il solco parieto-occipitale: *precuneo e cuneo* (fig. 102).

Lesioni a livello della zona prefrontale danno in genere disturbi psichici di tipo "paralitico" con disattenzione, disinteresse, puerilismo; deficit del VII paio di tipo centrale, afasia motoria (in caso di lesione a sinistra), deficit olfattivo, disturbi aprassici e dell'equilibrio.

Lesioni del *giro precentrale* del lobo frontale danno deficit piramidale facio-brachio-crurale, crisi epilettiche Jacksoniane controlaterali con paresi postcritica.

Lesioni a livello del *lobulo paracentrale* danno deficit piramidale dell'arto inferiore controlaterale, crisi Jacksoniane controlaterali ad inizio dal piede, paraparesi degli arti inferiori e cefalea.

Lesioni del *lobo parietale* danno emianestesia epicritica, difetto dello schema del corpo controlaterale, alessia, e agnosia digitale, emianopsia laterale omonima, segni paretici degli arti controlaterali con ipo o anestesia, crisi epilettiche controlaterali Jacksoniane sensitivo-motorie.

Lesioni del *lobo occipitale* (area striata) danno emianopsia laterale omonima, allucinazioni visive, emianopsia a quadrante.

Lesioni a livello del *cervelletto* danno più frequentemente nistagmo, disarmonia vestibolare, instabilità nella stazione eretta, andatura a gambe divaricate, ecc.

La motilità

L'organizzazione del sistema motorio è fondata su quattro componenti (fig. 103):

1) il neurone motore centrale;
2) il neurone motore periferico;
3) il sistema extrapiramidale;
4) il sistema cerebellare.

Il sistema piramidale è costituito da fibre cortico-spinali provenienti dalle cellule di Betz dell'area motoria e decorrenti nel fascio piramidale. Questo fascio è costituito per il 95% da fibre provenienti da altre aree corticali e che decorrono frammiste a quelle piramidali propriamente dette. Esse fanno parte del sistema extrapiramidale.

La circonvoluzione frontale ascendente insieme al lobulo pararolandico e al piede delle prime due circonvoluzioni frontali, è definibile zona motoria. La sua funzione è quella di trasmettere alle cellule dei nuclei dei nervi cranici e alle cellule delle corna anteriori del midollo, gli impulsi per i movimenti volontari.

In questa regione corticale i movimenti dei gruppi muscolari delle diverse parti del corpo sono rappresentati in modo tale, che la parte più alta della circonvoluzione frontale ascendente e il lobulo pararolandico presiedono ai movimenti del piede, la parte media ai movimenti dell'arto superiore e la parte inferiore di tale circonvoluzione presiede ai movimenti della faccia, della lingua e della laringe. (Homunculus mostruoso a testa in giù di Penfield) (fig. 104).

Dalle cellule di Betz le fibre percorrono allargate a ventaglio il centro ovale. Si raggruppano poi nel "ginocchio" e nei 2/3 anteriori del braccio posteriore della capsula interna. Percorrono poi il

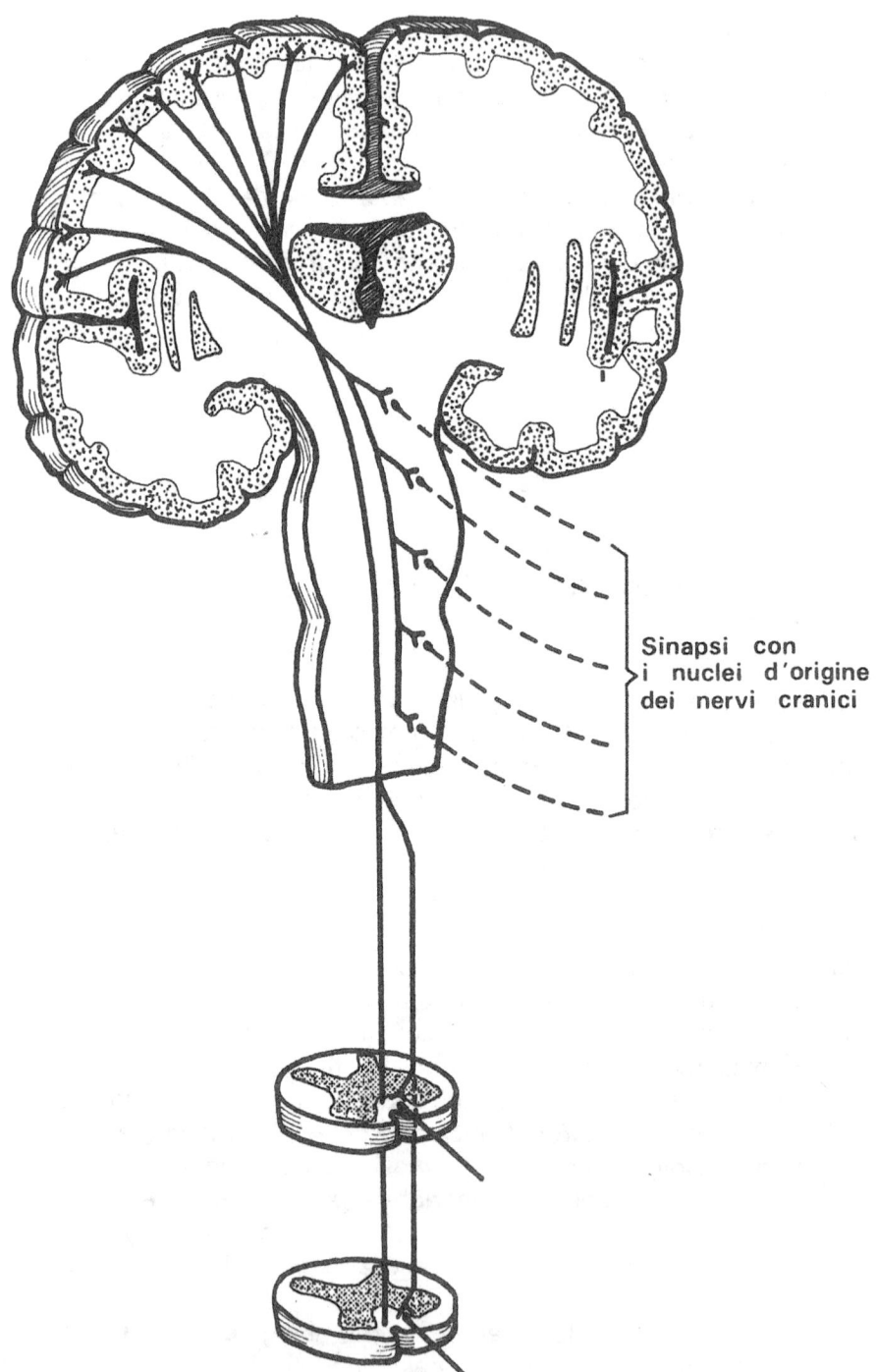

Sinapsi con
i nuclei d'origine
dei nervi cranici

Fig. 103. — Sistema piramidale.

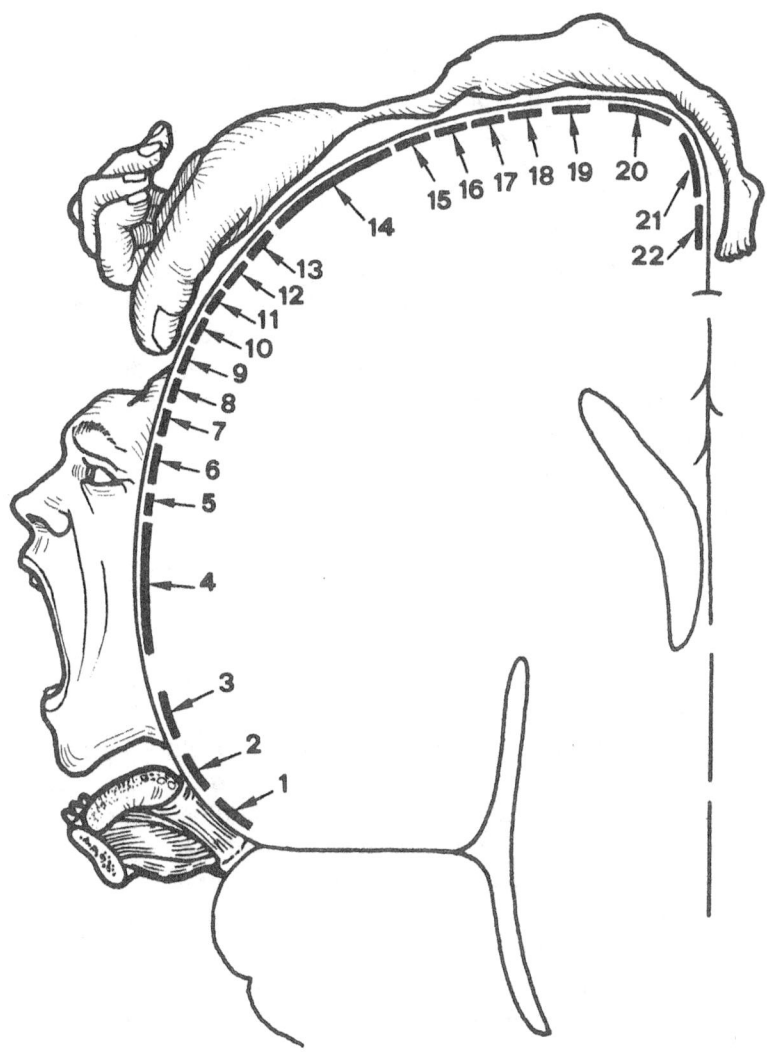

Fig. 104. — Homunculus di Penfield: 1) muscoli deglutitori; 2) lingua; 3) mandibola; 4) labbra; 5) faccia; 6) palpebre e globi oculari; 7) fronte; 8) collo; 9) pollice; 10) indice; 11) medio; 12) anulare; 13) mignolo; 14) mano; 15) polso; 16) gomito; 17) spalla; 18) tronco; 19) anca; 20) ginocchio; 21) caviglia; 22) dita.

peduncolo cerebrale ventralmente alla sostanza nera e il tronco encefalico dove, nella parte inferiore del bulbo, la maggior parte delle fibre si incrocia. Questo grosso fascio di fibre piramidali già incrociate scende e decorre nel cordone laterale del midollo (fascio piramidale crociato). Quelle fibre piramidali che non hanno subìto alcun incrociamento nel bulbo discendono nel cordone anteriore del midollo dallo stesso lato da cui hanno preso origine. Le fibre del fascio piramidale terminano in parte a livello del tronco encefalico, contraendo sinapsi con neuroni dei nuclei d'origine dei nervi cranici, in parte a livello delle cellule delle corna anteriori del midollo. In virtù dell'incrociamento, una lesione distruttiva corticale o una interruzione delle fibre di un lato (prima dell'incrociamento) provoca un deficit motorio controlaterale. Una lesione del fascio piramidale dopo l'incrociamento, cioè nel midollo, provoca invece un deficit motorio omolaterale.

Il neurone motorio periferico è costituito nell'encefalo dalle cellule di origine e dalle fibre dei nervi cranici motori, e nel midollo dalle cellule delle corna anteriori e dalle rispettive radici anteriori e nervi periferici. Il suo compito è quello di trasmettere ai muscoli gli impulsi per il movimento.

Oltre la funzione motoria, il neurone motore ha anche quella di mantenimento del trofismo e del tono muscolare.

La sensibilità
(fig. 105)

Gli stimoli sensitivi vengono raccolti da recettori specifici periferici e portati al midollo dal primo neurone delle vie sensitive. Questo primo neurone sensitivo nasce dalla cellula a T dei gangli spinali, il suo prolungamento periferico è in connessione col recettore periferico mentre quello centrale costituisce la radice posteriore con la quale penetra nel midollo spinale.

Gli stimoli sensitivi dai recettori periferici specifici risalgono lungo i cordoni posteriori omolaterali e arrivano direttamente ai nuclei di Goll e Burdach nel bulbo. Qui termina il primo neurone sensitivo. Il secondo neurone comincia da questi nuclei: le fibre si incrociano subito e si dirigono verso l'alto sotto il nome di lemnisco mediale, attraversando il ponte e il mesencefalo e vanno a terminare nei nuclei ventrali postero-mediale e postero-laterale del talamo ottico. Di qui parte il fascio talamo-corticale destinato a trasmettere alla corteccia sensitiva o somestetica gli impulsi ricevuti dal secondo neurone. Gli stimoli sensitivi superficiali, dolorifici, termici e parte di quelli tattili, viaggiano perifericamente in modi diversi. Il primo neurone di tali sensibilità termina nel midollo, contraendo sinapsi con le cellule delle corna posteriori o immediatamente o dopo aver risalito qualche segmento midollare.

Dalle corna posteriori nasce il secondo neurone che incrocia la linea mediana del midollo in prossimità della commessura anteriore e raggiunge il cordone laterale del lato opposto, di qui risale

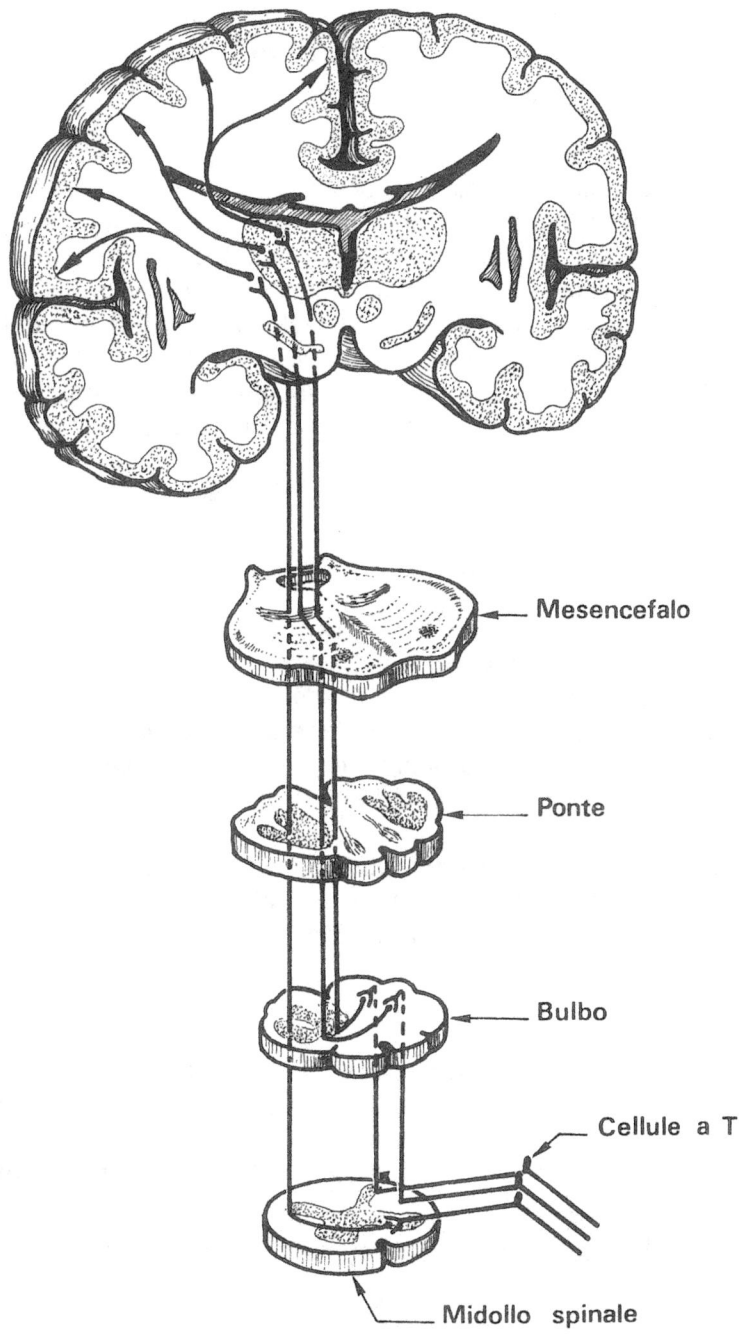

— Mesencefalo

— Ponte

— Bulbo

Cellule a T

Midollo spinale

Fig. 105. — Vie della sensibilità.

261

verso il talamo come fascio spino-talamico. Questo passa nella regione laterale del bulbo e del ponte; a livello del mesencefalo si affianca al lemnisco mediale e termina con esso nei nuclei talamici.

Il terzo neurone delle sensibilità dolorifica e termica è anche esso costituito dalle fibre talamo-corticali: tali stimoli raggiungono già nel talamo il livello di coscienza protopatica. La corteccia sensitiva può essere individuata, per sede ed estensione, mediante la registrazione corticale dei fenomeni elettrici che vi avvengono con l'arrivo degli impulsi sensitivi. La stimolazione di punti diversi della superficie corporea permette di costruire una mappa corticale, schematizzata nel caratteristico "homunculus a testa in giù", localizzato per la sensibilità nella circonvoluzione postcentrale dal piede al vertice.

Somatotopia cranio-cerebrale

Per semplificare il modo di reperire le zone da stimolare, si scelgono due linee standard:

a) *la linea sagittale mediana fronto-occipitale che parte dalla radice del naso e arriva alla protuberanza occipitale;*

b) *la linea sopraccilio-occipitale che parte dal punto mediano del sopracciglio e arriva al punto più sporgente della protuberanza occipitale* (fig. 106).

Partendo da queste linee di repere si descrivono, agli effetti della metodica agopunturistica cranio-cerebrale, 14 zone, di cui si descrivono la localizzazione e la funzione terapeutica.

A) Zona motoria (fig. 107).

Localizzazione. — Si devono individuare due punti: il punto superiore è situato a 0,5 cm. circa dietro al punto che divide a metà la linea mediana fronto-occipitale.

Il punto inferiore è situato nella zona di incrocio fra la linea sopracciglio-occipitale e il bordo antero-laterale dell'attaccatura dei capelli. La linea che collega i due punti rappresenta la "zona motoria".

Utilizzazione:

a) *Il 1/5 superiore della zona è indicato specialmente nel trattamento delle disfunzioni motorie dell'arto inferiore controlaterale.*

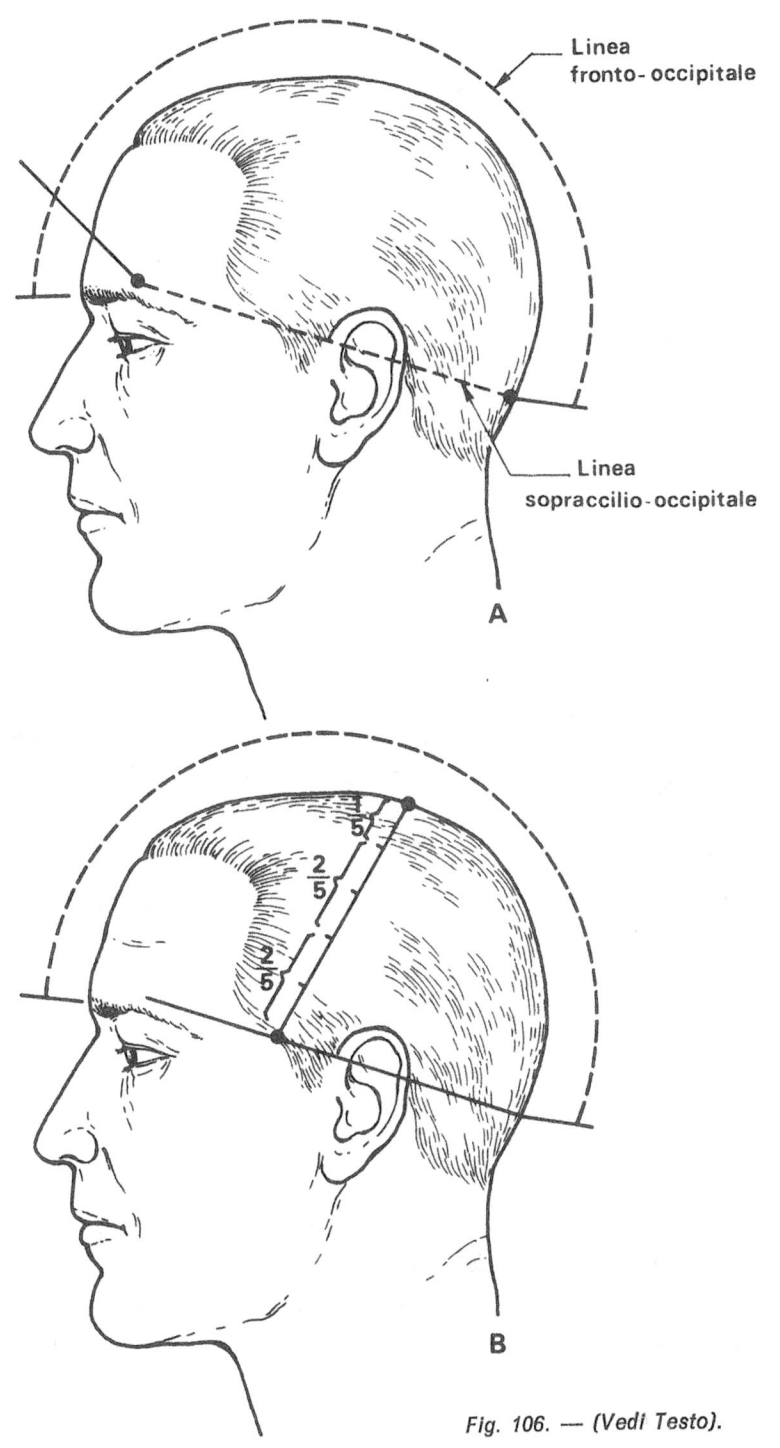

Linea
fronto-occipitale

Linea
sopraccilio-occipitale

A

B

Fig. 106. — (Vedi Testo).

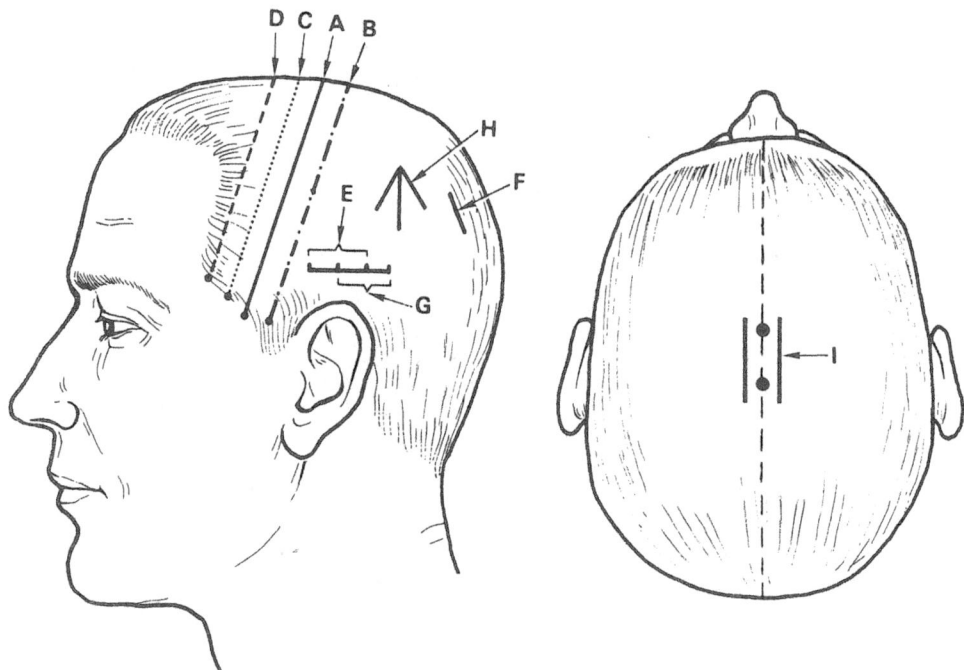

Fig. 107. — A) zona motoria; B) zona sensitiva; C) zona di controllo dei movimenti involontari; D) zona vasomotoria; E) zona uditiva; F) zona della parola; G) zona della parola; H) zone dell'associazione; I) zona sensitiva motoria dell'arto inferiore.

b) I 2/5 mediani della zona sono indicati specialmente nel trattamento dei disturbi motori dell'arto superiore controlaterale.

c) I 2/5 inferiori sono indicati nel trattamento della paralisi facciale di origine centrale, dell'afasia motoria, della scialorrea, della dislalia.

B) Zona sensitiva

Localizzazione: è situata parallelamente a 1,5 cm. posteriormente alla zona motoria.

a) Il 1/5 superiore rappresenta la zona sensitiva dell'arto inferiore e della metà del tronco controlaterale.

b) I 2/5 mediani rappresentano la zona sensitiva dell'arto superiore controlaterale.

c) I 2/5 inferiori rappresentano la zona sensitiva dell'emifaccia controlaterale.

a) *Il 1/5 superiore è indicato nel trattamento delle disfunzioni sensitive dell'arto inferiore* (algie, ipo-para-crio-estesie, ecc.) *e del tronco.* Inoltre nei disturbi sensitivi della nuca e del collo.

b) *I 2/5 mediani sono indicati nel trattamento delle disfunzioni sensitive dell'arto superiore.*

c) *I 2/5 inferiori sono indicati nei disturbi sensitivi della faccia.*

Nota: La zona sensitiva associata alla "zona degli organi interni" (zona toracica, zona addominale e zona genito-urinaria) può essere utilizzata nella "analgesia per agopuntura" per interventi chirurgici.

C) Zona di controllo dei movimenti involontari

Localizzazione: tale zona è localizzata ad 1,5 cm. davanti e parallelamente alla zona motoria.

Utilizzazione: nel trattamento della Corea infantile e del Parkinsonismo.

D) Zona vasomotoria

Localizzazione: 1,5 cm. anteriormente e parallelamente alla zona del controllo dei movimenti volontari.

Utilizzazione: nel trattamento degli edemi periferici (nota: si tratta di una utilizzazione ancora in fase di osservazione):
a) la metà superiore negli edemi dell'arto inferiore controlaterale;
b) la metà inferiore negli edemi dell'arto superiore.

E) Zona uditiva

Localizzazione: la zona è rappresentata da una linea orizzontale lunga 4 cm. il cui punto mediano si trova 1,5 cm. al di sopra dell'apice dell'orecchio.

Utilizzazione: nel trattamento degli acufeni, vertigini, sindromi Menieriformi.

F) Zona della parola (zona 1)

Localizzazione: è rappresentata da una linea lunga circa 3 cm. situata 2 cm. posteriormente alle bozze parietali e parallela alla linea sagittale.

Utilizzazione: nel trattamento dell'alessia.

G) Zona della parola (zona 2)

Localizzazione: partendo dal punto mediano della linea della zona uditiva si traccia all'indietro, verso l'occipite, una linea lunga circa 4 cm.

Utilizzazione: nelle afasie sensitive.

H) Zona dell'associazione

Localizzazione: consiste in tre linee lunghe circa 3 cm. ciascuna, che si dipartono da un punto posto al centro delle bozze parietali, delle quali una si dirige verticalmente in senso caudale, le altre due formano con la stessa un angolo di 40° da ciascun lato.

Utilizzazione: nelle disfunzioni associative.

I) Zona sensitivo-motoria dell'arto inferiore

Localizzazione: consiste in una linea pari situata al vertice del capo, 1 cm. lateralmente e parallelamente alla linea sagittale, lunga circa 3 cm.

Utilizzazione: nel trattamento delle disfunzioni sensitive dell'arto inferiore contro-laterale. Inoltre nel trattamento degli strappi muscolari della zona lombare, negli edemi periferici degli arti inferiori. Nelle enuresi infantili e nel prolasso dell'utero.

L) Zona visiva (fig. 108).

Localizzazione: dopo aver tracciato una linea orizzontale passante per l'apice della protuberanza occipitale, si fanno dipartire da questa due linee parallele alla linea sagittale, distanti da questa 1 cm., lunghe circa 4 cm., con direzione craniale.

Utilizzazione: nel trattamento dei deficit visivi periferici.

M) Zona dell'equilibrio

Localizzazione: partendo dalla linea orizzontale passante per l'apice della protuberanza occipitale, si tracciano due linee lunghe circa 4 cm., 3,5 cm. lateralmente e parallelamente alla linea sagittale, dirette verso il basso.

Utilizzazione: nella perdita dell'equilibrio da malattie cerebellari.

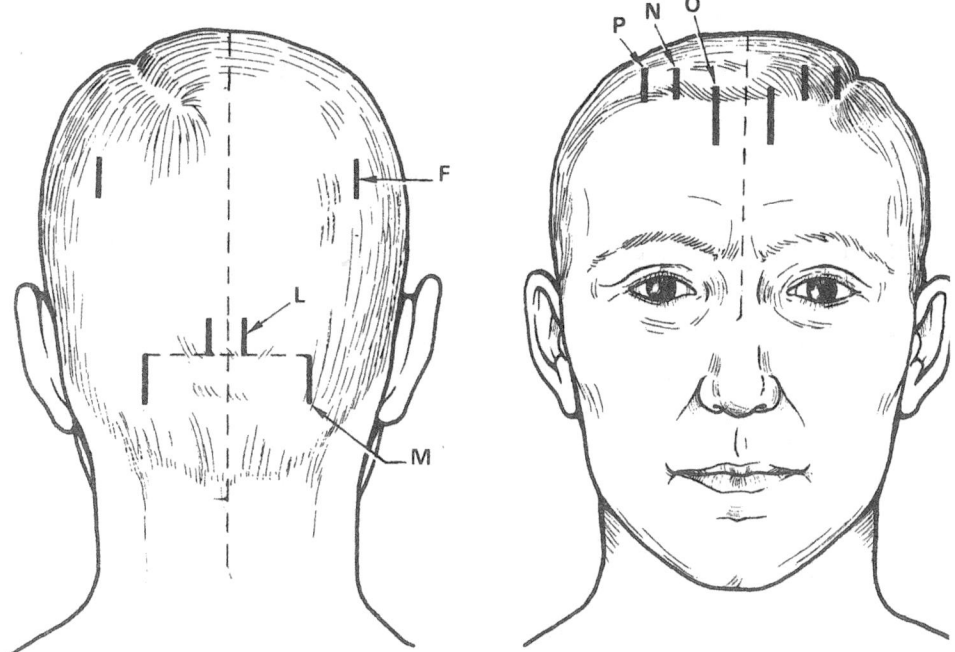

Fig. 108. — F) zona della parola; L) zona visiva; M) zona dell'equilibrio;
N) zona addominale; O) zona toracica; P) zona genitale.

N) Zona addominale

Localizzazione: è una linea situata sulla verticale della pupilla,
parallela alla linea sagittale, lunga 2 cm., a partire dall'attaccatura
dei capelli (nelle persone calve, 6 cm. circa al di sopra del sopracciglio), con direzione verso l'alto.

Utilizzazione: nel trattamento del dolore dei quadranti superiori
dell'addome.

O) Zona toracica

Localizzazione: è rappresentata da una linea pari, lunga circa 4
cm. (di cui 2 cm. al di sopra e 2 cm. al di sotto della linea dell'attaccatura dei capelli), parallela alla linea sagittale, passante per il
punto situato a metà strada fra la linea sagittale e quella della zona addominale.

Utilizzazione: nel trattamento dell'asma bronchiale su base allergica, nelle tachicardie parossistiche, ecc.

267

P) Zona genitale

Localizzazione: dall'angolo dell'attaccatura dei capelli si diparte verso l'alto una linea lunga circa 2 cm., parallela alla linea sagittale.

Utilizzazione: nelle metrorragie funzionali. Se associata alla zona sensitivo-motoria dell'arto inferiore, serve nel trattamento del prolasso dell'utero.

APPENDICE

* **Nota dell'Autore:** *viene riprodotta qui la traduzione letterale delle norme di insegnamento cinesi, dirette agli studenti di medicina ed ai medici scalzi.*

269

Nell'Agopuntura si impiegano aghi di vario tipo, mentre nella moxibustione si impiegano fasci di Artemisia.

Sebbene siano tecniche diverse, lo scopo è lo stesso: stimolare il punto a scopo terapeutico.

L'AGOPUNTURA

1) L'ago

Come si osserva nella figura 109 l'ago può essere suddiviso in quattro parti: *manico, radice, corpo e punta* (fig. 109 A). La lunghezza dell'ago è varia; quelli più comuni hanno una lunghezza variante da 1 a 8 cm. Lo spessore degli aghi è pure variabile, con un calibro da 0,26 a 0,30 mm., quest'ultimo il più usato. Gli aghi sono di acciaio inossidabile; è necessario scegliere aghi che abbiano corpo liscio e punta aguzza.

2) Modalità d'impiego

Poichè gli aghi sono sottili e flessibili, è necessario sviluppare "forza nel dito" allo scopo di ovviare alla difficoltà di infissione dell'ago nel corpo del paziente ed in modo che non provochi dolore. È

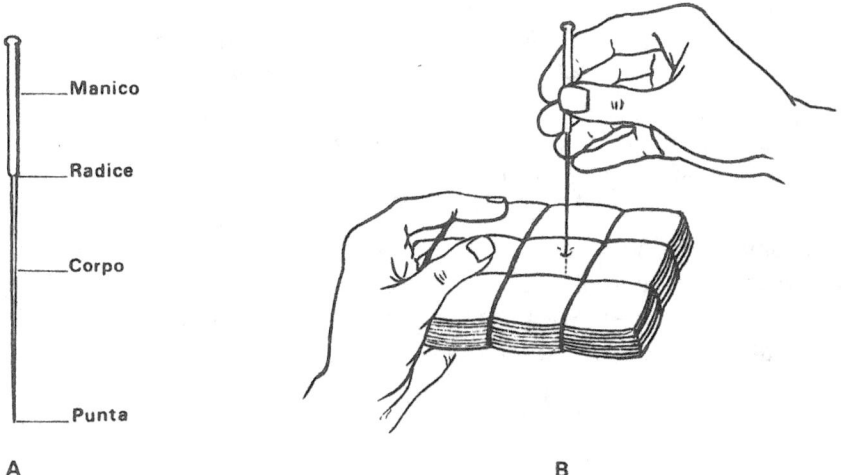

Manico

Radice

Corpo

Punta

A   B

Fig. 109. — Modalità d'infissione dell'ago.

271

ovvio che è necessario dapprima impiegare aghi corti e spessi e successivamente, acquisita la manualità, quelli sottili e lunghi. Vengono consigliati alcuni esercizi di prova, tra questi:

— esercizio su pacchetti di carta (fig. 109 B): impiegare carta molle e sottile ripiegata a formare un pacchetto della grandezza di 5 × 8 cm., spesso 1 cm. Il pacchetto, saldamente legato con fili, va tenuto nella mano sinistra mentre con il pollice, l'indice e il medio della mano destra si tiene l'ago. Questo viene poi ruotato all'interno ed all'esterno del pacchetto, vale a dire in modo da spingere ed estrarre. Aumentare gradualmente lo spessore del pacchetto di carta usato.

Indicazioni e controindicazioni

Le indicazioni all'uso dell'agopuntura sono notevolmente vaste.

Consideriamo soltanto quelle seguite nel trattamento delle malattie più comuni.

Elenchiamo anche le controindicazioni all'agopuntura, che dev'essere evitata nelle seguenti condizioni*:

a) l'agopuntura non dev'essere praticata durante lunghi periodi di digiuno, replezione gastrica, ubriachezza e durante periodi di eccessivo affaticamento o debolezza;

b) l'agopuntura non dev'essere mai praticata sui quadranti inferiori dell'addome nelle donne gravide al primo trimestre. Dopo il terzo mese l'agopuntura deve essere evitata nei quadranti superiori dell'addome, sui fianchi e sulle natiche, ed in altre zone, per esempio su Ro-Kou (4 G.I.), San-Yin-Tsiao (6 M.P.) e Krun-Lun (60 V.), in quanto è possibile scatenare violente reazioni. Nei lattanti va evitata la regione della fontanella;

c) alcuni punti descritti nel testo devono essere evitati o impiegati soltanto per punture superficiali.

Questi punti sono distribuiti in prossimità di organi interni o grossi vasi, ad esempio Fei-Yu (V. 13), Sin-Yu (V. 15) etc. Questi punti Yu possono essere aggrediti con penetrazione obliqua o superficiale onde evitare danni.

---

* **Nota dell'Autore:** *alcune controindicazioni possono apparire ridicole ad un medico. Non dimentichiamo però che il testo originale cinese è indirizzato anche a personale sanitario non medico.*

Preparazione preliminare all'Agopuntura

a) Esame degli strumenti: è necessario preparare aghi di diverso calibro, bacinella, pinze, garza sterile, disinfettante. Controllare sempre gli aghi e le punte. Non impiegare aghi troppo duri.

b) Disinfezione: sterilizzare gli aghi e disinfettare bene i punti.

c) Selezione dei punti: allo scopo di mettere in evidenza i punti e facilitare l'introduzione dell'ago, il paziente dev'essere posto in una posizione che possa essere mantenuta agevolmente. Si impiegano comunemente nove posizioni, paziente seduto o piegato all'indietro, paziente seduto con capo piegato in basso e appoggiato di lato, paziente seduto a gomiti appoggiati ed a capo sostenuto dalle mani, paziente seduto e appoggiato sulle braccia, paziente seduto a braccia estese con le palme aperte verso l'alto, paziente seduto a gomiti flessi e con le palme appoggiate al torace, paziente sdraiato in decubito laterale, in posizione supina con ginocchia flesse, e in posizione prona.

Inserzione ed estrazione degli aghi

a) Inserzione degli aghi

L'inserzione degli aghi costituisce un'azione coordinata tra la mano che tiene il paziente e quella che pratica l'agopuntura. Di solito la mano destra tiene l'ago tra l'indice e il pollice, mentre il medio viene mantenuto al di sotto dell'indice alla radice dell'ago (fig. 110 A).

Impiegare la mano sinistra per premere sul punto. Le due mani devono coordinare l'inserzione dell'ago mentre si esercita la pressione sul punto.

Inizialmente la punta dell'ago deve penetrare nella cute rapidamente, con successive inserzioni lente. Vi sono quattro diversi modi per comprimere il punto in rapporto alla sua localizzazione ed alla lunghezza degli aghi:

— *Pressione con l'unghia.* Impiegare il pollice sinistro per comprimere il punto. Tenere il manico dell'ago tra il pollice e l'indice destri. Introdurre l'ago lungo il bordo dell'unghia del pollice sinistro. Non toccare l'unghia. Questa tecnica è indicata per l'introduzione di aghi brevi, ad esempio in Ro-Kou (4. G.I.), Nei-Kuan (6 V.S.) (fig. 110 B).

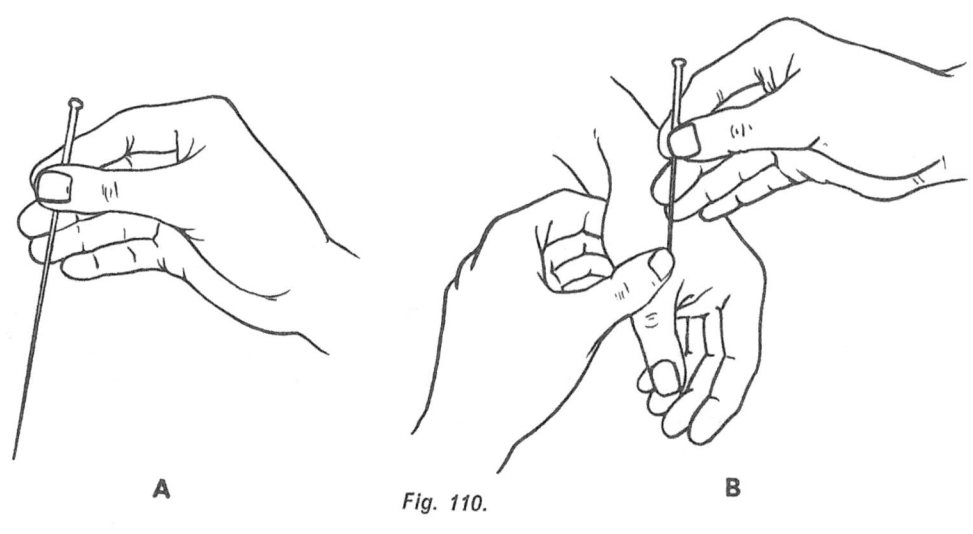

A   Fig. 110.   B

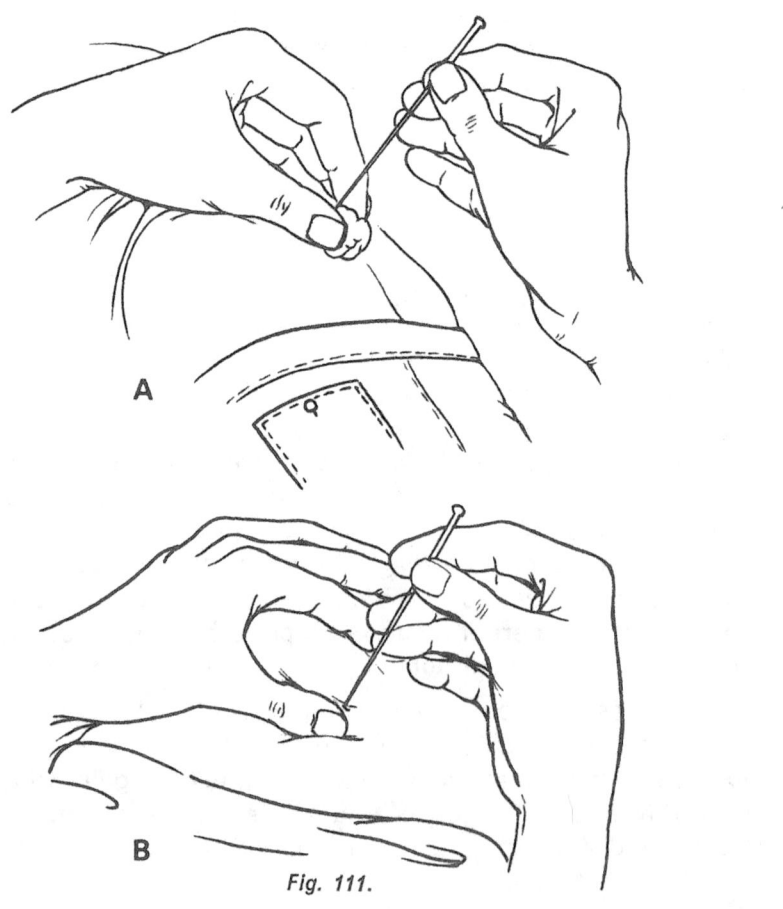

A

B

Fig. 111.

274

— *Premere il pollice e l'indice della mano sinistra contemporaneamente, mantenendo tra essi un batuffolo di cotone che avvolge l'ago* (fig. 111 A). Premere con il polpastrello del pollice e dell'indice. Introdurre l'ago direttamente nel punto con la mano destra che tiene il manico dell'ago. Mentre il pollice e l'indice sinistri esercitano la pressione, l'ago viene inserito con la mano destra. Questa tecnica viene impiegata per gli aghi lunghi.

— *Distendere e premere.* Con il pollice e l'indice sinistri, distendere la cute circostante al punto in modo da produrne la tensione. Inserire l'ago con la mano destra nel punto di pressione. Questa tecnica viene impiegata nelle zone in cui la cute è lassa, ad esempio nei punti dell'addome (fig. 111 B).

— *Con il pollice e l'indice sinistri, sollevare la cute in una piega.* L'ago è introdotto con la mano destra dall'alto, dal basso o lateralmente. Questa tecnica viene impiegata per le zone in cui la cute è sottile (fig. 112).

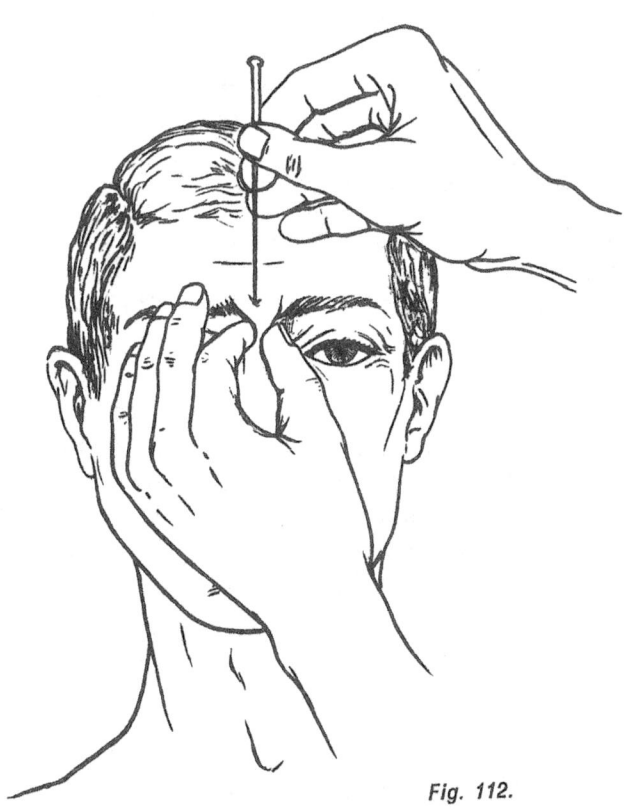

Fig. 112.

275

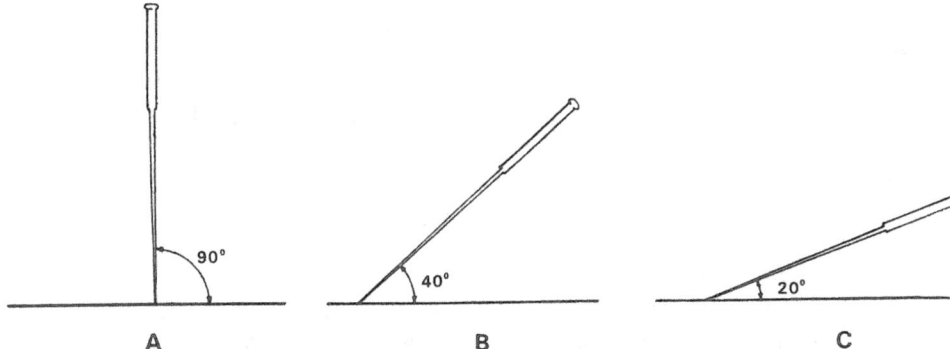

Fig. 113. — Angoli di infissione degli aghi.

Angolo di introduzione dell'ago. — In relazione alla sede ed allo scopo del trattamento, l'ago può essere introdotto secondo tre angoli (fig. 113):

— *inserzione verticale:* quasi tutti i punti possono essere attraversati mediante inserzione verticale dell'ago. L'ago è introdotto perpendicolarmente ad un angolo di 90° con la cute;

— *inserzione obliqua*: alcuni dei punti sono situati in zone dove la muscolatura è scarsa e al di sotto delle quali si trovano organi importanti. In questa situazione viene utilizzata l'inserzione obliqua ad un angolo di 45° con il punto;

— *inserzione laterale*: viene anche denominata inserzione para-cutanea. Viene utilizzata per le zone in cui la cute è sottile. L'ago viene introdotto secondo un angolo di 15-25°.

b) Estrazione degli aghi

Dopo aver effettuato i procedimenti di stimolazione, o dopo aver mantenuto l'ago inserito per qualche tempo, si procede all'estrazione. È necessario estrarre l'ago con movimento rotatorio. Mai estrarlo di colpo: ciò può produrre un ematoma e residuare al paziente una sensazione dolorosa. Dopo l'estrazione dell'ago si comprime la zona lievemente con un batuffolo di cotone.

Teh Ch'i: dispersione e tonificazione

Secondo la teoria tradizionale, la stimolazione poteva essere e-
seguita per disperdere o tonificare l'energia del meridiano. Qui
vengono appunto esposte le diverse tecniche.

Dopo l'introduzione dell'ago nel punto ad una certa profondità, il
paziente avverte una sensazione di dolore, intorpidimento e tume-
fazione locale oppure lungo il meridiano. Il medico può inoltre avvertire un senso di intensa aspirazione dell'ago da parte della cute. Questo fenomeno era chiamato il *Teh Ch'i*, e secondo la teoria
tradizionale significava un'emissione di energia vitale, od ancor
meglio che il flusso dell'energia era stato raggiunto e si poteva
quindi procedere alla manovra di dispersione o alla tonificazione
in base alle condizioni patologiche. Se non si verifica il Teh Ch'i
dev'essere controllato l'angolo con cui è stato introdotto l'ago. Se
esso è corretto è necessario attendere che compaia il Teh Ch'i.
L'ago viene lasciato in situ. A volte è utile praticare un movimento
rotatorio, agevolando così il Teh Ch'i. Se il The Ch'i per qualche
ragione è troppo lento a manifestarsi, non forzare l'ago. Sempre
secondo la tradizione, ciò significa che nel paziente l'energia vitale era insufficiente, o che per qualche causa patologica non arriva
in quel determinato punto. L'ago deve essere estratto e sostituito
dalla moxibustione o dalla puntura di altre zone per coordinare e
indurre il Teh Ch'i. Se il paziente è troppo debole, può essere necessario praticare più agopunture per ottenere il Teh Ch'i. Se dopo
alcuni tentativi l'ago si mantiene ancora inefficace e incerto, è
probabile che l'agopuntura non determini effetti fruttuosi.

Comuni tecniche di dispersione e tonificazione

Sebbene le tecniche siano numerose, l'azione dell'agopuntura
rientra essenzialmente in due categorie: dispersione e tonificazione.

— Rotazione per dispersione e tonificazione: dopo la comparsa del Teh Ch'i, una rotazione in senso orario produce la tonificazione, mentre una rotazione in senso antiorario provoca la dispersione.

— Pulsione-trazione per dispersione e tonificazione: dopo la
comparsa del Teh Ch'i, muovere l'ago in dentro e in fuori da un

---

Nota dell'Autore: praticamente le ultime esperienze cinesi in merito alla stimolazione manuale, hanno messo l'accento sul fenomeno di autoregolazione indipendentemen-
te dal tipo di stimolazione.

piano superficiale ad uno più profondo. Il movimento ripetuto in intensa pulsione e lieve trazione determina la tonificazione. Se questa azione di pulsione-trazione è dapprima effettuata in un piano profondo e quindi in un piano superficiale con lieve pulsione e intensa trazione, produce dispersione.

Vi è anche una tecnica di dispersione e tonificazione "uniforme", in cui la rotazione e la pulsione-trazione sono effettuate con forza uniforme dopo la comparsa del Teh Ch'i.

Trattamento delle complicazioni

Lipotimia durante Agopuntura

Molto di frequente, sia a causa della debolezza sia per l'eccitazione dovuta al sottoporsi all'agopuntura per la prima volta, oppure in rapporto all'introduzione grossolana dell'ago, il paziente, durante l'agopuntura, può svenire. La lipotimia è generalmente annunciata da pallore, fissità dello sguardo, sudorazione, stordimento e vertigine. In alcuni casi possono manifestarsi nausea e vomito. Nei casi gravi il paziente può perdere la coscienza, con sudore freddo e polso "pieno". In presenza di questi fenomeni, il medico deve immediatamente estrarre l'ago con movimento delicato. Se il paziente è seduto, lo si faccia sdraiare. Di solito il paziente si riprende immediatamente. Se queste misure non sono efficaci, è possibile esercitare una pressione digitale o praticare la puntura su Choe-Keon (25 T.M.), Yong-tsiuan (1 R.) e Tsu-San-Li (36 S.).

Di solito questi procedimenti sono sufficienti.

Blocco dell'ago

Introdotto l'ago, il medico può avere la sensazione che esso non proceda in modo opportuno, e che non sia possibile attuare il movimento di rotazione o di pulsione-trazione. Ciò è dovuto al "blocco" dell'ago, cui si può ovviare ricorrendo ai seguenti accorgimenti. Se il blocco è dovuto a spasmo muscolare, mantenere l'ago in sede per un breve periodo e successivamente continuare la rotazione che sarà seguita dall'estrazione dell'ago. Il medico può introdurre l'ago in punti al di sopra o al di sotto del punto in questione lungo il meridiano, rilasciando così i tessuti locali. L'ago può quindi essere facilmente estratto. A volte in rapporto all'erosione del corpo dell'ago, la sua superficie irregolare può essere incarcerata nelle fibre muscolari, per cui l'ago non può essere più introdotto con facilità. In tal caso, esso va ruotato in modo da libe-

278

rare le fibre muscolari incarcerate. Successivamente le manovre di pulsione-trazione devono essere continuate sino a quando il muscolo è rilassato, cosicchè l'ago possa essere estratto.

Incurvamento dell'ago

Gli aghi di solito si incurvano a causa di una forza non uniforme o violenta nell'inserzione di tessuti duri al di sotto dell'ago, di movimenti imprevisti, della posizione del corpo del paziente, o di impatti del manico dell'ago con qualche forza esterna. Se l'incurvamento è di notevole entità, la rotazione dev'essere effettuata lungo la direzione dell'incurvamento e l'ago dev'essere estratto lentamente in direzione obliqua. Se l'incurvamento dell'ago è dovuto ad una variazione nella posizione del corpo del paziente, è necessario correggere questa, prima di tentare l'estrazione dell'ago.

Rottura dell'ago

Le cause di rottura dell'ago sono numerose e comprendono la rotazione forzata dopo l'inserzione dell'ago, spasmi muscolari, modificazioni di posizione del corpo, scadente qualità dell'ago ed erosione della radice e del corpo di esso. Tutte queste cause possono provocare la rottura, di fronte alla quale il medico deve dire al paziente di non muoversi (non dire al paziente che l'ago si è rotto nel muscolo).

Se il corpo dell'ago è ancora affiorante alla superficie della cute, con una pinza è possibile estrarlo, se l'ago è completamente ritenuto, schiacciare la cute circostante ad esso con la mano sinistra e tentare di metterlo in evidenza con l'indice e il medio della mano destra: a questo punto ricorrere alla pinza. Se l'ago è situato in profondità nei tessuti, l'estrazione deve essere effettuata con l'intervento chirurgico. È quindi necessario controllare con accuratezza, preliminarmente, la qualità dell'ago. Non introdurre l'ago oltre la radice. Una parte del corpo dell'ago dev'essere in evidenza (per l'inserzione di 2,5 cm. impiegare un ago lungo 3,75 cm.), in modo da evitare la rottura. In ogni caso, un ago rotto può essere facilmente estratto con le opportune precauzioni.

Ematomi

Nel punto di estrazione dell'ago si osserva spesso una chiazza rossastra, che non deve destare preoccupazione e che scomparirà in breve tempo. Se dopo l'estrazione dell'ago la cute diventa purpurea e tumefatta, è probabile che sia stato leso un vaso sanguigno. Una delicata compressione con un batuffolo caldo ne agevola la regressione.

279

Sensazioni residue

Dopo l'estrazione dell'ago il paziente può a volte avvertire una residua spiacevole dolorabilità locale. Ciò è generalmente dovuto a manovre grossolane. Nei casi lievi è utile un po' di massaggio locale; nei casi gravi oltre a questo è necessario praticare la moxibustione locale (*).

---

*Nota dell'Autore: a volte è necessario praticare un'infiltrazione di anestetico locale.

LA MOXIBUSTIONE

1) Materiale e tecniche di moxibustione

Il termine di moxibustione è derivato dalla lingua giapponese; i Cinesi usano il "Chiu" che significa produrre localmente un calore uniforme bruciando una speciale pianta, l'Artemisia Vulgaris, che produce un calore duraturo ed a bassa temperatura uniforme. Viene utilizzata per realizzare un'azione termica sui punti, producendo un effetto terapeutico.

Fra le molte tecniche di moxibustione ricordiamo le più semplici.

a) Confezione di bastoncini di moxa. — Impiegare carta che sia elastica e facilmente combustibile; confezionare i fili di Ai (pianta della famiglia dell'artemisia) e altre sostanze farmacologiche in forma di grosse o piccole sigarette (fig. 114 A).

b) Moxibustione con bastoncini. — Si accende un'estremità del bastoncino e la si tiene alla distanza di circa 2,5 cm. dal punto, appena sufficiente a realizzare un aumento termico locale della cute. Il bastoncino può essere spostato in alto e in basso sino a quando la cute presenta localmente un aspetto rossastro (fig. 114 B).

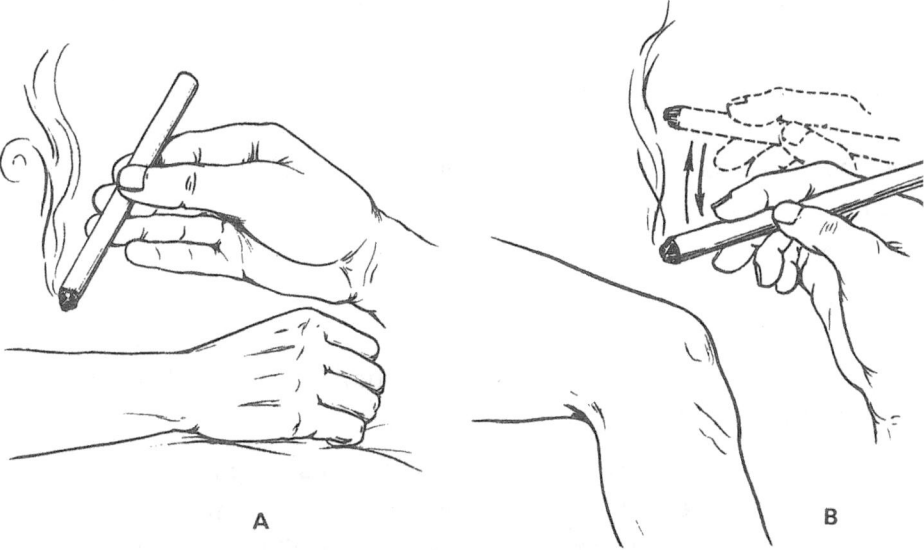

A   B

Fig. 114. — Tecniche di moxibustione.

2) Applicazioni e controindicazioni del trattamento di moxibustione

Malattie da trattare con la moxibustione

Tutte le malattie croniche, diarrea cronica, quadri con escreato abbondante, emaciazione, vomito e diarrea, arti freddi e polso superficiale possono essere trattate con la moxibustione. Questa può anche essere praticata dopo agopuntura.

Controindicazioni

a) Controindicazioni nel paziente: fondamentalmente esse sono simili a quelle dell'agopuntura. Il paziente non dev'essere digiuno da troppo tempo, non deve aver mangiato eccessivamente nè essere sotto l'effetto dell'alcool.

b) Controindicazioni particolari: non preoccuparsi se il paziente presenta febbre da agenti esterni o debolezza interna; la moxibustione non dev'essere praticata se la frequenza del polso è superiore a 90/min.

c) Regole per la localizzazione: la moxibustione non dev'essere praticata sulla faccia o sui quadranti inferiori dell'addome, ai fianchi e sul dorso delle donne gravide.

Secondo la letteratura, gran parte dei punti in cui la moxibustione deve essere evitata sono situati in prossimità di organi o arterie. I punti in prossimità del globo oculare non devono essere trattati con moxibustione.

Considerazioni particolari sulla moxibustione

1) Preparazione: i bastoncini di Ai, i fiammiferi, i piatti devono essere preparati in anticipo.

2) Sede della moxibustione: il metodo di scelta dei punti è simile a quello per l'agopuntura. Il paziente deve essere comodo ed in grado di sopportare un periodo protratto di moxibustione senza muoversi.

3) Procedimento per la moxibustione: la moxibustione deve essere effettuata dapprima sulle parti superiori, e poi su quelle inferiori del corpo; prima sul dorso e poi sull'addome; prima sul capo e sul tronco e poi sui quattro arti.

4) Durata della moxibustione: la durata dipende dalla costituzione generale del paziente, dalla malattia, dalle condizioni, dall'età del paziente e dalla sede dell'intervento. Di solito sono sufficienti 3-5 o 5-10 min.; a volte la moxibustione può durare per 1-2 ore.

5) Trattamento dopo moxibustione: l'aspetto arrossato dopo la moxibustione scompare facilmente e non deve preoccupare. Se si formano piccole bolle, esse devono essere lasciate guarire spontaneamente. Grosse bolle vanno invece svuotate; se infette; devono essere deterse con garza onde evitare contaminazioni e accellerare la guarigione.

ELETTROFISIOLOGIA CUTANEA

Il livello di organizzazione dell'"Organo cute" è proporzionale alla quantità e alla qualità di aggressioni esterne che subisce: numerosi sono, ad esempio, i fenomeni elettrici di natura *esogena* ed *endogena* (prodotti dall'attività metabolica) che coinvolgono costantemente l'organismo. Lo studio dei caratteri elettrofisiologici della pelle deve tenere anzitutto conto di due fattori: della nozione di eterogeneità della pelle e dell'invecchiamento della stessa. Inoltre bisogna tener conto che i fenomeni elettrici cutanei non sono statici, bensì sottoposti a variazioni di numerosi parametri che influenzano la conduzione elettrica cutanea:

A) presenza di estensione di plessi nervosi:
   — *ghiandole sudoripare* (equilibrio termico, evaporazione, idratazione),
   — *irrigazione sanguigna* (la vaso-dilatazione provoca diminuzione della resistenza elettrica, e viceversa la vasocostrizione);

B) presenza di un ritmo di variazione dell'elettrologia cutanea sia circadiano sia annuale, sia in funzione dell'età;

C) la patologia costituisce un importantissimo fattore di variazione dei parametri elettrici cutanei.

Dal punto di vista anatomico, nella pelle sono da considerarsi due tipi di organizzazione: l'una orizzontale, l'altra verticale. L'organizzazione orizzontale è data dall'insieme lamellare dei vari strati istologici, ognuno dei quali ha proprietà elettriche peculiari. L'organizzazione verticale è data dal sistema pilifero e sudoriparo.

Dal punto di vista fisiologico esistono quindi due conduzioni:
   A) *piana*, secondo il piano lamellare;
   B) *transcutanea*, lungo gli organi sudoripari e piliferi.

285

A) Conduzione piana

Si suddivide in: 1) superficiale; 2) profonda.

1) Conduzione superficiale. — Contrariamente all'opinione che lo strato corneo sia impermeabile agli ioni, studi condotti in U.S.A. con ioni pesanti (Thorium X) marcati, hanno svelato che esiste una conduttività dello strato corneo direttamente proporzionale alla sua idratazione. Esiste dunque una opzione di conduzione elettrica: la corrente percorre lo strato corneo fino all'organo sudoriparo più vicino, in cui si approfonda verso gli strati inferiori. Lo strato corneo si può considerare come uno "strato barriera" verso la profondità.

2) Conduzione profonda. — A questo livello si riproducono le stesse modalità di conduzione già riferite sopra. Probabilmente esiste un altro strato "barriera" a livello dello strato germinativo.

B) La conduzione transcutanea

Il percorso di conduzione transcutanea lungo il sistema sudoriparo è composto da due vie: una lungo la colonna idrica, l'altra lungo le cellule del bordo del dotto (la conducibilità è infatti grandissima nelle zone ricche di ghiandole sudoripare come le palme delle mani e le piante dei piedi).

Il sistema pilifero rappresenta una via di conducibilità molto elevata, come si può riscontrare ad esempio a livello del cuoio capelluto. Anche la pelle circostante alle zone pilifere ha una resistenza molto bassa, come ad esempio la fronte che non ha peli ma è vicina al cuoio capelluto.

Il potenziale elettrico

Esiste una differenza di potenziale tra la superficie delle strutture anatomiche e il liquido interstiziale che le circonda: il potenziale di membrana. Questo si mantiene grazie ad un *fenomeno elettrico passivo*, dovuto all'equilibrio ionico mantenuto tra una parte e l'altra delle membrane cellulari che si comportano come semipermeabili.

La sperimentazione rivela ad esempio che l'orifizio interno della ghiandola sudoripara è negativo (-40 mV) rispetto all'epidermide circostante; così il poro e la porzione spiroide sudoripara hanno polarità negativa. Lo strato germinativo è negativo rispetto a quello corneo.

Dal punto di vista *dinamico* l'attività neurologica e secretoria modificano detto potenziale. Il primo dato importante fornitoci dalla sperimentazione è che la superficie epidermica è positiva rispetto all'interno.

Si constatano variazioni di potenziale secondo le diverse regioni:

— alla palma della mano —39 mV;

— alla faccia volare dell'avambraccio —15 mV;

— la mano destra è più negativa della sinistra, 5-7 mV. (Infatti la conducibilità della mano destra è più elevata della sinistra).

Il potenziale aumenta proporzionalmente all'attività sudoripara, cioè la superficie diventa più positiva rispetto all'interno.

Conclusioni

1) *L'ago costituisce una connessione fra i diversi strati cutanei, cioè provoca un corto circuito tra la superficie e la profondità* (ciò si dimostra facilmente con la caduta di resistenza che si misura prima e dopo l'infissione di un ago). L'ago si comporta dunque come un canale sudoriparo metallico.

2) *La pelle è come un "mosaico" di resistenze verticali e di condensatori orizzontali* (condensatore: sistema di due conduttori affacciati capaci di conservare l'elettricità).

3) *Il meridiano costituisce un cammino di conduzione preferenziale* che può essere "caricato" mediante induzione di una carica.

Queste variazioni, come quelle che saranno accennate in seguito, *provocano una corrente circolante tra le formazioni anatomiche orizzontali e quelle verticali.*

FATTORI DI VARIAZIONE DEL POTENZIALE

1) Fattori neurogeni:

— una stimolazione nervosa provoca, a livello del territorio tributario una forte variazione di resistenza e quindi di potenziale;

— eccitando un soggetto con uno stimolo sonoro (80-90 decibel) si ottiene un'analoga variazione registrabile ad esempio alla palma della mano o alla pianta dei piedi;

— se si interrompe l'innervazione simpatica dell'arto superiore, si constata un forte aumento della resistenza della palma della mano;

— la resistenza della palma è più bassa durante la veglia che durante il sonno, ciò in relazione alla quantità di attività nervosa.

2) Fattori locali. — Uno stimolo meccanico applicato ad una determinata regione provoca sempre una diminuzione della resistenza elettrica. Questa nozione è importante se la riferiamo al microtraumatismo prodotto dall'infissione di un ago.

3) L'impedenza della pelle (resistenza della pelle al passaggio di una corrente alternata) decresce sotto una corrente alternata in proporzione all'aumento della frequenza.

SPERIMENTAZIONE

Verranno qui accennati i risultati di un lavoro sperimentale i cui protocolli saranno riferiti in un altro lavoro.

Le esperienze effettuate da Niboyet (Niboyet, Traité d'Acupuncture, Maisonneuve Ed.), dimostrano che il punto classico di Agopuntura riferito dai trattati cinesi presenta una minore resistenza elettrica rispetto alla cute circostante, come si può facilmente constatare con l'uso di un micro-amperometro, fig. 115, o di uno speciale detector elettronico come il Puntoscopio di Nogier. L'uso di questi strumenti rivela la presenza di punti cutanei con *caratteristiche elettriche omogenee* che possono essere "idealmente" collegati da una linea la quale risulta essere esattamente sovrapponibile ai classici meridiani dell'agopuntura cinese.

I meridiani rappresenterebbero dei canali di conduzione elettrica e il tentativo di dimostrare la validità di questo assunto costitui-

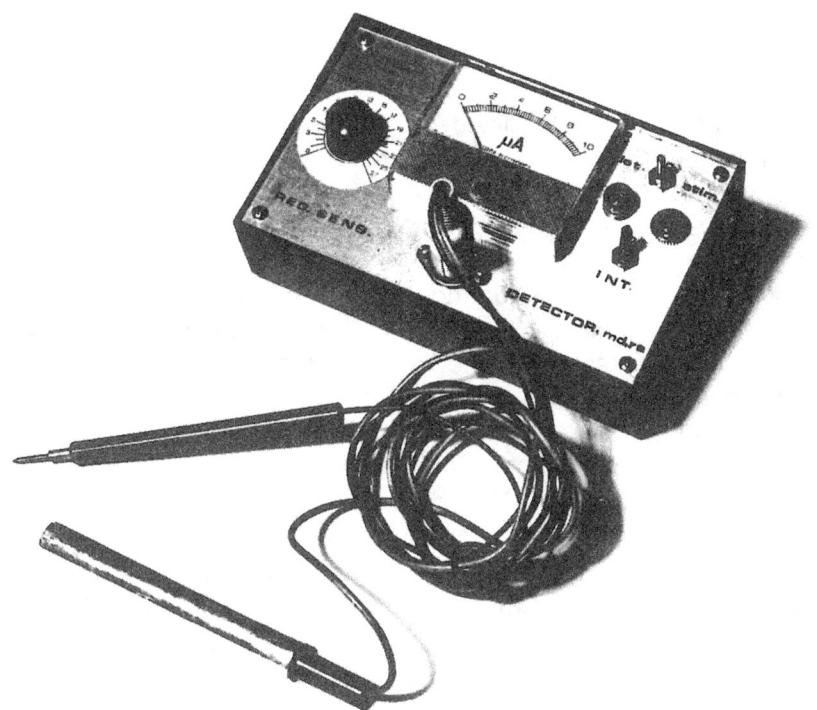

Fig. 115. — Detettore di punti Mod. 75, realizzato dall'Istituto Italiano di Ago-
puntura.

sce la nostra ipotesi di lavoro: inviando un segnale in un punto distale di un meridiano si dovrebbe raccoglierlo in un altro punto
giacente sullo stesso meridiano.

In pratica si è collegato a un ago infisso in un punto A un apparecchio che produce un segnale ritmico (onda rettangolare) e si è
cercato di raccogliere detto segnale, mediante un oscilloscopio o
un micro-amperometro, a un punto B reputato sullo stesso meridiano.

Lo studio sperimentale si svolge sull'analisi di:

A. carica spontanea su:
 — un meridiano,
 — due meridiani simmetrici,
 — i due meridiani regolatori (Tou-Mo e Jen-Mo);

B. variazioni della carica spontanea indotta dall'agopuntura;

C. carica indotta mediante stimolatori elettronici:
 — su un tratto di un meridiano,
 — attraverso la via metamerica.

A) La carica spontanea

1) Studio effettuato sullo stesso meridiano.

Si scelgono dei punti considerati importanti e si infiggono gli aghi già collegati ai coccodrilli di un micro-amperometro. Si noterà la presenza di un movimento rapido dell'ago fino a valori medi di 10-30 nanoampére seguito da un movimento lento dell'ago verso lo 0 (−corrente di scarica).

Togliendo gli elettrodi quando l'ago dell'amperometro è tornato a 0 e attendendo circa 10 minuti, ricollegando gli elettrodi si vede ricomparire la stessa corrente. Il fenomeno è tanto più evidente quanto più lontani sono i due aghi.

Si potrà in questo modo stabilire il *potenziale di un meridiano* e definire un livello energetico medio di ciascun meridiano.

2) Meridiani simmetrici

Collegando due punti uguali di meridiani simmetrici, con l'amperometro si otterranno questi risultati:

— valori esattamente uguali. È un caso raro;

— valori lievemente discordanti (±nanoA.5). Ciò rappresenta la normalità;

— valori nettamente discordanti: è indice di squilibrio dovuto spesso a malattia.

3) Tou-Mo e Jen-Mo

Gli strumenti di rilevazione constatano che il 22 J. M. è sempre positivo in rapporto al 2 J.M. Il punto 22 J.M. costituisce il punto di riunione obbligato di tutte le cariche elettriche toraco-addominali profonde, mentre il 2 J.M. è un passaggio obbligato per le cariche provenienti dalla superficie della gamba.

Ogni segnale ritmato inviato in qualunque regione del corpo è raccolto a livello di Tou-Mo.

B) Variazioni di carica elettrica dopo agopuntura

Si è potuto constatare che *un ago infisso in un punto di agopuntura e stimolato con un movimento di rotazione in senso antiorario (dispersione), viene ad acquisire un potenziale positivo*: si comporta cioè come un elettrodo che focalizza intorno a sè gli elementi elettronici e ionici negativi (soprattutto Cl e OH che costituiscono la maggioranza dei componenti negativi dell'interstizio).

Questa concentrazione elettronica periferica all'ago provoca un aumento progressivo della carica elettrica locale, che va a sovrapporsi a quella spontanea della zona trattata. Per misurare la variazione di carica relativa all'ago manipolato, si punge un punto e si misura con un nanoamperometro la carica locale in rapporto ad un elettrodo-placca indifferente, messa su un punto qualsiasi, prima e dopo stimolazione (se la stessa esperienza è praticata pungendo un punto neutro, vicino al meridiano, non si osserva alcuna modificazione significativa). Appena si è infisso l'ago, e si è collegato l'elettrodo del nanoamperometro, si osserva una riduzione della carica spontanea del punto, perchè si provoca un corto circuito tra la superficie e la profondità, ed il punto trattato ed il punto elettrodo indifferente. Procedendo alla stimolazione in dispersione, si osserva una deflessione dell'ago del nanoamperometro in senso positivo, significante un progressivo aumento della carica locale dovuto alla migrazione degli elettroliti e degli elettroni in direzione dell'ago stimolato. Il fenomeno procede fino ad un livello limite, oltre il quale il meccanismo si arresta, sia per polarizzazione della punta, sia per saturazione locale.

La saturazione avviene in 15-25 minuti primi, dopo di che ogni stimolazione è inutile per non dire dannosa, a causa dello stress provocato.

In sintesi, stimolare un ago in dispersione significa polarizzare la zona trattata cioè aumentare la carica in senso positivo.

Identico effetto si ottiene piantando l'ago e abbandonandolo a se stesso senza stimolazione di sorta.

L'effetto bioelettrico della dispersione si realizza in due momenti cronologici successivi: un primo tempo relativamente veloce in cui avviene la migrazione elettrotropica suddetta (30 minuti primi circa, ogni 50 cm. lineari), e un secondo tempo più lento, in cui si manifesta l'effetto terapeutico dovuto alla creazione e al movimento di correnti elettriche provocati dalla polarizzazione. Queste correnti elettriche agirebbero (si tratta di un'ipotesi) sia provocando modificazioni istochimiche locali, sia probabilmente interferendo con la trasmissione nervosa dell'impulso nocicettivo lungo il nervo periferico.

Vediamo ora che cosa succede manipolando in tonificazione un ago (cioè ruotandolo in senso orario).

Piantando un ago in un punto (ad es. 36 S) e un altro ago di controllo in un punto qualsiasi sul meridiano dello stomaco e collegandovi gli elettrodi del nanoamperometro, si rileva la presenza di una carica spontanea positiva, che va progressivamente riducendosi fin quasi allo zero per effetto del corto circuito provocato. A questo punto *stimolando in tonificazione e osservando l'ampe-rometro si osservano tre fenomeni*:

1) rapida caduta della carica verso zero e poi inversione del-la polarità del segnale (cioè in senso negativo);

2) comparsa di una carica negativa la cui intensità è diretta-mente proporzionale all'eccitazione;

3) stabilizzazione di detta carica attorno a 20-30 nanoA. (na-noampère $= 10^9$ A.) anche se si prolunga il tempo di tonifica-zione.

Anche in questo caso i fenomeni elettrici si verificano in due tempi, l'uno relativamente veloce, l'altro lento.

Nel primo tempo si provoca a livello della zona trattata una de-polarizzazione (caduta a zero) e poi la comparsa di una carica ne-gativa locale.

La durata del fenomeno si aggira sui 10-15 minuti, oltre i quali è inutile proseguire nella stimolazione.

Il risultato sarà di aver creato nella zona stimolata un isolotto di potenziale negativo circondato da un campo positivo (si è già det-to che tutta la superficie della pelle è positiva e così anche i meri-diani), *il che provoca in un secondo tempo, lentamente, un movi-mento di energia elettrica che è alla base dell'effetto terapeutico, modificando come già si è detto, l'istochimismo locale e provo-cando una "modulazione" (interferenza) della trasmissione del-l'impulso nervoso lungo il nervo periferico.*

C) La carica indotta

Considerando l'ipotesi che il meridiano è un piano di traslazione a energia elettrica, deve esistere una entrata e una uscita per questa energia, per cui elettronicamente si deve poter inviare un segnale all'entrata e captarlo all'uscita. Il segnale che si invia è di tipo ritmato a frequenza variabile.

1) Carica locale

Prendiamo un punto A e un punto B su un meridiano. Il senso teorico di propagazione dell'energia va da A verso B; collegare al-l'ago A e all'ago B le uscite di uno stimolatore ad onde quadre (vedi fig. 116), inviare degli impulsi per qualche secondo ad inten-sità media, poi staccare i contatti lasciando gli aghi in loco, colle-gare questi con un microamperometro: si constata tra i due aghi stimolati la presenza di una netta corrente di scarica. La contro-prova si effettua mediante due aghi A'. B' paralleli al meridiano, su punti neutri. Ripetendo l'esperienza come sopra, si constaterà l'assenza di una corrente di scarica, oppure questa ha un valore insignificante. Si constata che la corrente di scarica è proporzionale al tempo di induzione della carica ma fino ad un certo limite (3-5).

La propagazione della carica. — Infiggere un ago su 3 G.I. e su 5 G.I., e un altro su 11 G.I. e 15 G.I. Lanciando un segnale ritmato su 3 G.I. e 5 G.I., dopo un certo tempo lo si raccoglie col microamperometro su 11 G.I. e 15 G.I.: *il che dimostra la propagazione dell'energia elettrica lungo il meridiano.* La controprova si effettua mediante due aghi messi nei pressi di 11 G.I. e 15 G.I. in questo caso: non presenza di corrente indotta.

Questa carica indotta ha alcune caratteristiche:

— quanto più gli aghi che captano il segnale ritmato sono lontani dagli aghi stimolati, tanto più debole è la corrente;

— un aumento della carica indotta provoca un aumento proporzionale della carica proiettata;

— il tempo di propagazione varia sui 30 sec. ogni 50 cm., tempo dovuto alla successione di "caricare un condensatore" e "attraversare una resistenza";

— "effetto barriera": se tra l'ago stimolato e l'ago spia si mettono sullo stesso meridiano altri aghi, questi funzionano come freni aumentando il tempo di arrivo della carica proiettata.

Zone di focalizzazione. — Nello svolgere queste esperienze ci si è accorti che certi punti focali tipo testa, spalle, anche, etc., avevano la proprietà di dare costantemente segnali di scarica quando uno stimolo veniva portato ad una regione periferica. Tutti i punti dati dalla Agopuntura classica come "punti di focalizzazione" presentano lo stesso fenomeno: 12 E., 22 J.M., 11 V., 14 G.I., 20 T.M., etc.

Infatti dando impulsi a punti distali di ogni meridiano sugli arti inferiori e superiori, si raccolgono costantemente segnali a livello dei punti sopra indicati.

Conclusioni. — Esistono due grandi zone di focalizzazione: la cintura scapolare e la cintura pelvica, più zone minori come il 20 T.M. per il cranio, la cerniera dorso-lombare (da 6 a 9 T.M.), 15 J.M., etc.

2) La via metamerica

Consideriamo il meridiano di Vescica: su questo meridiano esistono punti che hanno un'azione diretta su funzioni o su organi. A ciascun punto dorsale corrisponde un punto ventrale: il punto MO, il quale non è necessariamente giacente sul meridiano dell'organo considerato. Ad esempio il punto dorsale di comando del polmone è 13 V., il MO anteriore è 1 P., così per la Milza il punto posteriore è il 20 V., il MO anteriore è il 13 F., così per il Rene, rispettivamente 23 V. e 25 V.B.

Si disegna in questo modo una disposizione metamerica. Volendo verificare l'efficacia del "sistema metamerico" si stimola elettricamente il 13 V. da un lato, e si è punto il 5 P. e il 7 P. collegandoli con un amperometro, dopo 7-10 min. si cattura sul braccio un netto segnale. Nei trattamenti terapeutici che sfruttano la via metamerica, la durata di applicazione degli stimolatori deve essere discretamente lunga, e l'elettrodo posteriore (Yu) dovrebbe essere sempre negativo.

3) Auricoloterapia

Si è voluto verificare che cosa avviene a livello periferico quando si stimola un punto dell'orecchio, con le solite modalità si è rilevato che l'agopuntura esercitata su un punto dell'orecchio corrispondente a una zona algica in cui è piantato un ago, provoca a questo livello:

— inversione di polarità come abbiamo già visto sopra e la comparsa di una carica a livelli nettamente superiori a quelli che si registrano stimolando i punti di agopuntura.

ELETTROAGOPUNTURA - ELETTROANALGESIA

Da tempo è nota l'azione analgesica dell'elettricità ed attraverso i secoli numerosissime sono le notizie riguardanti questa tecnica.

Già nell'antica Roma (I-II secolo a.C.) venivano usate delle "piscine elettroterapeutiche", dove erano allevati pesci torpedine che avevano la caratteristica di produrre elettricità. I malati venivano messi in contatto con questi pesci, che mediante scariche elettriche avevano una azione terapeutica in varie affezioni.

Vorrei ricordare come Salandiere (nel 1825) in Francia scrisse il primo testo sull'Elettroagopuntura, dove l'elettricità veniva associata per la prima volta all'agopuntura per potenziarne l'azione.

Nel 1892 i laboratori della Thomas Edison Company misero a punto un apparecchio, creato apposta per l'analgesia chirurgica, col· quale furono condotti a termine numerosi interventi.
Recentemente Limoges (1965) a Parigi mette a punto una particolare forma di elettroanalgesia con la quale vengono eseguiti interventi urologici anche di 6-7 ore.

Ricerche condotte nei principali laboratori di fisiologia e neurofisiologia (Fox, Melzack, Chang, Tsusimoto e coll., Roccia e coll., Gomirato, Procacci, Anderson, Kerr, Heller, Omura) mettono in luce sperimentalmente e clinicamente come la stimolazione elettrica di fibre nervose mielinizzate ed amieliniche interferiscono sulla conduzione del dolore, inibendo il passaggio degli stimoli nocicettivi a vari livelli, spinale, reticolare, talamico, mettendo in moto particolari filtri.

Abbiamo visto come l'agopuntura dal punto di vista elettrofisiologico provochi una variazione del campo elettrico con una polarizzazione o depolarizzazione della zona interessata a seconda delle tecniche di stimolazione dell'ago.

Possiamo dire in definitiva che l'agopuntura già di per sè sola agisce in campo analgesico con una stimolazione elettroionica di fibre nervose periferiche. Non si tratterebbe quindi che di una forma di elettroanalgesia, senza apporto di elettricità esterna, ma sfruttando l'energia elettrica propria del corpo umano.

Depolarizzazione o Polarizzazione corrispondono praticamente all'antica "tonificazione e dispersione" dell'energia che gli antichi cinesi chiamavano "vitale" e che da un punto di vista moderno chiamiamo "elettrica".

In questo contesto che potremmo chiamare "elettrico", si inserisce la moderna elettroagopuntura, termine che non tutti gli scienziati d'oggi vogliono sentire, preferendo la voce elettroanal-gesia, dimenticandosi che sulla base delle ultime ricerche elettro-fisiologiche, l'elettroagopuntura ha una storia ormai di più di 4000 anni e diritto quindi di esistenza.

Oggi col termine di elettroagopuntura si intende la stimolazione elettrica degli aghi infissi in punti di agopuntura a differenza dell'e-lettroanalgesia che stimola punti indifferenti del corpo umano. *Premessa la validità terapeutica dell'elettroanalgesia, si è però notato non solo clinicamente ma anche sperimentalmente come la stimolazione elettrica dei punti di Agopuntura cinese abbia una azione analgesica ben superiore ad una stimolazione indifferente. L'elettroanalgesia, di uso più facile, consiste nell'applicazione di placche metalliche collegate a particolari stimolatori elettrici ed appoggiate in genere direttamente sui punti dolenti o nelle imme-diate vicinanze.*

Mentre nell'elettroanalgesia è necessaria una corrente più ele-vata, nell'elettroagopuntura una bassissima tensione sarà suffi-ciente per stimolare i punti interessati.

In Agopuntura si è visto che l'uso degli stimolatori elettrici, pre-senta numerosi vantaggi che fanno sì che in molti casi il loro uso sia da preferire. Per quanto riguarda l'analgesia per agopuntura, benchè quest'ultima sia valida di per sè sola, con l'uso di stimola-tori elettrici, questa azione è più incisiva, specie sul dolore provo-cato, come ad esempio nel dolore chirurgico.

Vantaggio non meno importante, è dato dal fatto che con uno stimolatore elettrico possono venire stimolati più aghi contempo-raneamente che richiederebbero più persone addette a questo scopo, specie in analgesia chirurgica, dove frequentemente ven-gono usati molti aghi.

Con l'uso dell'elettrostimolatore inoltre non è richiesta una pre-cisione matematica nella localizzazione del punto, come nell'ago-puntura classica; le stimolazioni elettriche infatti non si fermano al punto di infissione dell'ago, ma agiscono in un raggio abbastanza ampio.

Anche con la agopuntura terapeutica la stimolazione elettrica può trovare applicazione per particolari affezioni, specie in affe-zioni neurologiche. Ed a questo proposito, queste stimolazioni so-no particolarmente indicate nel trattamento delle paresi, dalle pa-ralisi facciali alle emiparesi da ictus centrali, ai postumi di polio-mieliti.

Tenendo conto di questi principi, delle correnti usate in elettroa-nalgesia, e degli stimolatori cinesi di elettroagopuntura, l'Istituto I-

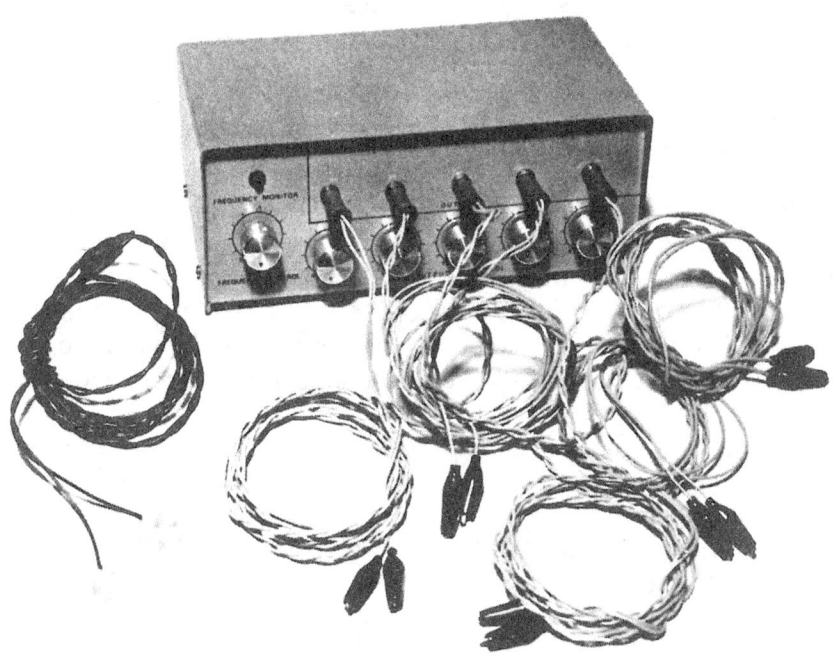

Fig. 116. — Stimolatore per elettroagopuntura ed elettroanalgesia (modello VTM Roccia).

taliano di Agopuntura ed il Centro di Terapia del Dolore di Torino hanno messo a punto uno stimolatore elettrico a pile per agopuntura ed elettroanalgesia della massima semplicità le cui caratteristiche tecniche consistono nell'emissione di una corrente alternata ad onda quadra variabile mediante un potenziometro. L'amperaggio varia da 0 a 5 mAmp. a seconda della distanza degli elettrodi (Aghi). La frequenza è variabile da 0,75 a 80 Hez. *).

La validità di questo stimolatore è stata ormai sperimentata in oltre 500 interventi chirurgici portati a termine con l'analgesia per agopuntura presso l'Università di Torino e da anni di esperienze positive nella terapia del dolore in genere.

L'uso dello stimolatore (fig. 116) è molto semplice, sia in Elettroanalgesia che in Agopuntura.

Bisogna avere l'avvertenza di *azzerare i potenziometri (fig. 116 - 1, 2, 3, 4, 5) prima di iniziare il trattamento*. Acceso lo stimolatore mediante il variatore di frequenza, questa sarà prestabilita se-

---

*) Lo stimolatore è prodotto dalla V.T.M. Italia Spa di Torino.

condo alcuni principi generali. In genere nel trattamento del dolore acuto si impiegano alte frequenze, superiori ai 30 Hz.e che possono arrivare a 70-80 Hz. Nel trattamento delle algie croniche, sorde, continue, si adoperano frequenze dai 20 ai 40 Hz. Nel trattamento di affezioni neurologiche, periferiche e centrali (emiparesi, paralisi, epilessia), la stimolazione è contenuta in frequenze basse, da 3-4 Hz.sino a giungere a 1 Hz.in terapia psichiatrica.

Per quanto riguarda il voltaggio, questo è sempre molto soggettivo e dipende dalla distanza alla quale sono posti gli aghi collegati tra di loro. In genere è il paziente stesso che decide il limite di sopportabilità personale, limite che (per assuefazione) varia dopo pochi minuti e per questa ragione ogni qualche minuto viene innalzato.

L'analgesia chirurgica con elettroagopuntura non fa parte di questa trattazione e rimandiamo a testi specializzati. (L'azione analgesica dell'agopuntura in chirurgia - Roccia - Giornale Acc. Med. di Torino, Gennaio 1973) - (L'analgesie par Acupuncture - Niboyet, Ed. Maisonneuve, Dic. 1973).

Benchè in questo testo abbia cercato di semplificare al massimo l'agopuntura, vorrei premettere che, in questa, come in ogni altra forma terapeutica, *una buona diagnosi è alla base di una buona terapia.*

È qui che entra in gioco la preparazione medica individuale che determina o meno il successo delle cure.

È indispensabile quindi studiare il paziente nel suo insieme, senza fermarsi al sintomo e cercare di indagare sulla causa della malattia o del sintomo.

Per fare un esempio classico: il paziente che si reca dal sanitario dichiarando di essere affetto da *"mal di testa"* può avere un tumore al cervello, non potrà essere curato dall'agopuntura, che in questo caso potrebbe essere dannosa, togliendo il dolore e nascondendo un sintomo che con opportune indagini avrebbe portato ad una diagnosi precoce del male.

Il nostro paziente però può essere affetto da una artrosi cervicale, da una sinusite frontale o mascellare, da una otite, da una rinite, da un glaucoma, da una artrite temporo-mandibolare, da un dente incluso, da una insufficienza epatica o gastrica, etc. Queste varie cause all'origine del "mal di testa" spiegano il perchè delle decine di punti indicati nei testi classici per la terapia delle cefalee in genere.

Non potremo però avere dei risultati brillanti ed immediati, senza prima porre una diagnosi esatta ed intervenire sull'affezione causa della cefalea. Di qui *la necessità che l'agopuntura sia praticata da un medico con una terapia agopunturale indirizzata nel senso giusto* e non accada che un praticone qualsiasi tenti la terapia, provando tutti i punti indicati sottoponendo il paziente ad un vero e proprio calvario, il più delle volte senza successo.

Tenendo presente questo principio, il medico può avvalersi di questo prontuario terapeutico molto ridotto, nel quale sono elencati punti standard delle malattie più comuni, trattabili ambulatorialmente. *Ho evitato appositamente le malattie dove l'agopuntura non dà certezza di risultati positivi e le malattie che a mio avviso debbono essere trattate da personale specializzato ed in ambiente ospedaliero.*

Per evitare confusione ed incertezza con l'elenco di troppi punti, ho indicato soltanto quelli di provata efficacia, che possono essere usati praticamente in ogni caso ed in ogni seduta.

La tecnica da noi consigliata è la semplice infissione dell'ago, secondo le modalità precedentemente descritte nell'esposizione dei singoli punti. Per una riflessoterapia semplice e pratica si consiglia, come nella Repubblica Popolare Cinese, l'uso di semplici aghi di acciaio inossidabile. In un capitolo a parte è spiegato l'uso degli stimolatori elettrici.

I punti segnalati nel prontuario terapeutico e non descritti nei punti illustrati, possono essere facilmente reperiti controllando l'atlante finale. Oltre ai punti di agopuntura indicati, nella terapia corrente possono venire associati i punti dell'auricoloterapia, descritti nel capitolo a pag 153 e le zone di dermalgie riflesse di Jarricot, queste per quanto riguarda soprattutto le affezioni viscerali.

Nelle algie osteo-articolari e muscolari, in genere, vengono sempre usati, in ogni caso, punti locali appartenenti ai meridiani delle zone interessate.

Si useranno per le:

Rachialgie: punti locali intervertebrali del meridiano di Tou-Mo e di vescica più, in particolare per le:

— *cervicali:* 3 I.T., 4 G.I., 3 C.
— *toraciche:* 11 G.I., 14 G.I., 2 P.
— *lombo-sacrali:* 53 V., 62 V., 4 T.R., 10 T.R.

Arti superiori ed inferiori: punti locali dei meridiani propri degli arti, nelle zone interessate dalle algie, in particolare per:

— *spalla:* 4 G.I., 11 G.I., 21 V.B., 10 I.T.;
— *gomito:* 11 G.I., 12 G.I.;
— *mano:* 4 G.I., 3 I.T., Pa-Hsieh;
— *anca:* 9 M.P., 30 V.B., 34 V.B., 61 V., 64 V.;
— *ginocchio:* 4 G.I., 9 M.P., 34 S., 35 S., 6 F., 8 F., 53 V.;
— *caviglia:* 59 V., 41 S., 6 R., 5 M.P.;
— *piedi:* 2 F., 3F., 1 R., 41 S., Pa-Fung.

Algie facciali (trigeminali). Punti locali:

— 1ª branca del V: 10 V.B., 1 S., 19 I.T., 4 G.I.;
— 2ª branca del V: 1 V.B., 18 T.R., 2 S., 36 S., 19 I.T., 20 G.I., 4 G.I.;
— 3ª branca del V: 4 G.I., 1 G.I., 3 V.B., 19 I.T., 7 S., 3 S.

Cefalee: punti generali:

— *frontale:* 10 V.B., 2 V., 13 F., 4 G.I.;
— *occhi:* 1 V., 1 V.B., 10 V.B., 20 V.B., 4 G.I.;
— *occipitale:* 10 V., 20 V.B., 3 I.T., 4 G.I.
— *congestizia:* 1 S., 10 V.B., 3 T.R., 64 V.

APPARATO DIGERENTE

Vengono qui elencati alcuni punti generali per affezioni specifiche degli organi interessati. Voglio però ricordare come l'apparato digerente sia il più sensibile agli stress, rientri tra gli obiettivi della cosiddetta "psicoterapia per agopuntura" con particolari tecniche che sarebbe troppo lungo elencare, e con la riflessoterapia di Jarricot.

Esofago:

- *esofagiti, spasmi del cardias:* 21 R., 22 R., 16 J.M., 17 J.M.
- *spasmi esofagei* (bolo-isterico), *disfagie:* 16 J.M., 17 J.M., 21 J.M., 22 J.M., 25 R., 26 R.

Stomaco:

- *gastrite, ulcera:* 25 S., 36 S., 10 J.M., 12 J.M., 16 V.
- *vomito:* 12 J.M., 13 J.M., 2 F., 3 F., 14 V., 36 S.
- *singhiozzo:* 2 P., 5 P., 3 R., 5 R., 9 G.I., 12 J.M., 17 J.M.

Cistifellea:

- *atonia, discinesia:* 8 T.M., 9 T.M., 43 V.B., 19 V., 10 J.M.

Fegato:

- *insufficienza epatica:* 2 F., 3 F., 8 F., 6 M.P., 18 V., 19 V.

Colon:

- *colite spastica:* 15 R., 16 R., 3 J.M.;
- *colite atonica:* 36 S., 8 F., 4 G.I., 10 G.I., 11 G.I.;
- *diarrea:* 4 G.I., 25 S., 36 S., 8 J.M., 3 J.M.;
- *stipsi:* 15 R., 16 R., 34 V.B., 38 V.B., 7 R., 11 G.I., 36 S., 3 J.M., 6 J.M.;
- *emorroidi:* 1 T.M., 2 T.M., 35 V., 5 M.P., 7 R.

APPARATO GENITALE

Amenorrea: 4 R., 5 R., 6 M.P., 67 V., 1 J.M., 3 J.M., 4 J.M., 6 J.M.

Dismenorrea: 6 M.P., 2 F., 4 F., 5 F., 4 R., 5 R.

Frigidità: 1 J.M., 5 J.M., 6 M.P.

Annessite: 6 M.P., 11 M.P., 8 F.

Vaginiti:
- *vaginismo:* 6 M.P., 11 M.P., 33 S., 5 R., 1 J.M.;
- *prurito:* 2 R., 6 M.P.;
- *dolori:* 60 V., 6 M.P., 11 M.P.;
- *leucorrea:* 5 F., 6 M.P., 33 V.

Mastodinie: 6 M.P., 4 R., 5 R., 5 F.

Caldane in menopausa: 7 J.M., 62 V., 6 M.P.

Impotenza maschile:
- *erigendi:* 3 J.M., 4 J.M., 6 J.M., 1 T.M., 36 S., 8 F., 27 V., 28 V., 29 V., 30 V., 31 V., 32 V., 33 V., 34 V.;
- *eiaculatio precox:* 8 F., 6 M.P.

APPARATO SENSORIALE

Occhi:
- *punti generali:* 1 V., 1 V.B., 10 V.B., 20 V.B., 1 S.;
- *congiuntivite:* 4 S., 4 G.I., 2 T.R.;
- *miopia:* 36 S., 5 R., 2 I.T.

Orecchie:
- *punti generali:* 17 T.R., 23 T.R., 2 V.B., 18 I.T., 19 I.T., 4 G.I., 2 S.

APPARATO RESPIRATORIO

Naso:

- *punti generali:* 1 V., 20 G.I., 4 G.I., 22 T.M.;
- *riniti:* 4 G.I., 12 J.M., 22 T.M., 20 G.I., 18 I.T.;
- *sinusiti:* 4 G.I., 11 G.I., 20 G.I, 1 V., 22 T.M., 64 V., 36 S., 2 V., 10 V.B., 18 I.T., 2 S.

Faringe-Laringe-Tonsille:

- *punti generali:* 4 G.I., 5 G.I., 11 G.I., 18 G.I., 1 P., 7 P., 22 J.M., 36 S., 1 I.T., 8 S.

Trachea: 4 G.I., 21 J.M., 18 G.I.

Bronchi-Polmoni:

- *bronchite:* 4 G.I., 11 G.I., 7 P., 12 J.M., 17 J.M., 21 J.M., 36 S., 23 R., 25 R.;
- *asma:* 7 P., 13 V., 12 J.M., 17 J.M., 29 J.M.;
- *dispnea:* 8 P., 17 J.M., 21 J.M., 22 J.M., 36 S., 4 G.I.;
- *tosse:* 18 G.I., 1 P., 2 P., 14 J.M., 22 J.M., 23 R.

APPARATO URO-POIETICO

Rene:

- *punti generali:* 21 V., 22 V., 23 V., 1 R., 2 R., 13 R., 4 J.M.;
- *coliche:* 24 V., 26 V., 60 V., 3 R., 6 M.P.;
- *oliguria:* 1 V., 67 V., 4 J.M., 5 J.M., 6 J.M., 63 V.

Vescica:

- *cistiti:* 3 J.M., 4 J.M., 6 J.M., 6 M.P.;
- *incontinenza:* 67 V., 4 J.M., 6 J.M., 36 S.;
- *enuresi:* 4 J.M., 6 J.M., 6 M.P., 62 V.

Prostata:

- *punti generali:* 3 J.M., 4 J.M., 5 J.M., 6 M.P., 9 M.P., 62 V.

APPARATO VASCOLARE

Arterie:

- *ipertensione:* 6 R.P., 4 G.I., 11 G.I., 10 T.R., 60 V. 67 V.;
- *ipotensione:* 36 S., 12 J.M., 25 T.M.;
- *arterite (arti inferiori):* 21 V., 22 V., 23 V., 24 V., 36 S., 6 M.P.;
- *arteriosclerosi (cerebrale)* 10 V., 12 V.B., 20 V.B., 4 G.I.

Cuore:

- *aritmie:* 5 C., 10 T.R., 10 V., 4 G.I., 3 I.T., 20 S., 6 V.S., 7 V.S.;
- *tachicardia:* 5 V.S., 6 V.S., 7 V.S., 5 C., 6 C., 7 C., 15 V.;
- *precordialgie:* 2 F., 4 F., 14 V., 16 V., 5 R.;
- *angina:* 23 R., 24 R., 14 J.M., 17 V., 6 M.P.

Vene:

- *varici:* 3 F., 32 S., 6 M.P.;
- *vene varicose:* 3 F., 6 P. + punti attorno all'ulcera.

Astenia: 36 S., 12 J.M., 25 T.M.

MALATTIE NEUROPSICHIATRICHE

Paralisi-emiplegie: per il trattamento di queste affezioni di origine centrale o periferica, l'agopuntura trova ottima indicazione, specie associata alla stimolazione elettrica ed alla fisioterapia.
Esistono numerose pubblicazioni in merito.
Vedere il capitolo "L'agopuntura cranio-cerebrale".

Epilessia: 63 V., 3 C., 8 I.T., 11 V.B., 24 J.M., 11 T.M.

Convulsioni: 4 I.T., 11 G.I., 63 V., 64 V., 19 T.R., 11 P.

Insonnia: 6 V.S., 30 V., 62 V., 36 S.

Polmoni (P.) (fig. 37)

1) **Tchong-Fou.** Sull'estremità della 2ª costola, sul suo bordo superiore, nel 1° spazio intercostale, quasi sulla verticale della piega dell'ascella, un pò nell'interno dell'interstizio tenendo il braccio contro il corpo. (Punto di entrata nel meridiano).

2) **Iunn-Menn.** Sotto la clavicola all'altezza dell'estremità interna dell'acromion, nello spazio clavicola-1ª costola sulla stessa verticale e al di sopra del 1 P.

3) **Tienn-Fou.** Sulla parte antero-interna del braccio, in mezzo a questo lato a circa 2 cm. al di sotto della piega dell'ascella. Il punto si trova all'altezza di una orizzontale condotta dalla punta del 5° deltoideo, al livello orizzontale della 6ª costa, tenendo il braccio contro il corpo.

4) **Sie-Po.** Poco sotto il 3 P. e a 3 cm. circa dirigendosi nell'interno, poi verso il tronco, contro il bordo interno del bicipite.

5) **Tche-Tsre.** Al livello della piega del gomito, all'esterno del tendine del bicipite. Il 3 V.S. si trova simmetrico all'altro lato del tendine. (Punto di dispersione del meridiano).

6) **Hong-Tsoe.** A 10 cm. circa sotto la piega del gomito, al centro della parte anteriore dell'avambraccio, contro il bordo interno del radio.

7) **Lie-Tsiue.** A 3 cm. circa al di sopra della piega del polso, a 1 cm. e ½ al di sopra della stiloide radiale. (Punto LO e di uscita del meridiano).

8) **Tsing-Tsiue.** A livello della stiloide radiale sul lato interno del radio.

9) **Trae-Iuann.** Nella parte anteriore del polso sulla piega di flessione, al di sopra della radiale, nella cavità all'unione del radio scafoide e trapezio. (Punto di tonificazione del meridiano).

10) **Iu-Tsri.** Al bordo esterno del pollice, contro la base della falange, proprio sotto all'articolazione metacarpo-falangea.

11) **Chao-Chang.** A 2 mm. all'indietro dell'angolo ungueale esterno del pollice, lato radiale.

1) **Tienn-Tchre.** Parte antero-esterna del torace, in avanti, sull'orizzontale del capezzolo, a 3 cm. circa da quest'ultimo, sotto la 4ª costola, sul bordo superiore della 5ª costola. (Punto di entrata del meridiano).

2) **Tienn-Ts'Iuann.** Tracciando un'orizzontale all'altezza dell'1 V.S., il punto si trova al di sopra di questa linea, sulla parte antero-interna del braccio, sul bicipite, con il braccio contro il corpo, a 1 cm. e ½ circa all'infuori della piega di congiunzione.

3) **Tsiu-Tsre.** Sulla piega del gomito, contro il bordo interno del tendine del bicipite. Il 5 P. si trova simmetrico dall'altra parte del tendine.

4) **Tsri-Menn.** Sul tendine del grande palmare, tra il radio e il cubito, un pò all'interno della metà distanza, piega del gomito-piega del polso.

5) **Tienn-Che.** A 5 cm. circa al di sotto del 4 V.S., sulla stessa linea a circa i ¾ superiori della distanza piega del gomito-piega del polso.

6) **Nei-Koan.** Sulla stessa linea dei 4 e 5 V.S., tra i tendini dei due palmari, a circa 5 cm. al di sopra della piega del polso. (Punto LO del meridiano).

7) **Ta-Ling.** Sul centro della piega del polso; se ci sono più pieghe, prendere la piega più vicina al palmo della mano, nell'interno del piccolo palmare. (Punto di dispersione del meridiano).

8) **Lao-Hong.** Sul palmo della mano, tra il 3° e 4° metacarpo, contro il bordo interno del 3°; piegare il medio, il punto si trova alla sua estremità.

8 bis) Punto di Niboyet, lungo il 3° metacarpo, all'articolazione metacarpo-falangea, dalla parte del 2° metacarpo.

9) **Tchong-Tchrong.** Parte dorsale del medio, 2 mm. all'indietro dell'angolo ungueale, lato dell'indice. Punto di tonificazione del meridiano.
Negli ultimi testi cinesi il punto è indicato in mezzo alla punta del dito medio.

1) **Tsre-Tsiuann.** Il braccio lungo il corpo, un pò nell'interno del-l'asse della piega dell'ascella, tra la 2ª e 3ª costola sul bordo superiore della 3ª costola, sul piccolo pettorale (muscolo).

2) **Tsring-Ling.** Lato interno del braccio, lungo il bicipite, sul bordo interno, vicino all'omero, a metà distanza piega ascellare-piega del gomito.

3) **Chao-Rae.** Alla piega del gomito, a un cm. nell'interno dell'e-pitrocleo.

4) **Ling-Tao.** Sulla parte antero-interna, sull'arteria cubitale, a 1½ cm. circa al di sopra dello stiloideo cubitale.

5) **Trong-Li.** Sulla stessa linea del 4 C. all'altezza dello stiloide cubitale della parte interna del cubito. (Punto LO del meri-diano).

6) **Inn-Tsri.** Sulla stessa linea del 4 e 5 C., al di sotto dello stiloi-de cubitale, a 1 cm. circa, al di sotto del 5 C. Questo punto è a ugual distanza da una parte dal 5 C., dall'altra dal 7 C.

7) **Chen-Men.** Sul bordo esterno del pisiforme, nella depressio-ne, laddove si sente battere l'arteria palmare, sulla linea del 5 C. (Punto di dispersione e di inizio del meridiano).

8) **Chao-Fou.** Nell'angolo formato dai 4° e 5° metacarpali, un pò al di sopra della linea del sentimento del palmo della mano.

9) **Chao-Tchrong.** 2 mm. dall'angolo ungueale esterno del dito piccolo, sulla parte dorsale della falangetta, simmetrico al 1 I.T., ma leggermente più in basso. (Punto di tonificazione e di uscita del meridiano).

1) **Chang-Yang.** A 2 mm. dietro l'angolo ungueale esterno dell'indice.

2) **El-Tsienn.** Lato esterno dell'indice. Un pò in avanti all'articolazione metacarpo-falangea. (Primo punto di dispersione del meridiano).

3) **Sann-Tsienn.** Sotto la testa del 2° metacarpo, subito sotto l'articolazione metacarpo-falangea. (Secondo punto di dispersione del meridiano).

4) **Ro-Kou.** Nell'angolo tra il 1° e il 2° metacarpo, lungo il secondo all'altezza del 3 Triplo Riscaldatore. (Punto d'inizio e di ingresso del meridiano).

5) **Yang-Tsri.** Nel fondo della tabacchiera anatomica, vicino allo scafoide contro lo stiloide del radio.

6) **Pienn-Li.** Sul bordo esterno e leggermente posteriore del radio, nel punto di giunzione ⅓ medio ⅓ inferiore della linea epicondilo-polso. (Punto LO del meridiano).

7) **Oenn-Leou.** Leggermente posteriore alla linea precitata, un pò al di fuori dal bordo esterno del radio, a 7 cm. circa al di sopra del 6 G.I.

8) **Sia-Lenn.** Sulla stessa linea, a 3 cm. circa al di sotto del 9 G.I.

9) **Chang-Lienn.** Sulla linea epicondilo-estremità esterna della piega del polso, a 1 cm. al di sotto del 10 G.I.

10) **Sann-Li.** (del braccio) Sul bordo supero-esterno del radio a 7-8 cm. circa al di sotto dell'epicondilo. Punto molto sensibile alla pressione profonda.

11) **Tsiu-Tchre.** Il gomito in flessione massima, il punto si trova all'estremità esterna della piega. (Punto di tonificazione del meridiano).

12) **Tcheou-Tsiao.** Contro il bordo esterno dell'omero a 1 cm. circa al di sopra della punta dell'olecrano a circa 3 cm. al di sopra di 11 G.I.

13) **Ou-Li.** Sulla stessa linea del 12 G.I. contro il bordo esterno dell'omero, al di sopra della piega del gomito.

14) **Pi-Nao.** Contro il bordo esterno dell'omero, al di sopra dell'inizio dell'ascella, sotto la testa omerale, lato interno.

15) **Tsien-Yu.** Sulla spalla, parte antero-esterna, nel cavo formatosi stendendo il braccio, tra l'attaccatura e la gran tuberosità omerale.

16) **Tsiu-Kou.** Sulla spalla, sull'articolazione nella cavità formata dalla riunione acromio-clavicola, sul trapezio.

17) **Tienn-Ting.** Nella parte laterale del collo, sul bordo posteriore dello sterno-cleido-mastoideo, al di sopra della clavicola, all'altezza del centro della cartilagine tiroidea, parte inferiore del pomo d'Adamo.

18) **Fou-Trou.** Lato antero-laterale del collo, sul bordo antero-superiore dello sterno-cleido-mastoideo, a circa 2 cm. al di sopra e un pò spostato verso il 17 G.I. su di una orizzontale che passa per il bordo superiore della laringe, al di sotto e dietro l'angolo del mascellare inferiore.

19) **Ro-Tsiao.** Sul labbro superiore, un pò al di sopra della mucosa, sulla verticale abbassata dell'ala del naso.

20) **Yng-Siang.** A 10 mm. dall'ala del naso, nella piega naso-labiale, un pò spostato verso l'esterno in rapporto al 19 G.I. (Punto di uscita del meridiano).

1) **Chao-Tsre.** A 2 mm. dietro l'angolo ungueale, lato libero del mignolo, simmetrico a 9 Cuore, ma leggermente più alto. (Punto di entrata del meridiano).

2) **Tsienn-Kou.** Lato libero del mignolo, sotto la base della falange, al di sopra dell'articolazione metacarpo-falangea.

3) **Reou-Tsri.** Sul bordo cubitale della mano chiusa, nella depressione un pò all'indietro della testa del 5° metacarpo. (Punto di tonificazione del meridiano).

4) **Oann-Kou.** Sul bordo cubitale della mano, tra la base del 5° metacarpo e l'osso uncinato, nella depressione sotto l'articolazione. (Punto di inizio del meridiano).

5) **Iang-Kou.** Sul bordo interno della piega posteriore del polso, sotto lo stiloide del cubito, dove l'osso si incurva.

6) **Iang-Lao.** Sul bordo interno dell'avambraccio, un pò all'indietro dell'estremità inferiore del cubito. Lo stiloide lo divide dal 5 I.T.

7) **Tche-Tcheng.** Sulla parte posteriore dell'avambraccio, sul bordo posteriore del cubito, lato radiale. (Punto LO del meridiano).

8) **Sia-Rae.** Parte postero-interna del gomito, nel solco cubitale. (Punto di dispersione del meridiano).

9) **Tienn-Tchenn.** Parte posteriore della spalla, il braccio incollato al corpo, a 3 cm. circa al di sopra della punta della piega dell'ascella, proprio in mezzo al bordo inferiore del deltoide, all'altezza dell'incrocio del deltoide con il grande rotondo e il piccolo rotondo.

10) **Nao-Iu.** Sulla schiena, nello spazio sotto-spinoso, sotto la spina della scapola, a circa 4 cm. da questa spina e circa 6 cm. nell'interno del 9 I.T.

11) **Tienn-Tsong.** Nel centro della fossa sotto-spinosa, al di sotto e un pò all'interno dell'altezza del 10 I.T.

12) **Tchrong-Fong.** Il meridiano risale verso l'estremità interna della spina della scapola; il punto si trova proprio sotto questa spina, a 3 cm. circa nell'interno della verticale innalzata del 10 I.T.

13) **Tsiou-Iuann.** Nella fossa sopra-spinosa, proprio al di sopra della spina della scapola, al di sopra del 12 I.T. La spina della scapola divide questi due punti.

14) **Tsienn-Ooe.** Sulla parte laterale del collo, sul bordo superiore del trapezio, a livello e a 3 cm. e ½ circa fuori dell'apofisi spinosa, della 1ª dorsale.

15) **Tsienn-Tchong.** Al di sopra del precedente a 3 cm. lateralmente all'apofisi spinosa della 7ª cervicale.

16) **Tienn-Tchroang.** Sul bordo posteriore del m. sterno-cleido-mastoideo, a livello del pomo d'Adamo.

17) **Tienn-Jong.** Dietro l'angolo della mandibola sul bordo anteriore del m. sterno-cleido-mastoideo.

18) **T'suiann-Tsiao.** Nel mezzo del bordo inferiore del mascellare sup., l'orecchio. (Punto di uscita del meridiano).

19) **Ting-Kong.** Davanti al trago, a livello della depressione che si forma aprendo la bocca.

1) **Hoann-Tchrong.** 2 mm. all'indietro dell'angolo ungueale interno dell'anulare. (Punto di entrata del meridiano).

2) **Jo-Menn.** Parte dorsale della mano tra il 4° e 5° dito, pugno chiuso, sotto la falange, contro il 4° dito, all'altezza del 3 I.T. sul 5° dito.

3) **Tchong-Tchou.** Parte dorsale della mano tra il 4° e 5° metacarpo, nell'angolo sotto la base del 4° metacarpo sotto all'articolazione carpo-metacarpo, simmetrico al 4 G.I. (Punto di tonificazione del meridiano).

4) **Iang-Tchre.** Sulla piega dorsale del polso, nell'interlinea tra il 4 metacarpo e l'osso uncinato.

5) **Oe-Koann.** Sulla parte dorsale dell'avambraccio ripiegato sul braccio, sulla stessa linea dei 9-8-6 T.R., a circa 5 cm. e ½ al di sotto (non dimenticare la posizione dell'avambraccio piegato di fronte) dell'ipofisi stiloide del cubito contro il bordo radiale di questo osso. (Punto LO del meridiano).

6) **Tche-Keou.** Lievemente al di sotto del 7 T.R. il punto si trova sulla linea dei 9 e 8 T.R. contro il cubito.

7) **Roe-Tsong.** Il punto si allontana dalla linea e si trova contro il radio, a circa 3 cm. al di sotto dell'8 T.R.

8) **Sann-Yang.** Sulla stessa linea del 6, contro il cubito a 3 cm. circa sotto il 9 T.R.

9) **Se-Tou.** Considerando una linea dal 4 metacarpo alla cima dell'olecrano, il punto si trova a 12 cm. circa al di sotto della piega del gomito.

10) **Tien-Tsing.** Col braccio teso, il punto si trova proprio all'estremità dell'olecrano; col braccio piegato il punto si trova a 2 cm. circa nella fossetta al di sopra della punta dell'olecrano. (Punto di dispersione del meridiano).

11) **Tsring-Leng-Yuann.** Sulla verticale del 10 T.R., a 3 cm. circa al di sopra di questo punto.

12) **Siao-Lo.** Sulla parte dorsale del braccio, un pò fuori dalla sua linea mediana, a 7 cm. circa sopra l'11 T.R.

13) **Nao-Roe.** Lato esterno del braccio, all'estremità esterna ed inferiore del deltoide, in un incavo vicino alla sua inserzione omerale, a livello della punta del deltoide.

14) **Tsien-Tsiao.** Vicino alla grossa tuberosità dell'omero, all'estremità esterna della fossa spinosa, in uno spazio che aumenta alzando il braccio.

15) **Tien-Tsiao.** Sopra la fossa spinosa, sul bordo antero-superiore del trapezio, a metà distanza dal collo alla punta della spalla.

16) **Tienn-You.** Dietro alla mastoide, sul bordo posteriore dello sterno-cleido-mastoideo, un pò al di sotto dell'orizzontale passante per l'angolo del mascellare inferiore a livello della radice dei capelli.

17) **Yi-Fong.** Dietro al lobo dell'orecchio, sul bordo anteriore della mastoide.

18) **Tchre-Mo.** Ripiegando il padiglione dell'orecchio in avanti, il punto si trova a metà altezza del padiglione auricolare, sul bordo anteriore della mastoide.

19) **Lou-Si.** Dietro all'orecchio, nella depressione che si sente verso l'alto dell'orecchio, all'indietro della spina di Henley, all'attaccatura superiore dell'orecchio.

20) **Tsio-Soun.** Sulla stessa orizzontale del 19 T.R. in avanti e leggermente al di sopra davanti alla spina di Henley.

21) **Se-Tcheou.** All'estremità esterna della sopracciglia.

22) **Ra-Tsiao.** All'unione dell'osso molare e dell'orecchio, al di sopra dello zigomatico, nel concavo aprendo la bocca.

23) **El-Menn.** Davanti all'orecchio, tra l'elice e il trago.

1) **Roe-Inn.** Sul mezzo del perineo, tra vagina e ano. (Punto di entrata del meridiano).

2) **Tsiou-Kou.** Proprio al di sopra della sinfisi pubica, sul bordo superiore, nei peli.

3) **Tchong-Si.** A 3 cm. circa al di sopra della sinfisi pubica.

4) **Koan-Yuan.** Leggermente al di sotto della mezza distanza ombelico-pube.

5) **Che-Menn.** A circa 6 cm. sotto l'ombelico.

6) **Tsri-Rae.** Al quarto sup. della distanza ombelico-pube.

7) **Inn-Tsiao.** A circa 1 cm. e ½ sotto l'ombelico.

8) **Chenn-Koan.** Al centro dell'ombelico.

9) **Choe-Fenn.** A 3 cm. circa al di sopra dell'ombelico.

10) **Sia-Koan.** A 3 cm e ½ circa al di sopra dell'ombelico.

11) **Tsienn-Li.** A 8 cm. circa al di sopra dell'ombelico.

12) **Tchong-Koan.** In mezzo alla distanza estremità inferiore dello sterno-ombelico. Non tener conto dell'appendice xifoide.

13) **Chang-Koan.** A 7 cm. sotto la punta dell'appendice xifoide.

14) **Tsiu-Koan.** A 7 cm. circa sotto l'estremità inferiore dello sterno, a 4 cm. sotto la punta dell'appendice xifoide.

15) **Tsiou-Oe.** In punta all'appendice xifoide a 3 cm. circa sotto l'estremità inferiore dello sterno.

16) **Tchong-Ting.** Sulla stessa verticale, al di sopra dell'interlinea sterno-xifoidea, nella fossetta.

17) **Tran-Tchong.** Sulla stessa verticale tra la 4ª e la 5ª costola, in un incavo, a livello dell'orizzontale mammellare.

18) **Iu-Trang.** Sulla stessa verticale, tra la 3ª e la 4ª costola.

19) **Tske-Kong.** Sulla stessa, tra la 2ª e la 3ª costola.

20) **Roa-Kae.** Nel mezzo dello sterno tra la 1ª e la 2ª costola.

21) **Siuann-Tsi.** Sulla forchetta sternale, sul bordo dello sterno, sotto la laringe, nella sua linea mediana.

22) **Tienn-Trou.** A 1 cm. e ½ circa dal bordo superiore dello sterno, al di sopra di questo bordo, a livello della parte superiore della trachea.

23) **Lienn-Tsiuann.** Sul bordo superiore della laringe, proprio al di sotto e al fondo del mascellare inferiore, sulla cartilagine tiroidea.

24) **Tchreng-Tsiang.** Sul mento, in una cavità, all'inizio del labbro inferiore. (Punto di uscita del meridiano).

1) **Tchrong-Siang.** Sotto l'estremità inferiore della punta del coccige. (Punto di entrata del meridiano).

2) **Iao-Iu.** Al di sotto della 4ª sacrale, al livello dell'articolazione sacro-coccigea.

3) **Iang-Koan.** Tra le apofisi spinose della 4ª e 5ª lombare, sotto la 4ª.

4) **Ming-Men.** Tra le apofisi spinose della 2ª e 3ª lombari, sotto la 2ª.

5) **Siuann-Tchrou.** Tra le apofisi spinose delle 1ª e 2ª lombare, sotto la 1ª.

6) **Tsi-Tchrong.** Tra le apofisi spinose delle 11ª e 12ª dorsale, sotto la 11ª.

7) **Tsin-Chou.** Tra le apofisi spinose delle 9ª e 10ª dorsali, sotto la 9ª.

8) **Tchè-Iang.** Tra le apofisi spinose delle 7ª e 8ª dorsale, sotto la 7ª.

9) **Ling-Traè.** Tra le apofisi spinose delle 6ª e 7ª dorsali, sotto la 6ª.

10) **Chenn-Tao.** Tra le apofisi spinose delle 5ª e 6ª dorsali, sotto la 5ª.

11) **Chenn-Tchou.** Tra le apofisi spinose delle 3ª e 4ª dorsali, sotto la 3ª.

12) **Trae-Tao.** Sotto la 1ª dorsale.

13) **Paè-Lao.** Tra la 1ª dorsale e la 7ª cervicale.

14) **Ia-Menn.** Tra le 2ª e 3ª cervicali.

15) **Fong-Fou.** Tra l'asse (epistrofeo) e l'atlante.

16) **Nao-Rou.** In mezzo al bordo inferiore dell'occipite, sotto la protuberanza esterna, nell'interstizio "Occipitale-1ª cervicale".

17) **Tsiang-Tsienn.** In mezzo alla linea curva superiore dell'occipitale, nella depressione che si sente al di sopra della protuberanza.

18) **Reou-Ting.** Nella depressione che si sente al di sopra del vertice dell'angolo parieto-occipitale sulla curva orizzontale

passando a 1 cm. e ½ circa al di sopra del punto più alto del padiglione dell'orecchio.

19) **Paè-Roe.** Sul lambda al ciuffo dei capelli.

20) **Tsienn-Ting.** A 6 cm. circa prima del 19 Tou-Mo, in una piccola depressione che si sente leggermente dietro al vertice della testa.

21) **Tchrong-Roe.** Sul bregma, alla giuntura fronto-parietale sulla linea mediana posteriore.

22) **Chang-Sing.** A 2 cm. circa al di sopra della tangente superiore alle bozze frontali, sulla linea mediana anteriore.

23) **Chenn-Ting.** All'incrocio della linea mediana anteriore, con l'orizzontale tangenziale superiore alle bozze frontali.

23 bis) **Inn-Trang.** Tra le due sopracciglie, al di sopra dell'angolo del naso.

24) **Sou-Tsiao.** Alla punta del naso.

25) **Choe-Keou.** Nell'incavo, sotto il naso, proprio sotto la columella.

26) **Toe-Toann.** Sul labbro superiore, al limite della mucosa.

27) **Inn-Tsiao.** Sollevare il labbro, sulla gengiva superiore, nel concavo, tra le radici dei due incisivi mediani. (Punto di nascita del meridiano).

319

1) **Ta-Tun.** A 2 mm. dietro all'angolo ungueale dell'alluce, lato del 2° dito. (Punto di entrata del meridiano).

2) **Sing-Tsienn.** Nell'angolo tra 1° e 2°dito, contro la base della falange dell'alluce. (Punto di dispersione del meridiano).

3) **Trae-Tchrong.** Chiamato Ro-Kou di piede; all'unione dei 1° e 2° metatarsi, nell'angolo, sotto la base del 2° metatarso. (Punto di inizio del meridiano).

4) **Tchong-Fong.** In mezzo all'articolazione scafoide-astragalo, sulla parte dorsale del piede, medialmente all'estensore dell'alluce.

5) **Li-Keou.** Nel mezzo della parte antero-interna della tibia, in una piccola cupola, all'unione dei ¾ superiore con il ¼ inferiore della gamba, sulla verticale abbassata del 6 F. a circa 6 cm. sotto questo punto. (Punto LO del meridiano).

6) **Tchong-Fou.** A metà distanza malleolo-interno linea articolare del ginocchio, nel mezzo della faccia antero-interna della tibia.

7) **Si-Hoann.** Sul bordo interno della tibia, nell'incavo un pò al di sotto e all'indietro dell'angolo che fa il plateau tibiale con il suo margine interno.

8) **Tsiou-Tsiuan.** All'estremità anteriore e leggermente al di sopra della piega di flessione interna del ginocchio, contro la tuberostià interna della tibia, sul bordo posteriore del condilo interno del femore, sulla stessa linea della piega poplitea. (Punto di tonificazione del meridiano).

9) **Inn-Pao.** Sul bordo posteriore del muscolo sartorio, a 10 cm. circa al di sopra della linea articolare del ginocchio.

10) **Ou-Li.** 5 cm. al di sopra del 9 F., sul lato interno, della coscia.

11) **Inn-Lienn.** Sulla parte antero-interna della coscia, sull'arteria femorale, contro il lato interno, alla sommità del triangolo di Scarpa, a circa 4 cm. sotto il 12 F.

12) **Iang-Che.** Parte mediana del lato antero-interno della coscia, sulla piega dell'inguine al di sotto dei gangli sull'arcata femorale.

13) **Tchang-Menn.** Sull'addome all'estremità libera dell'11ª costola.

14) **Tsri-Menn.** Sulla verticale scesa dal capezzolo, tra la 6ª e la 7ª costa, sulla stessa verticale del 16 M.P., che si trova al di sotto. (Punto di uscita del meridiano).

1) **Inn-Po.** 2 mm. dietro l'angolo ungueale interno dell'alluce, lato mediale. (Punto di entrata del meridiano).

2) **Ta-Tu.** Lato mediale dell'alluce, davanti all'articolazione metatarso-falangea, sotto la base della falange, in un incavo sul bordo interno del piede. (Punto di tonificazione del meridiano).

3) **Trae-Po.** Bordo interno del piede, sotto la base del primo metatarso davanti all'articolazione cuneiforme. (Punto di inizio del meridiano).

4) **Kong-Sun.** Lato interno del piede sotto l'interlinea articolare del 1° metatarso con il 1° cuneiforme nell'angolo articolare, nel punto più basso. (Punto LO del meridiano).

5) **Chang-Siou.** Lato interno del collo del piede, davanti al malleolo interno, all'unione dello scafoide e del 1° cuneiforme, dietro al tendine flessore dell'alluce, punto situato nel vuoto che si forma stendendo il piede. (Punto di dispersione del meridiano).

6) **Sann-Inn-Tsiao.** A circa 6 cm. al di sopra del malleolo interno in una cavità, proprio contro il bordo postero-interno della tibia, sulla verticale dei 8 e 7 M.P.

7) **Leou-Kou.** Contro il bordo interno della tibia a circa metà distanza tra il plateau tibiale e la punta malleolare interna, sulla verticale abbassata dell'8 M.P.

8) **Ti-Tsri.** In un incavo sul bordo interno della tibia, sul bordo interno del gemello interno a ¼ superiore circa della distanza tra il plateau tibiale-punta malleolare interna.

9) **Inn-Linn-Tsiuann.** Nella depressione che forma l'angolo della curva interna della tibia con la tavola tibiale.

10) **Siue-Rae.** Al di sopra del condilo interno del femore interno tenendo la rotula con la mano aperta verso l'alto col pollice verso l'interno, il punto si trova all'estremità del pollice.

11) **Tsri-Menn.** A circa 15 cm. al di sopra del 10 M.P., sulla verticale.

12) **Tchong-Menn.** Sull'addome, nel mezzo della piega inguinale, a 3 cm. circa nell'interno dell'estremità esterna dell'arcata pubica.

13) **Fou-Tche.** Sulla verticale precedente, sotto il 14 M.P., a 3 cm. circa al di sopra dell'arcata pubica.

14) **Fou-Tsie.** Tracciare una verticale dal centro della piega inguinale, tracciare un'orizzontale tangente alla cima della cresta iliaca. Leggermente all'infuori dell'incrocio di queste due linee si trova il punto.

15) **Ta-Rong.** All'incrocio della verticale mammellare con l'orizzontale dell'ombelico. Il punto si trova dunque al livello orizzontale dei 8 Jen-Mo, 16 Rene, 25 Stomaco.

16) **Fou-Ngae.** Sotto il bordo interno della 10ª costola, sulla verticale mammellare. Il punto si trova a circa 7 cm. al di sopra del livello dell'ombelico, poi all'incirca al livello orizzontale dei 12 Jen-Mo, 19 R., 21 S.

17) **Che-Teou.** Sulla verticale del 18 M.P., nel 5° spazio intercostale, al di sopra e contro la 6ª costola. Il punto si trova all'incirca al livello orizzontale dei 22 R. e 18 S.

18) **Tienn-Tsri.** Sull'orizzontale mammellare nel 4° spazio intercostale, sulla 5ª costola a 3 cm. circa fuori dal capezzolo. Il punto si trova al livello orizzontale dei 17 Jen-Mo, 23 R. e 17 S.

19) **Siong-Siang.** Sulla stessa verticale, sotto il 20 M.P., nel 3° spazio intercostale, sotto il bordo inferiore della 3ª costola a metà distanza verticale asse mammellare-asse della piega dell'ascella. Il punto si trova all'incirca al livello orizzontale dei 18 Jen-Mo, 24 R., e 16 S.

20) **Tcheou-Iong.** Circa a 3 cm. esterni alla verticale mammellare, sotto la 2ª costola all'incirca al livello orizzontale dei 19 Jen-Mo, 25 R., 15 S.

21) **Ta-Pao.** Si trova al di sotto del livello orizzontale del 17 M.P. In effetti questo punto è situato sotto il bordo della 6ª costobassata dal vuoto dell'ascella. (Punto di uscita del meridiano).

1) **Iong-Tsiuann.** Nella pianta del piede con le dita in flessione forzata, il punto si trova quasi nel centro e leggermente davanti alla piega di flessione, tra i prolungamenti delle 1ª e 2ª dita. (Punto di dispersione e di entrata del meridiano).

2) **Jenn-Kou.** Faccia mediale del piede, sotto la sporgenza, dietro allo scafoide.

3) **Trae-Tsri.** Faccia mediale del piede a 1 cm. circa dietro e al di sotto della punta del malleolo interno. (Punto di inizio del meridiano).

4) **Ta-Tchong.** Faccia mediale del piede. Dietro il malleolo interno, sulla stessa orizzontale del 6 R. linea orizzontale che si trova a 1 cm. circa sotto la punta malleolare. (Punto LO del meridiano).

5) **Choe-Tsiuann.** Faccia mediale del piede, molto all'indietro, a 1 cm. e ½ circa al di sotto del bordo superiore del calcagno; portare un'orizzontale parallela al bordo superiore del calcagno, al di sotto di questo e alla distanza precitata. Fare una verticale abbassata dalla metà distanza malleolo interno-bordo posteriore del tallone, il punto si trova all'incrocio di queste due linee.

6) **Tchao-Rao.** Faccia mediale del piede davanti ed 1 cm. sotto la punta del malleolo, il punto si trova nel solco tra il malleolo e l'astragalo.

7) **Fu-Leu.** Sulla stessa orizzontale dell'8 R., a un buon cm. e ½ all'indietro del bordo tibiale posteriore. (Punto di tonificazione del Meridiano).

8) **Tsiao-Sinn.** Contro il bordo posteriore della tibia a circa 4 cm. al di sopra del malleolo interno.

9) **Tso-Pinn.** Proprio al di sotto del polpaccio, sul bordo interno del gemello interno, a metà altezza della tibia, simmetrico, dal lato opposto del 57 V.

10) **Inn-Kou.** Piegare la gamba, il punto si trova all'estremità interna della piega di flessione del ginocchio, nella depressione al di sotto del bordo inferiore del condilo interno del femore, contro il tendine del semi-membranoso.

11) **Rong-Kou.** Sul bordo superiore dell'arcata pubica, alla giunzione ¼ interna-¾ esterna di questa arcata.

12) **Ta-Ro.** Un pò nell'interno della verticale precitata e ai 2/3 della distanza ombelico-pube.

13) **Tsri-Tsiue.** Sulla verticale del 12 R. a metà distanza ombelico-pube.

14) **Se-Mann.** Sulla verticale del 13 R. a ⅓ della distanza ombelico-pube.

15) **Tchong-Tchou.** Sulla verticale del 14 R. al quinto della distanza ombelico-pube.

16) **Roang-Iu.** All'orizzontale dell'ombelico, 3 cm. lateralmente.

17) **Chang-Siou.** Sulla verticale a 3 cm. circa al di sopra dell'orizzontale dell'ombelico.

18) **Che-Hoann.** Sulla verticale a 7 cm. circa al di sopra dell'orizzontale dell'ombelico.

19) **Inn-Tou.** A 8 cm. circa al di sopra dell'orizzontale dell'ombelico, sempre sulla verticale precitata.

20) **Trong-Kou.** A 10 cm. circa al di sopra dell'orizzontale dell'ombelico, sulla verticale precitata.

21) **Jou-Menn.** Sotto l'incrocio della verticale con l'orizzontale passante dalla punta dell'appendice xifoide.

22) **Puo-Long.** Il meridiano si allontana leggermente dal bordo sternale, il punto si trova in un vuoto nel 5° spazio intercostale, sotto la 5ª costola. (Punto di uscita del meridiano).

23) **Chenn-Fong.** A 1 cm. e ½ circa fuori dal bordo sternale, nel 4° spazio intercostale sotto la 4ª costola all'orizzontale mammellare.

24) **Ling-Siue.** Fuori del bordo sternale nel 3° spazio intercostale, sotto la 3ª costola.

25) **Chenn-Trang.** Fuori dal bordo sternale nel 2° spazio intercostale, sotto la 2ª costola.

26) **Rouo-Tchong.** Sotto la 1ª costale, nel 1° spazio intercostale, quasi all'estremità interna della 1ª costola.

27) **Yu-Fou.** Contro e sotto la clavicola, proprio al di sopra dell'estremità interna della 1ª costola.

1) **Tsing-Ming.** Al lato interno della palpebra superiore, all'angolo supero-interno, dell'orbita contro il naso. (Punto di entrata del meridiano).

2) **Tsroang-Tchou.** Al termine dell'arcata sopraccigliare, vicino al naso, alla punta interna del sopracciglio, sul canale del nervo sopraorbitale.

3) **Mei-Tchrong.** Il meridiano si sposta leggermente al di fuori, il punto si trova sopra la bozza frontale, sull'orizzontale tangenziale superiore, all'incrocio di una verticale condotta parallela alla verticale del 2 V., e a circa 1 cm. al di fuori di quest'ultima.

4) **Tsiou-Tchrae.** A 1 cm. all'indietro e al di fuori del 3 V.

5) **Ou-Tchrou.** Sulla linea condotta dal 4 V. e parallela al Tou-Mo, a 5 cm. circa al di sopra del 4 V.

6) **Tchreng-Hoann.** Sulla stessa linea, sulla sutura fronto-parietale.

7) **Trong-Tienn.** Sulla stessa linea, a 8 cm. circa al di sotto del 6 V.

8) **Lo-Tsri.** Sulla stessa linea sulla sutura occipito-parietale.

9) **Iu-Tchenn.** A circa 3 cm. fuori dalla linea mediana, leggermente al di sopra della protuberanza occipitale a circa 1 cm. e ½ al di sopra dell'orizzontale curva passante in mezzo al solco auricolare posteriore.

10) **Tien-Tciu.** Sulla stessa verticale un pò sotto all'orizzontale delle protuberanze occipitali a livello dell'atlante.

11) **Ta-Tchrou.** Sulla stessa verticale del 12 V. al di sopra di questo punto, tra la 1ª e la 2ª dorsale.

12) **Fong-Men.** A 3 cm. e ½ circa fuori della linea mediana posteriore tra la 2ª e la 3ª dorsale.

13) **Fei-Yu.** Prima catena del meridiano, parallelo al Tou-Mo, situata a circa 3 cm. e ½ fuori del Tou-Mo. Il punto si trova su questa verticale al livello dell'interlinea delle 3ª e 4ª dorsali. (Punto di assentimento dei Polmoni).

14) **Tsiue-Inn-Yu.** Sulla stessa verticale al livello dell'interlinea delle 4ª e 5ª dorsali. (Punto di assentimento del Pericardio).

15) **Sinn-Yu.** Sulla stessa verticale al livello dell'interlinea delle 5ª e 6ª dorsali. (Punto di assentimento del Cuore).

16) **Tou-Yu.** Sulla stessa verticale al livello dell'interlinea delle 6ª e 7ª dorsali.

17) **Ko-Yu.** Sulla stessa verticale, al livello dell'interlinea delle 7ª e 8ª dorsali. (Punto di assentimento del diaframma).

18) **Kan-Yu.** Sulla stessa verticale, al livello dell'interlinea delle 9ª e 10ª dorsali. (Punto di assentimento del fegato).

19) **Tann-Yu.** Sulla stessa verticale al livello dell'interlinea delle 10ª e 11ª dorsali. (Punto di assentimento della vescica biliare).

20) **Pi-Yu.** Sulla stessa verticale, al livello dell'interlinea delle 11ª e 12ª dorsali. (Punto di assentimento della Milza-Pancreas).

21) **Oe-Yu.** Sulla stessa verticale al livello dell'interlinea delle 12ª e 1ª lombare. (Punto di assentimento dello stomaco).

22) **Sann-Tsiao-Yu.** Sulla stessa verticale, al livello dell'interlinea delle 1ª e 2ª lombare. (Punto di assentimento del Triplo Riscaldatore).

23) **Shenn-Yu.** Sulla stessa verticale, al livello dell'interlinea delle 2ª e 3ª lombare. (Punto di assentimento dei Reni).

24) **Tsri-Rae-Yu.** Sulla stessa verticale, al livello dell'interlinea delle 3ª e 4ª lombari.

25) **Ta-Tchrang-Yu.** Sulla stessa verticale al livello dell'interlinea delle 4ª e 5ª lombari (Punto di assentimento del Grosso Intestino).

26) **Hoann-Iuann-Yu.** Il meridiano si allontana all'infuori della verticale; il punto si trova proprio all'angolo del sacro, vicino all'articolazione sacro-iliaca.

27) **Siao-Tchrang-Yu.** Al livello dell'orizzontale del 1° forame sacrale, sul bordo del sacro, contro l'ala. (Punto di assentimento dell'Intestino Tenue).

28) **Prang-Koan-Yu.** A livello dell'orizzontale del 2° forame sacrale, contro il bordo del sacro.

29) **Tchong-Liu-Yu.** Al livello dell'orizzontale del 3° forame sacrale, contro il bordo del sacro.

30) **Pae-Roann-Yu.** Al livello dell'orizzontale del 4° forame sacrale, sul bordo del sacro, all'angolo intero-esterno.

31) **Chang-Siao.** Nel 1° forame sacrale.

32) **Tsre-Tsiao.** Nel 2° forame sacrale.

33) **Tchong-Tsiao.** Nel 3° forame sacrale.

34) **Io-Tsiao.** Nel 4° forame sacrale.

35) **Roe-Iang.** Contro il bordo laterale del coccige, fra le 2 ultime vertebre coccigee.

36) **Fou-Fenn.** Al di sopra del 36 V., punto di partenza della 2ª catena del meridiano, a circa 4 cm. fuori dalla prima catena. Questo punto si trova sull'orizzonte dell'11 V., leggermente nell'interno del bordo supero-interno della scapola.

37) **Pro-Rou.** Quasi contro il bordo interno della scapola tra la 2ª e 3ª dorsale.

38) **Kao-Roang-Yu.** Sulla 2ª catena, al di fuori della 1ª. Il punto si trova contro il bordo interno della scapola sotto la spina di quest'osso, tra le 3ª e le 4ª dorsali.

39) **Chenn-Trang.** Il meridiano costeggia il bordo interno della scapola, a circa ½ cm. nell'interno di questo bordo. Il punto si trova tra la 5ª e 6ª dorsali.

40) **I-Si.** Quasi contro il bordo interno della scapola, tra le 6ª e 7ª dorsali.

41) **Ho-Hoann.** Allontanandosi dal bordo interno della scapola, il meridiano tende di nuovo a riavvicinarsi alla linea mediana posteriore; il punto si trova all'orizzontale di 17 V., tra la 7ª e 8ª dorsali.

42) **Rou-Menn.** Il meridiano scende adesso alla verticale di 40 V., parallela alla 1ª catena e a 4 cm. e ½ circa fuori di quest'ultima. Il punto si trova all'orizzontale di 18 V., tra le 9ª e 10ª dorsali.

43) **Iang-Hoang.** Sulla stessa verticale all'orizzontale di 19 V., tra le 10ª e 11ª dorsali.

44) **I-Che.** Sulla stessa verticale, all'orizzontale di 20 V., tra le 11ª e 12ª dorsali.

45) **Oè-Tsrang.** Sulla stessa verticale al livello del bordo inferiore dell'apofisi della 12ª dorsale.

46) **Roang-Menn.** Sulla stessa verticale, tra le 1ª e 2ª lombari.

47) **Tche-Che.** Sulla stessa verticale, tra le 2ª e 3ª lombari.

48) **Pao-Roang.** Sulla stessa verticale all'orizzontale del 2° forame sacrale, dunque a livello orizzontale dei 28 e 32 V.

49) **Tche-Pienn.** Sulla stessa verticale all'orizzontale del 3° forame sacrale, al livello orizzontale dei 29 e 33 V.

50) **Tchreng-Fou.** In mezzo alla piega glutea.

51) **Inn-Menn.** Leggermente al di sotto e nell'interno del centro della parte posteriore della coscia.

52) **Feou-Tsri.** A circa 3 cm. al di sopra della piega poplitea, nella faccia posteriore del condilo esterno del femore.

53) **Oè-long.** Sulla piega poplitea a circa 2 cm. nell'interno della sua estremità esterna.

54) **Oe-Tchong.** Nel mezzo della piega poplitea.

55) **Ro-lang.** Sulla verticale abbassata del 53 V., a circa 6 cm. al di sotto di questo punto, tra i 2 gemelli.

56) **Tchreng-Tsinn.** Al centro del polpaccio, tra i 2 gemelli.

57) **Tchrong-Chann.** All'inizio del tendine del solco, nel centro e leggermente nell'interno della verticale abbassata del 55 V., contro il bordo esterno del gemello interno.

58) **Fei-lang.** Leggermente al di sotto del livello orizzontale del 56 V., sul bordo posteriore del perone, contro il bordo interno del gemello esterno. (Punto LO del meridiano).

59) **Fou-lang.** A metà distanza tra 57 V. e il malleolo esterno, leggermente fuori del tendine del tricipite.

60) **Krun-Lun.** Tra il malleolo esterno e il tendine di Achille, leggermente al di sopra del bordo superiore del calcagno.

61) **Pro-Chen.** Contro il calcagno, a 2 cm. circa al di sotto del 59 V.

62) **Chenn-Mo.** Proprio sotto la punta del malleolo esterno tra quest'ultimo e il calcagno.

63) **Tsien-Menn.** Lato esterno del piede, nell'unione dei cuboidi, calcagno e astragalo.

64) **Tsing-Kou.** Bordo esterno del piede, sotto al tubercolo del 5° metatarso. (Punto nascente del meridiano).

65) **Chou-Kou.** Bordo esterno del piede, dietro all'articolazione metatarso-falangea, sotto la testa del 5° metatarso. (Punto di dispersione del meridiano).

66) **Trong-Kou.** Sul bordo esterno del piede, all'articolazione metatarso-falangea del 5° dito, prima dell'articolazione, sotto alla base della falange.

67) **Tche-Inn.** 2 mm. dietro l'angolo ungueale esterno del mignolo. (Punto di tonificazione e di uscita del meridiano).

1) **Trong-Tse-Tsiao.** Alla commessura dell'occhio sull'angolo dell'osso molare e un pò indietro. (Punto di entrata del meridiano).

2) **Ting-Roe.** Nel mezzo e sul davanti del lobo dell'orecchio, sul bordo posteriore del mascellare inferiore, al di sotto del suo condilo.

3) **Kro-Tchou-Yenn.** Sul davanti dell'orecchio sotto al bordo superiore dell'arcata zigomatica, verso il suo centro. Fare aprire la bocca e pungere nel buco.

4) **Rann-la.** Parte superiore della tempia, al di sotto dell'angolo dei capelli, al livello del punto di partenza della sutura fronto-parietale ascendente.

5) **Siuann-Lou.** Due cm. circa al di sotto del 4 V.B. e un cm. circa posteriormente.

6) **Siuann-Li.** 2 cm. circa al di sotto del 5 V.B.

7) **Tsiou-Ping.** Davanti all'attaccatura superiore dell'orecchio, alla radice dei capelli.

8) **Choae-Kou.** Sul lato del cranio, sulla trasversale cranica, dal punto più alto del padiglione dell'orecchio a circa 4 cm. al di sopra della spina di Henley.

9) **Penn-Chenn.** A 1 cm. e ½ circa al di sopra del limite dei capelli, su una verticale passante circa a 2 cm. e ½ dietro la coda del sopracciglio.

10) **Yang-Pao.** A circa 3 cm. sopra il sopracciglio sulla fronte sull'asse verticale pupillare, con lo sguardo diritto di fronte.

11) **Linn-Tsri.** Sulla verticale innalzata nel mezzo delle sopracciglia alla stessa orizzontale del 9 V.B.

12) **Mou-Tchroang.** Sulla verticale venendo dall'11 V.B., verticale unendo una curva parallela alla linea mediana del cranio, trovandosi il punto sulla sutura fronto-parietale.

13) **Tcheng-Ing.** A circa 3 cm. all'indietro del 12 V.B. sulla stessa curva.

14) **Tchreng-Ling.** Sulla stessa curva all'inizio della discesa dietro al cranio, 3 cm. circa dopo il 13 V.B., un pò dietro del livello del 9 V.B.

15) **Tienn-Tchrong.** Innalzare una trasversale curva tangente al bordo posteriore del padiglione dell'orecchio, e parallele alla precedente, il punto si trova a 1 cm. e ½ circa al di sopra del livello dell'8 V.B.: più vicino alla linea mediana posteriore.

16) **Feou-Pae.** Tracciando una verticale passante dal solco auricolare e considerando l'asse mediano posteriore al cranio (dunque 2 linee), si traccia una curva orizzontale passando a circa 5 cm. sopra il livello del vertice del padiglione dell'orecchio. Il punto si trova a mezza distanza di questa curva orizzontale.

17) **Oann-Kou.** Alla giuntura della mastoide con l'occipitale, nel buco immediatamente nell'interno della punta.

18) **Tsiao-Inn.** Sotto il 16 V.B. all'altezza della parte superiore della conca dell'orecchio.

19) **Nao-Krong.** Leggermente al di sopra del livello della curva orizzontale passante per l'elice a mezza distanza dal bordo posteriore del padiglione dell'orecchio, e l'asse mediano posteriore del craniq al di sopra della protuberanza esterna.

20) **Fong-Tchre.** Sotto la bozza occipitale, al livello dell'inserzione del trapezio.

21) **Tien-Tsing.** A 2 cm. e ½ circa davanti al 15 T.R., sul trapezio, sul suo bordo anteriore, un pò al di fuori dell'angolo formato dal collo con la spalla.

22) **Yuann-Ye.** Il braccio attaccato al corpo, il punto si trova sul bordo anteriore nel 4° spazio intercostale: dunque al livello orizzontale dei 17 Jen Mo, 23 Reni, 17 S. e 18 M.P.

23) **Tchre-Tsiuann.** Sull'orizzontale del 22 V.B., a 3 cm. circa nell'interno di questo punto. Troviamo dunque all'incirca all'orizzontale e dentro e fuori i seguenti punti: 17 Jen Mo, 23 R., 17 S., 18 M.P., 23 V.B., 22 V.B.

24) **Ye-Iue.** Sulla verticale del capezzolo sotto la 10ª costola. In quel punto troviamo dall'alto in basso molto vicino gli uni agli altri e sulla stessa verticale: 14 F., 24 V.B. e 16 M.P.

25) **Tsing-Menn.** Sul lato del tronco, sotto l'estremità libera della 12ª costola.

26) **Tae-Mo.** Sulla parete laterale del tronco, sulla linea ascellare mediana, all'altezza della cresta iliaca.

27) **Ou-Tchrou.** Sulla cresta iliaca, a 3 cm. circa sotto il 26 V.B.

28) **Oe-Tao.** Sul fianco 1 cm. avanti e 1 cm. e ½ sotto il 27 V.B.

29) **Tsiu-Tsiao.** Sull'angolo esterno della coscia su una linea che va dalla spina iliaca antero-superiore alla parte più sporgente del gran trocantere, sopra al vertice del gran trocantere a mezza distanza dalla linea precitata.

30) **Roan-Tsiao.** Se il soggetto è disteso, il punto si trova sulla parte più sporgente del gran trocantere; se il soggetto è seduto o se la gamba è piegata, il punto si trova immediatamente al di sopra del trocantere.

31) **Fong-Tche.** Sulla parte laterale esterna del centro, a metà distanza tra la spina iliaca antero-superiore e la linea articolare del ginocchio.

32) **Sia-Tou.** Sulla stessa linea del 31 V.B., a 6 cm. circa al di sotto di questo punto.

33) **Yang-Hoann.** Sulla stessa linea dei 31 e 32 V.B., sul bordo posteriore del tendine del ginocchio a metà distanza tra il 31 V.B. e la linea articolare del ginocchio.

34) **Iang-Ling-Tsiuan.** Sul lato esterno del ginocchio, nella depressione sotto la testa del perone.

35) **Iang-Tsiao.** Dalla metà della distanza retro-malleolare esterna al tendine di Achille, si traccia una perpendicolare fino alla linea articolare del ginocchio. Il punto si trova in mezzo a questa verticale e dietro al perone.

36) **Oae-Tsiao.** Sulla stessa orizzontale del 35 V.B., davanti al perone e contro il suo bordo interno, quest'osso separandolo dal 35 V.B.

37) **Hoang-Ming.** Sulla verticale abbassata del 36 V.B., davanti al perone, là dove questo osso appare sotto la pelle a circa 6 cm. al di sotto del 36 V.B. (Punto LO del meridiano).

38) **Iang-Fou.** Sulla verticale del 36 e 37 V.B., contro il perone, davanti a quest'osso in una depressione a 3 cm. circa al di sotto del 37 V.B. Il perone a quel punto scaturisce sotto la pelle. (Punto di dispersione del meridiano).

39) **Siuan-Tchong.** Sulla verticale dei 36-37-38 V.B., contro il perone, a metà distanza tra il 38 V.B. e il malleolo esterno.

40) **Tsiou-Siu.** Proprio al di sotto e avanti al malleolo esterno, dalla parte esterna del piede, nell'articolazione calcaneo-cuboidea, sulla linea intermetatarsica dei 4° e 5° metatarsi

prolungata all'indietro di queste due ossa. (Punto nascente del meridiano).

41) **Lin-Tsri.** Alla giuntura del 4° e 5° metatarsi, nell'angolo contro il 4° e sotto la base. (Punto di uscita del meridiano).

42) **Tsiou-Roe.** Sotto la testa del 4° metatarso.

43) **Siè-Tsri.** All'estremità dello spazio interdigitale del 4° e 5° dito, sotto la base della 4ª falange. Punto di tonificazione del meridiano.

44) **Tsiao-Inn.** A 2 mm. dietro l'angolo ungueale esterno del 4° dito vicino al 5°.

1) **Treu-Oe.** Sul temporale, all'attaccatura dei capelli, sulla verticale della coda del sopracciglio. (Punto di entrata del meridiano).

2) **Sia-Koan.** Sul viso, al bordo inferiore dell'arcata zigomatica, prima del vuoto inferiore al trago, dietro al bordo posteriore del muscolo massetere, in un vuoto, bocca chiusa.

3) **Tsia-Tchre.** Nell'angolo inferiore del mascellare inferiore, all'inserzione postero-inferiore del muscolo massetere, in un cavo bocca aperta, proprio sotto l'orizzontale passando dalla commessura delle labbra.

4) **Tchreng-Tsri.** Al di sotto dell'occhio, al livello del bordo inferiore dell'orbita, alla verticale dell'iride con lo sguardo di fronte.

5) **Se-Pae.** Sulla verticale abbassata del 4 S., circa un cm. al di sotto di quel punto.

6) **Tsiun-Tsiao.** Vicino al 20 G.I. e al di fuori di quel punto, a 2 cm. circa dall'ala del naso leggermente al di fuori della verticale abbassata dei 4 e 5 S.

7) **Ti-Tsrang.** Nell'angolo della bocca a 1 cm. e ½ circa al di fuori della commessura labiale.

8) **Ta-Ing.** Al livello del ramo orizzontale del mascellare inferiore sul bordo superiore di quell'osso; in una piccola depressione dove passa l'arteria facciale.

9) **Ienn-Ing.** Sul collo al livello del bordo superiore della cartilagine tiroidea, sul bordo antero-interno dello sterno-cleido-mastoideo.

10) **Choe-Trou.** A 2 cm. circa al di sotto del 9 S., sul bordo interno dello sterno-cleido-mastoideo, a livello della cartilagine tiroidea.

11) **Tsri-Che.** Sul bordo anteriore della clavicola, vicino alla sua articolazione sternale, in uno spazio tra i capi sternali e clavicolare dello sterno-cleido-mastoideo.

12) **Tsiue-Pyenn.** Sulla parte superiore della clavicola fuori dell'11 S. e un pò dentro la verticale innalzata del capezzolo.

13) **Tsri-Rou.** Proprio sotto la clavicola che lo separa dal 12 S., leggermente nell'interno della verticale mammellare.

14) **Krou-Fang.** Sul bordo superiore della 2ª costola un pò nell'interno della verticale mammellare.

15) **Ou-I.** Quasi alla verticale mammellare, contro il bordo inferiore della 2ª costola.

16) **Inn-Tchroang.** Sulla verticale mammellare proprio sotto la 3ª costola.

17) **You-Tchong.** Sul capezzolo tra le 4ª e 5ª costola. Il punto si trova allo stesso livello orizzontale del 17 Jen-Mo e il 23 Reni.

18) **Jou-Kenn.** Sulla verticale mammellare, sotto il 17 S. sotto la 5ª costola. Il punto si trova circa sull'orizzontale del 22 Reni.

19) **Puo-Jeng.** Il meridiano si inclina verso la linea mediana e raggiunge il bordo estremo del grande retto addominale a 7 cm. circa fuori della linea mediana. Il punto si trova sotto al bordo della 7ª costola, sull'orizzontale passante a 4 cm. circa al di sotto dell'appendice xifoide, sia a 7 cm. circa al di sotto del livello orizzontale della base dello sterno. Si trova dunque sull'orizzontale del 14 Jen-Mo.

20) **Tchreng-Mann.** Sulla verticale del 19 S. a 2 cm. circa al di sotto di questo punto nell'angolo formato dalla 7ª e 8ª costola. Si trova dunque all'incirca al livello orizzontale del 13 Jen-Mo e 20 Reni.

21) **Leang-Menn.** Sulla stessa verticale a 1 cm. e ½ circa al di sotto del 20 S. a metà distanza base sternale-ombelico. Si trova dunque leggermente al di sotto dell'orizzontale del 12 Jen-Mo e 19 Reni.

22) **Hoann-Menn.** Sulla stessa verticale a circa 2 cm. e ½ sotto il 21 S.

23) **Trae-J.** Sulla stessa verticale a circa 2 cm. e ½ sotto il 22 S.

24) **Rou-Yeou.** Sulla stessa verticale a 2 cm. circa sotto il 23 S.

25) **Tienn-Tchrou.** Sulla stessa verticale all'incrocio del bordo esterno del grande retto con l'orizzontale dell'ombelico. Il punto si trova dunque allo stesso livello orizzontale dei 8 Jen-Mo e 16 Reni.

26) **Oae-Ling.** Sulla stessa verticale a circa 1 cm. e ½ sotto il 25 S.

27) **Ta-Tsui.** Sulla stessa verticale a circa 1 cm. e ½ sotto il 26 S.

28) **Choe-Tao.** Sulla stessa verticale a metà distanza ombelico-pube. Il punto si trova dunque sull'orizzontale dei 13 Reni, 14 Jen-Mo, leggermente al di sotto di questo livello.

29) **Hoe-Lao.** Il meridiano si allontana leggermente al di fuori della verticale precedente. Il punto si trova circa al quarto inferiore della distanza ombelico-pube.

30) **Tsri-Tchrong.** Il meridiano ritorna verso la linea mediana, il punto si trova sul bordo superiore del ramo pubico all'unione esterna dell'inserzione del grande retto.

31) **Pi-Hoang.** Al livello dell'arcata crurale e nel mezzo all'esterno dell'arteria femorale.

32) **Fou-Trou.** (di coscia). Sul davanti della coscia, all'angolo antero-esterno, a metà distanza tra la piega dell'inguine e l'estremità superiore della rotula.

33) **Inn-Che.** Sulla stessa linea del 32 S. a 3 cm. circa al di sopra dell'angolo supero-esterno della rotula.

34) **Loang-Tsiou.** Sulla stessa linea del 32 e 33 S. a 3 cm. circa sotto il 33 S. al di sopra dell'angolo supero-esterno della rotula.

35) **Tou-Pi.** All'altezza del plateau tibiale sul bordo esterno del tendine rotuleo tra la tuberosità esterna del femore e la tuberosità anteriore della tibia.

36) **Tsu-Sann-Li** (di gamba). Sulla parte antero-esterna, tra il muscolo peroniero anteriore, estensore comune degli alluci all'altezza della base della tuberosità anteriore, della tibia, a metà distanza dalla cima della testa del perone alla tuberosità tibiale anteriore.

37) **Chang-Lienn.** Sulla stessa verticale del 36 S. a circa 10 cm. al di sotto di questo punto.

38) **Tiao-Hreou.** Sulla stessa verticale del 36 e 37 S. a circa 4 cm. al di sotto del 37 S.

39) **Sia-Lienn.** Sulla stessa verticale del 36,37, 38 S. a 2 cm. e ½ circa al di sotto del 38 S., dunque a circa 15 cm. e ½ di sotto di Sann-li. Il punto si trova circa a 4 cm. al di sopra della metà distanza tuberosità della tibia-malleolo esterno.

40) **Fong-Long.** Sulla stessa orizzontale del 39 S., cioè a circa 4 cm. al di sopra del livello metà distanza tuberosità della tibia-malleolo esterno, dietro al perone circa 2 cm. al di so-

pra della metà di quest'osso, dove inizia l'aponeurosi che forma il tendine di Achille. (Punto LO del meridiano).

41) **Tsie-Tsri.** Situato in un vuoto che si sente sotto il dito, al collo del piede, in mezzo alla depressione sotto la tibia. (Punto di tonificazione del meridiano).

42) **Tchrong-Jang.** Sul collo del piede, nell'interlinea dei 2° e 3° cuneiformi, dietro al punto di giunzione dei 2° e 3° metatarsi. (Punto di inizio e di uscita del meridiano).

43) **Sienn-Hou.** Alla giunzione delle basi del 2° e 3° metatarso, contro il 2° e immediatamente sotto la sua base.

44) **Nei-Ting.** All'unione del 2° e 3° dito, prima dell'articolazione metatarso-falangea del 2° dito, sotto la base della falange.

45) **Li-Toe.** A 2 mm. dall'angolo ungueale esterno del 2° dito, lato del 3°.

Alajouanine Th.: « La douleur et les douleurs ». Masson, Paris 1957.

Anderson S. A., Holmgren E.: « Pain threshold effects of peripheral conditioning stimulation (electro-acupuncture) ». University of Göteborg, Sweden. Atti I Congresso Mondiale sul dolore (IASP), Firenze 1975.

« Atti I Giornate Austro-Franco-Italiane di Agopuntura ed Auricoloterapia ». Ed. Minerva Medica, giugno 1974.

Battista A. F., Wolff B. B.: « Differential changes in response to laboratory pain induction following transcutaneous electrical nerve stimulation ». New York University, USA.

Bellini G. B.: « Prima appendice del dr. Bellini al suo articolo sull'agopuntura inserito nell'incominciato e non proseguito dizionario universale di chirurgia pratica diretto dal dr. G. Coen di Venezia nel 1841 ». Raccoglitore Fano, XV, 33, 49, 65, 1845.

Benzer H., Bischko J., Pauser G.: « Clinical experience with acupuncture analgesia ». Atti I Giornate A.F.I. Minerva Medica, Torino 1974.

Benzer H., Gangkberger J., Groll-Knapp E., Haider M., Pauser G., Schmid H.: « Neurophysiological and psychophysiological studies under acupuncture analgesia and electroanesthesia ». University of Wien, Austria.

Bertarelli E.: « L'agopuntura cinese e le origini della fisioterapia simpatica ». Igiene e vita, XV, 445-446, settembre 1932.

Bertoloni: « Ragguaglio di alcuni esperimenti fatti coll'agopuntura ». Ann. Univ. di Med. Milano, XXXVIII, 214-218, 1826.

Betchov: « Le rameau auriculaire du pneumogastrique ». Arch. d'Anat., d'Hist. et d'Emb., 1, 293, 1922.

Bischko J. J.: « A review of the papers of the Ludwig Boltzmann Institute fur Akupunktur ». Atti I Giornate A.F.I., Minerva Medica, Torino 1974.

Bloedel J. R., Mc Creery D. B., Erickson D. L.: « Modification of subjective responses to thermal stimuli by electrical stimulation: an evaluation using signal detection theory ». University of Minneapolis, USA.

Borsarello J.: « Aide-mémoire du praticien acupuncteur ». Maisonneuve, Sainte Ruffine, 1974.

Borsarello J.: « Le massage dans la médecine chinoise ». Ed. Maisonneuve.

Bossy J.: « Le rameau auriculaire du pneumogastrique. Trajet, distribution, structure ». C. R. Ass. Anat., 102, 182-189, 1959.

Bossy J.: « Considérations neuro-anatomiques et neuro-embryologiques pouvant servir de bases aux réflexothérapies cutanées ». Actes des VIIèmes journées d'acupuncture, d'auriculothérapie et de médecine manuelle. Besançon-Maisonneuve, Moulin lés Metz., 29-64, 1971.

Bossy J.: « Bases morphologiques et fonctionnelles de l'analgésie acupuncturale ». Giornale dell'Accademia di Medicina di Torino, CXXX, VI, 1-12, 1973.

Bossy J.: « Les niveaux neurologiques des analgésies ou l'inhibition étagée des influx douloureux ». L'Acupuncture, 39, 13-25, 1974.

Bossy J.: « Le substratum morphologique des points et zones périphériques des réfléxothérapies cutanées ». Minerva Medicogiornalistica Torino, 1974 (à paraître).

Bossy J.: « Bases neurobiologiques des réfléxotherapies ». Masson, 1975.

Bossy J., Maurel J. Cl., Godlewski G.: « Le substratum maçroscopique des zones périphériques réflexogénes », 1974 (à paraître).

Bossy J.: « Le substratum morphologique des points et zones périphériques des réfléxothérapies cutanées ». Atti I Giornate A.F.I. Minerva Medica, Torino, 1974.

Bossy J.: « Schémas de travaux pratiques ». Neuroanatomie, VIII. Système nerveux autonome et système nerveux spinal, 2ème éd. Vigot, Paris, 1973.

Bossy J.: « Schémas de travaux pratiques et d'enseignement dirigé ». Neuro-anatomie, VII. II: Système nerveux central. Vigot, Paris, 1974.

Bourdiol R.: « Hypothèses neuro-anatomiques en auriculothérapie ». Lyon Médi-terranée Médical, 18, 1697-1708, 1972.

Bourdiol R.: « Les névralgies faciales et l'auriculothérapie. Statistique sur 142 cas guéris ou nettement améliorés ». Actes des VIIèmes journées d'acupuncture, d'auriculothérapie et de médecine manuelle. Besançon-Maisonneuve, Moulin lés Metz, 165-179, 1971.

Bourdiol R.: « Embryogenèse et auricolo-médecine (Hypothèse sur l'innervation et le développement de l'oreille) ». Atti I Giornate Austro-Franco-Italiane di Agopuntura e Auricoloterapia, Torino 1974.

Bourdiol R.: « Cahiers di Biothérapie », Supplement n. 33, 1972.

Bourdiol R. J.: « Médecine manuelle et ceinture scapulaire ». Ed. Maisonneuve.

Bowsher D.: « Termination of the central pain pathway: the conscious appre-ciation of pain ». Brain, 80, 606-622, 1957.

Bozetti C.: « Memoria sull'agopuntura ». Ann. Univ. di Med. Milano, XLIII, 19-34, 1827.

Brodal A.: « Spinal afferents to the lateral reticular nucleus of the medulla oblungata in the cat ». J. Comp. Neurol., 91, 259-295, 1949.

Cajal, Ramon: « Histologie du système nerveux ». C.S.I.S., Madrid 1952.

Cararro A.: « Saggio sull'agopuntura ». Ann. Univ. di Med., XXXV, Milano 1825.

Cardano G.: « The life of Girolamo Cardano of Milan ». Physician, Chapman and Hall, London 1854.

Casey K., Melzack L.: « Neural mechanisms of pain: a conceptual model, in New concepts in Pain and its clinical management ». F. A. Davis Co., 3, 13-31, 1967.

Cazzullo C. L.: « Agopuntura e psichiatria ». I Giornate Austro-Franco-Italiane di Agopuntura ed Auricoloterapia, Torino 1974.

Cazzullo C. L., Roccia L., Rogora A., Morelli R.: « Agopuntura e Psichiatria ». Min. Riflessot. (In corso di stampa).

Chamfrault A.: « Traité de médecine chinoise. Tome I: Acupuncture, massages, moxas, saignées ». Coquemard, Angoulême, 1964.

Chamfrault A., Van Nghi N.: « Traité de médecine chinoise. Tome VI: L'énergé-tique humaine en médecine chinoise ». Imprimerie de la Charente, Angoulême, 1969.

Chiang-Hsiang-Tung: « Integrative action of thalamus in the process of acupunc-ture for analgesia ». Amer. J. Chinese med., 2-1, 1-39, 1974.

Clark W. C., Hall W., Yang J.: « Changes in thermal discriminability and pain report criterion following acupunctural or transcutaneous electrical stimu-lation ». Columbia University, University of New South Wales, Australia.

Czurda H., Kristen H., Roccia L.: « Indications and potential use of acupuncture in orthopedics ». Atti I Giornate A.F.I. Minerva Medica, Torino 1974.

Da Camino F. S.: « Sull'operazione dell'agopuntura ». Pensieri, Venezia 1847.

Da Camino F. S.: « Dell'agopuntura e della galvano-puntura, osservazione ». Venezia 1847.

Da Camino F. S.: « Nevralgie facciali curate con l'agopuntura ». Gazz. Med. Ital. Prov. Venete, VI, 272, Padova 1863.

Daniaud J.: « Les Points de Weihe ». Doin-Paris, 1957.

Dejerine: « Séméiologie des affections du système nerveux ». Masson et Cie, Paris 1914.

Delmas J., Laux G.: « Le système nerveux sympathique ». Masson, Paris 1952.

Dollander A., Fenart R.: « Eléments d'embryologie ». T.I. Flammarion, 1973.

Dufour R.: « Atlas d'Acupuncture topographique ». Ed. Le François, Paris 1960.

Du Moulin-Bisschof: « Electrothérapie ». Maloine, 1971.

Elden H.: « Biophysical properties of the skin-wiley interscience », 1971.

Ferreyrolles P.: « Acupuncture Chinoise ». Ed. S.L.E.L., Lille, 1953.

Fox E. J., Melzack R.: « A comparison of the effectiveness of transcutaneous electrical stimulation and acupuncture treatment of chronic pain ». University of New York, McGill University, Montreal, Canada.

Gabbi G.: « Aspects of medicine in china therapeutic acupuncture ». Giorn. di clin. Med., 15, 430-443, 20 mai 1934.

Gomirato G., Grimaldi L., Orsini P., Perfetti C., Roccia L.: « Analgesia agopunturale e riflessi-trigemino-facciali ». Atti I Giornate A.F.I., Min. Medica, Torino 1974.

Gomirato G., Grimaldi L., Orsini P., Perfetti C., Roccia L.: « L'agopuntura cranica (primi risultati) ». Atti I Giornate A.F.I., Min. Medica, Torino 1974.

Gray H.: « Anatomy of the human body ». Ed. by Warren Lewis, Philadelphia 1942.

Grossi: « Memoria sull'agopuntura ». Gazz. Med., IV, 313-15, Milano 1845.

Guerrier Y.: « Le sympathique cervical ». Thèse de Médecine, Montpellier, 1944.

Guillaume M., De Tymowski J. Cl., Fievet-Izard M.: « L'acupuncture ». P.U.F., Paris 1975.

Heller S. I., Omura Y.: « Effect of electro-acupuncture on the pain threshold ». Manhattan College and New York Society of Acupuncture for Physicians and Dentists, New York, USA.

Heuyer G.: « L'encéphale ». Maloine, Paris 1928.

Hovelacque A.: « Anatomie des nerfs crâniens et rachidiens ». Doin, Paris 1927.

Hufschmidt H. J.: « Electrotherapy (d-current) of spinal induced pain in patients with encephalomyelitis dis. ». Bonn, Venusberg, W. Germany.

Husson A.: « Huang di nei jing su wen ». Méridiens, Paris 1973.

Ignelzi R. J., Sternbach R. A.: « Somatosensory changes during transcutaneous electrical analgesia ». University of San Diego, California, USA.

Indeck W., Printy A.: « Skin application of electrical impulses for relief of pain in chronic orthopaedic conditions ». General Hospital, Minneapolis, Minnesota and St. Louis Park Medical Center, Minneapolis, USA.

Jarricot H.: « Somatotopie du pavillon auriculaire et relations viscero-cutanées ». 2éme congrés mondial d'acupuncture, 1969.

Jarricot H., Pellin H.: « Sur quelques observations cliniques singulières et orthodoxes en auriculothérapie ». Actes des VIIèmes journées d'acupuncture, d'auriculothérapie et médecine manuelle. Besançon, Maisonneuve, Moulin lés Metz, 109-146, 1971.

Jarricot H.: « Projections viscéro-cutanées. Métaméries thoraco-abdominales. Leurs relations avec l'acupuncture et l'auriculothérapie ». Atti I Giornate A.F.I., Minerva Medica, Torino 1974.

Jarricot H.: « Sur certains états douloureux: viscéralgies, dermalgies réflexes, cellulie et quelques phénomènes réflexes d'origine thérapeutique. Essai clinique et thérapeutique ». Thèse de Médecine, Lyon, 1932.

Jarricot H.: « Sémiologie viscéro-cutanée: les dermalgies réflexes viscérales thoraco-abdominales ». Cahiers de Biothérapie, 31, 1971.

Jobin J. P.: « La rhumatologie et l'acupuncture ». Atti I Giornate A.F.I. Minerva Medica, Torino 1974.

Joyeux M. C.: « Étude critique de l'auriculothérapie ». Thèse de Médecine, Grenoble 1974.

Kerr F. W.: « Structural relation of the trigeminal spinal tract to upper cervical roots and the solitary nucleus in the cat ». Exp. Neurol., 4-2, 134-148, 1962.

Kuba T., Shimizu H., Tsuzi S.: « Clinical experimental electrical acupuncture anesthesia ». Kanto-Rosal Hospital, Kawasaky, Japan.

Kubista E., Kucera H., Roccia L.: « Acupuncture in obstetrics and gynecology ». Atti I Giornate A.F.I. Minerva Medica, Torino 1974.

Kuntz A.: « The autonomic nervous system ». Lea & Febiger, Philadelphia 1934.

Lacrambe H. C.: « Manipulation vertebrale et lombalgie ». Ed. Maisonneuve.

Lanza M.: « Acupunture Anesthesia ». Jour. Japan, Acup. Soc., 25-38, 21, Aug. 1972.

Lazorthes G.: « Le système neuro-vascolaire ». Masson, Paris 1949.

Lebarbier A.: « L'acupuncture pratique ». Maisonneuve.

Leger L., Lande M., Lepoivre M.: « Essai d'analgésie par acupuncture ». La nouvelle Presse Médicale, 28, Septembre 1975.

Lehrnbecher W.: « A biophysical model of the initial effects of acupuncture ». Atti I Giornate A.F.I., Minerva Medica, Torino 1974.

Le Prestre Cl.: « Les lieux du corps. La table ronde ». Paris 1971.

Linzer M., Van Atta L.: « Electro-physiological assessment of acupuncture's effect on single thalamic neurons in the cat ». Amer. J. Chinese Med., 1-1, 305-316, 1973.

Loeser J. D., Black R. G., Christman A.: « Relief of pain by transcutaneous stimulation ». University of Washington, USA.

Long D. M.: « Peripheral and dorsal column stimulation for pain control ». John Hopkins University, Baltimore, USA.

Longhi F.: « Relazione dell'esito di un'agopuntura ». Bull. d. sc. med. d. Bologna 1838.

Magri A.: « Raccolta di osservazioni teorico-pratiche sull'agopuntura ». Ann. Univ. di med., XLIX, 446-484. Milano 1829.

Mamo H.: « La douleur: aspects physiologiques, physiopathologiques et incidences thérapeutiques ». Baillére, Paris.

Melzack R., Wall P. D.: « Interaction of fast-and slow-conducting fiber systems involved in pain and analgesia ». Proceeding of 3rd international pharmacological meeting. Pergamon Press, 19, 231-242. Oxford 1966.

Melzack R., Jeans M. E.: « Prolonged relief of pain by brief, intense somatic stimulation ». McGill University, Quebec, Canada.

Meuris J., Montbesson R.: « Homéopatie et acupuncture, en stomatologie ». Le courrier d'Aquitaine. Bordeaux, 1971.

Meyer G. A., Fields H. L.: « Causalgia treated by selective large fibre stimulation of peripheral nerve ». Boston City Hospital, Boston, USA.

Moares Passos A. C.: « Reflection on hypnosis and the reticular system of the brain stem, in Hypnosis and psychosomatic medicine ». Springer, 228-232. Berlin, 1967.

Muller N., Suur, Frey R., Gerbershagen H. U., Panhans C., Weitz D.: « The influence of transcutaneous nerve stimulation on chronic, intractable pain ». University of Mainz, W. Germany.

Mussat M.: « Les reseaux d'acupuncture ». Libraire Le François.

Nathan P. W., Wall P. D.: « Treatment of post-herpetic neuralgia by prolonged electric stimulation ». University College, London.

Negro F., Alfano A.: « Agopuntura e omeopatia nell'analgesia medica ». Ed. F. Palombi.

Niboyet J. E. H.: « La moindre résistance à l'électricité de surfaces punctiformes et de trajets cutanés concordants avec les points et méridiens bases de l'acupuncture ». Thèse de sciences, Marseille 1963.

Niboyet J. E. H.: « Traité d'acupuncture ». Maisonneuve, Moulin lés Metz, 1970.

Niboyet J. E. H.: « L'anesthésie par l'acupuncture ». Maisonneuve, Moulin lés Metz, 1973.

Niboyet J. E. H.: « Le traitement des algies par l'acupuncture ». Maisonneuve, Paris 1974.

Niboyet J. E. H.: « Complements d'acupuncture ». Wapler, Paris IX 1955.

Nguyen Van Nghi: « Pathogénie et pathologie énergétiques en médecine chinoise ». Ecole technique Don Bosco, Marseille 1971.

Noel E.: « Observations cliniques en auriculopuncture ». Actes des 7èmes journées d'acupuncture, d'auriculothérapie et médecine manuelle. Besançon, Maisonneuve, Moulin lés Metz, 97-103, 1970.

Nogier P.: « Traité d'auriculothérapie ». Maisonneuve, Moulin lés Metz, 1969.

Nogier P.: « Les projections viscérales de la conque ». Actes des 7èmes journées d'acupuncture, d'auriculothérapie et médecine manuelle. Besançon, Maisonneuve, Moulin lés Metz, 65-85, 1970.

Nogier P.: « L'auriculothérapie ». Atti I Giornate A.F.I. di Ag. e Au. Minerva Medica, Torino 1974.

Nomina anatomica: « Excerpta Medica Foundation ». 3ème éd., Amsterdam 1968.

Noordenbos N.: « Pain: problems pertaining to the transmission of nerve impulses which give rise to pain ». Elsevier, Amsterdam 1952.

Panina L.: « Considerazioni su l'agopuntura cinese nella sciaticoterapia ». Minerva Medica, 2, 482-483, 17 Novembre 1940.

Peking Medical College: « Effect of acupuncture on pain threshold of human skin ». Chinese Med. J., 3, 35, 1973.

Pesante M.: « L'energia elettrica in terapia ed analgesia agopunturale ». Atti I Giornate A.F.I., Minerva Medica, Torino 1974.

Petricek E., Trauschke W.: « Akupunktur Analgesie im Zahnbereich ». Atti I Giornate A.F.I., Minerva Medica, Torino 1974.

Petrunti F.: « Osservazioni e riflessioni sull'agopuntura ». Esculapio, II, 65-75. Napoli 1827.

Pioggio M.: « Medicina cinese, prontuario di agopuntura ». Minerva Medica (parte varia), I, 600-610, 30 June 1940.

Poirier P., Charpy A., Cuneo B.: « Abrégé d'anatomy ». T. III, Masson, 1908.

Pompeiano O.: « Reticular formation in handbook of sensory physiology ». Ed. by Iggo, chap. 12, 381-488, 1973.

Prithvi Raj P., Montgomery S. J.: « Experiences with transcutaneous stimulator ». New York University, USA.

Procacci P., Zoppi M., Maresca M., Francini F., Giovannini L.: « Treatment of chronic pain by means of peripheral electrical stimulation ». Università di Firenze.

Py B.: « Insomnie et acupuncture. À propos de 197 cases ». Thèse de Médecine, Montpellier 1974.

Quaglia Senta A.: « L'acupuncture chinoise ». Maisonneuve, Paris 1969.

Quaglia Senta A.: « Indications et limites de l'acupuncture ». Revue Intern. d'Acupuncture, Janv.-Mars 1951.

Quaglia Senta A.: « L'agopuntura cinese ». Medicina Sociale, 11, Novembre 1954.

Quaglia Senta A.: « L'acupuncture et la Médecine occidentale ». Actes Congrés Int. de la Bourboule, Sept. 1957.

Quaglia Senta A.: « L'acupuncture chinoise et ses bases neurophisiologiques ». Edit. Maisonneuve, 1969.

Quaglia Senta A.: « Le système neuro-végétatif en acupuncture ». Lyon Médical, 8, Juin 1972.

Quaglia Senta A.: « L'acupuncture chinoise. Ses bases neuro-physiologiques ». Maisonneuve, Sainte Ruffine, 1969.

Rabischong P.: « Considérations neuro-physiologiques sur la réflexothérapie par acupuncture ». Atti I Giornate Austro-Franco-Italiane di Agopuntura e Auricoloterapia, Minerva Medica, Torino, giugno 1974.

Rabischong P.: « Preface au traité d'auriculothérapie du Nogier ».

Ramsay-Hunt J.: « On herpetic inflammation of the geniculate ganglion. A new syndrome and its complications ». J. Nerv. Ment. Dis., 34-2, 73-96, 1907.

Rexed B.: « Some aspects of the cytoarchitectonics and synaptology of the spinal cord ». Progress in Brain Research. Elsevier, XI, 58-92, Amsterdam 1964.

Rexed B.: « The cytoarchitectonic organization of the spinal cord in the cat ». J. Comp. Neurol., 96, 415-496, 1952.

Riberi A.: « Sei casi di malattie guarite mercè dell'agopuntura ». Giorn. d. sc. med., VIII, 24-129, Torino 1840.

Riberi A.: « Sei casi di malattie guarite mercé dell'agopuntura con alcune riflessioni intorno al modo d'operare ed alla utilità della medesima ». Raccolta d'opere minori, II, 19-53, Torino 1951.

Roccia L.: « L'agopuntura tradizionale cinese ». Boll. Rot. To., Marzo 1971.

Roccia L.: « L'azione analgesica della Agopuntura in odontoiatria ». Min. Stom., 3, 1972.

Roccia L.: « Due aspetti dell'agopuntura nelle anestesie e nel curare ». Cron. Medicina, « La Stampa », 18-5-1972.

Roccia L.: « L'agopuntura cinese ». Cron. di Medicina, « La Stampa », 21-3-1972.

Roccia L.: « L'agopuntura in Cina ». Comunicazione al Groupe Lyonnais d'Etudes Médicals, 18-6-1972.

Roccia L.: « L'azione analgesica della agopuntura in chirurgia ». Comunicazione al Groupe Lyonnais d'Etudes Médicals, 12-11-1972.

Roccia L.: « Acupuncture in Italy ». Am. Journal of Chinese Medicine, 1974.

Roccia L., Giroldi P.: « Agopuntura e sordità ». Atti I Giornate A.F.I., Minerva Medica, Torino 1974.

Roccia L., Re G., Borgogno V., Chan J.: « L'analgesia agopunturale nelle estrazioni dentarie ». Atti I Giornate A.F.I., Minerva Medica, Torino 1974.

Roccia L.: « Analgesia agopunturale e chirurgia generale ». Atti I Giornate A.F.I., Minerva Medica, Torino 1974.

Roccia L.: « In tema di agopuntura cinese, auricoloterapia e riflessoterapia ». Estratto dal « Bollettino Ordine dei Medici di Torino e Provincia », 8, Settembre 1975.

Rubin M.: « Manuel d'acupuncture fondamentale ». Mercure de France, Paris 1974.

Rutkowsky B., Niedzialkowska T., Otto J.: « Electrical stimulation in arteriosclerotic vascular disease of the lower extremities ». Institute of Oncology, Gliwuce, Poland.

Schwalbe G.: Cité in: Human Embriology (F. Keibel et F. P. Mall). Vol. 2, chap. 16, 282-284, 1897.

Sedane M.: « Vascularisation et innervation du pavillon de l'oreille; leurs relations avec l'auriculothérapie ». Thèse. Université de Montpellier, 1974.

Sindou M.: « Etude de la jonction radiculo-médullaire postérieure; la radicellectomie postérieure sélective dans la chirurgie de la douleur ». Thèse de médecine, Lyon 1972.

Solero C.: « Analgesia agopunturale in otorinolaringoiatria ». Atti I Giornate A.F.I., Minerva Medica, Torino 1974.

Soulairac A.: « Les mécanismes de la douleur ». Laboratoires Roussel, Paris 1971.

Soulie De Morant G.: « L'acupuncture chinoise ». Maloine, Paris 1972.

Taub A., Kane K.: « A history of local electrical analgesia ». Yale University, New Haven, USA.

Testut L., Latarget A.: « Anatomie humaine ». T. III, 9ème éd. Doin, Paris 1949.

Tinel J.: « Le système nerveux végétatif ». Masson et Cie, 1937.

Torvick A.: « Afferent connections to the sensory trigeminal nuclei, the nucleus of the solitary tract and adjacent structures ». J. Comp. Neurol., 106, 51-141, 1956.

Torvick A.: « Afferent connection to the sensory trigeminal nuclei, the nucleus of the solitary tract and adjacent structures ». J. Comp. Neurol., 106, 51-141, 1956.

Tsujimoto T., Hino S., Mori H., Yamaguchi Y., Kaneko Z.: « Acupuncture anesthesia, waking suggestion and personality factors ». Osaka University, Japan.

Truex R. C., Carpenter M. B.: « Human neuroanatomy ». 5th ed. The Williams & Wilkins Co., Baltimore 1964.

Trauschke W.: « Acupuncture in surgical medicine ». Atti I Giornate A.F.I., Minerva Medica, Torino 1974.

Valsalva A. M.: « De Aure humana tractatus ». Trapecti ad Rhenum, 1707. In 4º.

Vinaj: « Acupuncture Chinoise ». Minerva Medica, 481, 14 Avril 1935.

Vyklicky L., Keller O., Jastreboff P.: « Blocking of a tooth pulp afferents with anodal current ». Czechoslovak Academy of Sciences, Prague, and Nencki Institute of experimental biology, Warsaw, Poland.

Wall P. D.: « Presynaptic control of impulses at the first central synapse in the cutaneous pathway ». Progress in Brain Research, XII, 92-115, 1964.

Wall P. D., Sweet W. H.: « Temporary abolition of pain in Man ». Science, 155, 108-109, 1967.

Wancura I., Konig G.: « New relations between anatomy and acupuncture ». Atti I Giornate A.F.I., Minerva Medica, Torino 1974.

Weinstein P. R., Sachs L. B.: « Transcutaneous stimulation for the evaluation and treatment of post-traumatic neuralgia ». University of California, San Francisco Hospital, USA.

Wong M.: « L'anesthésie par l'acupuncture ». Lyon, Méditerranée Médical, 8-18, 1679-1695, 1972.

Yamaghuci Y., Tsujimoto T., Mori H.: « Hypalgesia induced by electrical cutaneous and subcutaneous stimulation in the rabbit ». Osaka University, Japan.

Zerlotto: « Sull'opuscolo del dottor De Chemin concernente l'agopuntura ». Giorn. per serv. ai progr. d. patol., IV, 334-337, Venezia 1836.

« L'anestesia per agopuntura nelle operazioni toraciche ». Pekin Information, Aprile 1972.

« China discover acupuncture anesthesia ». China Recoustructs, Ottobre 1971.

« Anestesia mediante agopuntura ». La Cina, Novembre 1971.

« Acupuncture anesthesia ». Ed. Mediche di Pekino, Dicembre 1971.

« Agopuntura d'urgenza ». Ed. Mediche di Pechino, 1972.

« Prontuario d'agopuntura ». Ed. Mediche di Pekino, 1974.

« Scaling Peaks in Medical Science ». Foreign Languages Press, Peking 1972.

« Testo esplicativo delle più recenti illustrazioni dei punti di agopuntura ». Compagnia Editrice Medicina e Salute di Hong-Kong.

« Auriculo Médecine ». Edizioni Maisonneuve, Settembre 1975.

« La riflessoterapia nel trattamento dell'ulcera da stasi venosa degli arti inferiori ». Tesi di Marco Bacchini, Università di Milano, 1974-1975.

« Significato diagnostico delle dermalgie riflesse in agopuntura ». Tesi di Sebastiano Catera, Università di Torino, 1973-1974.

« Substrato morfologico dell'analgesia per agopuntura ». Tesi di Giuseppe Ierfino, Università di Torino, 1973-1974.

« La riflesso-terapia cutanea nel trattamento della spasticità ». Tesi di Maria Cioni, Università di Pisa, 1974-1975.

« Ear acupuncture ». Traslated by Helena L. Huang, Rodale Press, Emmaus, Pennsylvania, USA.

« Meridiens ». Revue de l'association scientifique des médecins acupuncteurs de France, 25-26, 1974.

« An outline of chinese acupuncture ». The academy of traditional Chinese Medicine, Pechino 1975.

« Effect of acupuncture on pain threshold of human skin ». Chinese Medical Journal. Peking Medical College, 3, Peking, March 1973.

« Acupuncture anesthesia in neurosurgery ». Chinese Med. J., 2, February 1973.

« The role of midbrain reticular formation in acupuncture anesthesia ». Chinese Med. J., 3, March 1973.

« Electrical response to nocuous stimulation and its inhibition in nucleus centralis lateralis of thalamus in rabbits ». Chinese Med. J., 3, March 1973.

« Acupuncture anesthesia in thyroidectomy ». Chinese Med. Journal, 2, February 1973.

« Acupuncture anesthesia in cardiac surgery ». Chinese Medical J., 1973.

« Acupuncture anesthesia in splenectomy. Report of 305 cases ». Chinese Med. J., 1973.

« Laringectomy under acupuncture anesthesia ». Chinese Med. Journal, 1973.

« Acupuncture anesthesia in pediatric surgery. Report of 1308 cases ». Chinese Med. J., 1973.

www.ingramcontent.com/pod-product-compliance
Lightning Source LLC
Chambersburg PA
CBHW081554220526

45468CB00010B/2653